中国科协三峡科技出版资助计划

心脏标志物实验室检测应用指南

黄　山　邓小林　编著

中国科学技术出版社
·北　京·

图书在版编目（CIP）数据

心脏标志物实验室检测应用指南 / 黄山，邓小林编著．—北京：中国科学技术出版社，2014.2

（中国科协三峡科技出版资助计划）

ISBN 978-7-5046-6488-4

Ⅰ．①心…　Ⅱ．①黄…　②邓…　Ⅲ．①心脏病-生物标志化合物-实验室诊断-指南
Ⅳ．①R541.04-62

中国版本图书馆 CIP 数据核字（2013）第 287523 号

总　策　划　沈爱民　林初学　刘兴平　孙志禹
项目策划　杨书宣　赵崇海
出　版　人　苏　青
编辑组组长　吕建华　赵　晖
责任编辑　史若晗
责任校对　赵丽英
印刷监制　李春利
责任印制　张建农

出　　版　中国科学技术出版社
发　　行　科学普及出版社发行部
地　　址　北京市海淀区中关村南大街 16 号
邮　　编　100081
发行电话　010-62103349
传　　真　010-62103166
网　　址　http://www.cspbooks.com.cn

开　　本　787mm×1092mm　1/16
字　　数　700 千字
印　　张　19.5
版　　次　2015 年 7 月第 1 版
印　　次　2015 年 7 月第 1 次印刷
印　　刷　北京盛通印刷股份有限公司

书　　号　ISBN 978-7-5046-6488-4/R · 1709
定　　价　84.00 元

总　序

科技是人类智慧的伟大结晶，创新是文明进步的不竭动力。当今世界，科技日益深入影响经济社会发展和人们日常生活，科技创新发展水平深刻反映着一个国家的综合国力和核心竞争力。面对新形势、新要求，我们必须牢牢把握新的科技革命和产业变革机遇，大力实施科教兴国战略和人才强国战略，全面提高自主创新能力。

科技著作是科研成果和自主创新能力的重要体现形式。纵观世界科技发展历史，高水平学术论著的出版常常成为科技进步和科技创新的重要里程碑。1543 年，哥白尼的《天体运行论》在他逝世前夕出版，标志着人类在宇宙认识论上的一次革命，新的科学思想得以传遍欧洲，科学革命的序幕由此拉开。1687 年，牛顿的代表作《自然哲学的数学原理》问世，在物理学、数学、天文学和哲学等领域产生巨大影响，标志着牛顿力学三大定律和万有引力定律的诞生。1789 年，拉瓦锡出版了他的划时代名著《化学纲要》，为使化学确立为一门真正独立的学科奠定了基础，标志着化学新纪元的开端。1873 年，麦克斯韦出版的《论电和磁》标志着电磁场理论的创立，该理论将电学、磁学、光学统一起来，成为 19 世纪物理学发展的最光辉成果。

这些伟大的学术论著凝聚着科学巨匠们的伟大科学思想，标志着不同时代科学技术的革命性进展，成为支撑相应学科发展宽厚、坚实的奠基石。放眼全球，科技论著的出版数量和质量，集中体现了各国科技工作者的原始创新能力，一个国家但凡拥有强大的自主创新能力，无一例外也反映到其出版的科技论著数量、质量和影响力上。出版高水平、高质量的学术著作，成为科技工作者的奋斗目标和出版工作者的不懈追求。

中国科学技术协会是中国科技工作者的群众组织，是党和政府联系科技工作者的桥梁和纽带，在组织开展学术交流、科学普及、人才举荐、决策咨询等方面，具有独特的学科智力优势和组织网络优势。中国长江三峡集团公司是中国特大型国有独资企业，是推动我国经济发展、社会进步、民生改善、科技创新和国家安全的重要力量。2011 年 12 月，中国科学技术协会和中国长江三峡集团公司签订战略合作协议，联合设立“中国科协三峡科技出版资助计划”，资助全国从事基础研究、应用基础研究或技术开发、改造和产品研发的科技工作者出版高水平的科技学术著作，并向 45 岁以下青年科技工作者、中国青年科技奖获得者和全国百篇优秀博士论文奖获得者倾斜，重点资助科技人员出版首部学术专著。

由衷地希望，“中国科协三峡科技出版资助计划”的实施，对更好地聚集原创科研成果，推动国家科技创新和学科发展，促进科技工作者学术成长，繁荣科技出版，打造中国科学技术出版社学术出版品牌，产生积极的、重要的作用。

是为序。

作者简介

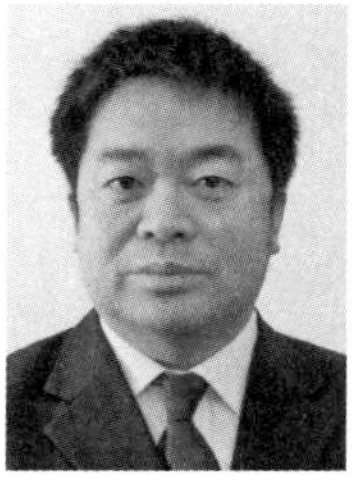

黄山，男，1966年9月出生，现任贵州省临床检验中心副主任，主任技师，硕士研究生导师。主要从事临床检验质量管理、检验方法学和临床应用研究工作。已发表第一作者和通讯作者专业论文60余篇，主编出版专著2部，参编专著4部。科研成果获贵州省医学科技奖二等奖3项、三等奖4项。

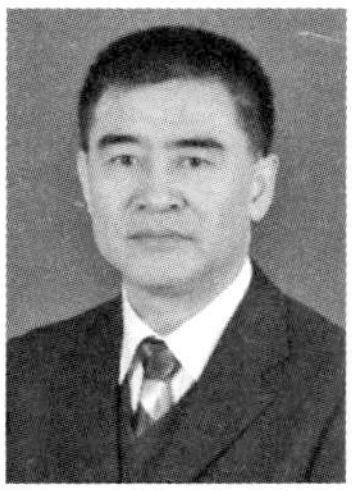

邓小林，男，1958年5月出生，主任医师，贵州省血液中心主任，贵州省医学会检验分会主任委员。主要从事临床检验及其质量管理的理论和技术研究工作，主编出版专著2部，担任多种医学专业杂志编委。

前　言

近年来，随着医学科学的不断进步和检验水平的不断提高，心脏标志物的基础研究和临床应用得到了迅速的发展，出现了许多可用于心血管疾病诊断和治疗的新的标志物，本书收集了国内外有关心脏标志物检验的最新资料，同时结合了编者多年对心脏标志物的研究。本书选择了与心血管疾病发生、发展和转归有关的近100种标志物，首先对其生物学特性进行了简单描述，然后结合检验医学的最新进展，对各种标志物的实验室检验方法、检验的影响因素、临床意义和正常参考范围进行了介绍，目的是让广大医学工作者对心脏标志物的检验有一个系统的了解，方便临床应用。值得一提的是，本书创新地按心血管疾病发生、发展和转归的进程，对心脏标志物进行了系统的分类，为广大临床医师和检验技术人员全面系统地介绍各种心脏标志物检验的相关知识及研究进展，以便更好地临床应用和研究各种心脏标志物。

《心脏标志物实验室检测应用指南》是一部临床应用结合检验技术的医学专著，旨在推动心脏标志物在心血管疾病的诊断、治疗和临床研究方面的应用和发展，可供心脏内科、心胸外科、儿科、急诊科、危重医学科(ICU)、检验科临床工作参考，也是从事生物医学、分子生物学及遗传免疫学等相关学科科研的工作人员和高等医药院校师生的一部参考书。本书在编写过程中得到了单位领导和各部门的大力支持，在此一并感谢！

虽然我们做了最大的努力，但由于水平有限，书中难免有不少缺点和错误，敬请各位专家和同行批评指正。

黄　山

2015 年 7 月于贵阳

目　录

第1章　心脏标志物概述

1.1　心脏标志物临床应用的意义

现在，心血管疾病已成为引起人类死亡的主要原因之一[1]，尤其是冠心病，已成为发达国家最常见的心脏病，心脏病的诊断除临床症状和体征外，主要靠医学检查技术。心脏病的诊断检查技术进展十分迅速，除心电图（ECG）和血液生化检查外，还有超声心动图、核素心血管造影、电子计算机断层扫描（CT）、磁共振成像（MRI）、心导管等。但这些检查价格昂贵，不适于动态监测，而血液生化检查对心脏病，尤其是冠心病的诊疗提供了重要的实验室依据。在所有方法中，ECG和心肌损伤生化标志物仍是使用最广和价廉的方法，尤其是ECG可迅速诊断出2/3急性心肌梗死（AMI）患者。各国指南均将AMI分为ST段抬高型AMI及非ST段抬高型AMI，前者通过典型临床症状表现及ECG变化，便可立即给予溶栓治疗或急诊介入治疗，而不必等待心肌损伤生化标志物的检测结果。而对于非ST段抬高型AMI、不稳定心绞痛及病情复杂、ECG无法确诊的患者的诊断，心脏损伤标志物的检测结果有很大帮助。大量临床实践发现，约有25%AMI病人发病初期没有典型的临床症状，50%左右的AMI病人缺乏心电图的特异性改变，在这种情况下，心脏损伤生化标志物的检测在诊断AMI时尤为重要。结合ECG和生化标志物的检测可诊断出95%AMI患者。近年来，心脏标志物逐渐成为心肌损伤的实验室诊断指标，已越来越引起广大医务人员的重视。

每年有大量的患者因胸痛被送入医院，而对其中疑似急性冠状动脉疾病的患者进行诊断，是一项耗时、耗资的工作。如果及时恰当地应用生化标志物，就能有助于对患者作出及时的诊断和治疗，有效减少患者住院时间，避免漏诊误诊的发生，有效利用和节约医疗资源，减少患者医疗费用。

1.2 心脏标志物新分类概述

心脏标志物在临床应用已经有50多年的历史，早在1954年，天门冬氨酸氨基转移酶（AST，旧称GOT）就作为第一种用于诊断心肌梗死（myocardial mfarction，MI）的心脏标志物被应用于临床。随着基础医学、临床医学和检验医学的不断发展，陆续又有许多心脏标志物先后应用于临床，在心脏疾病的诊断、危险性评估、疗效观察、预后估计等方面发挥了重要作用。笔者根据心血管疾病的发病过程，结合各标志物的自身特点，对有关的心脏标志物做了如下分类[2]。

1.2.1 血清脂质标志物

40多年的临床实践和研究已经认识到脂质，特别是胆固醇的升高，是将来发生心脏疾病的关键危险因素，血脂检测一直是评价心血管疾病危险度的传统项目。目前，在实验室常规检测的血脂项目主要有：总胆固醇（TC）、三酰甘油（TG）、高密度脂蛋白胆固醇（HDL-C）及低密度脂蛋白胆固醇（LDL-C）这四项，近年来，随着检验技术的发展，载脂蛋白AⅠ（Apo-AⅠ）、载脂蛋白B（Apo-B）、脂蛋白（a）[Lp（a）]、非高密度脂蛋白胆固醇已应用于临床。此外，一些特殊的检验项目，如Apo（AⅡ、CⅠ、CⅡ、CⅢ、和E）、游离脂肪酸、HDL亚组分HDL_2-C和HDL_3-C、磷脂、过氧化脂质、脂蛋白-X作为传统脂质检测的延伸项目，在心血管疾病的危险度评价方面，也正在逐步开展。

1.2.2 血清酶学传统心肌梗死标志物

传统血清酶学标志物除AST外，还应包括α-羟丁酸脱氢酶（α-HBDH）、乳酸脱氢酶（LDH）及其同工酶、肌酸激酶（CK）及其同工酶（CK-MB）等。这些标志物具有以下特点：①均存在于细胞浆中，细胞受损后释放较快，故分子量小者早期诊断敏感性较高，大分子量的LD由于其半衰期较长，对亚急性心肌梗死诊断上有一定价值；②酶峰值及达峰值时间受到细胞膜通透性、损伤及再灌注程度等影响，其影响程度已明显高于一些新的标志物，如心肌肌钙蛋白、缺血修饰白蛋白等；③骨骼肌、胃肠道等心外组织也不同程度地存在着这些血清酶，故当合并其损伤时，这些酶的血浓度也会升高，从而使其对心肌损伤的特异性诊断受限；④大多数血清酶对微小心肌损伤（MMD）检测不敏感。此类标志物临床诊断的灵敏度、特异性不够理想，除CK-MB质量检测外，这些血清酶的检测逐渐被临床淘汰。

1.2.3　急性反应相蛋白标志物

近几年研究发现，动脉粥样硬化不仅仅是脂质的失常，其炎症反应对斑块形成与脱落过程的病理生理学变化也起关键作用。现在人们已经相信，炎症机制在冠心病（coronary heart disease，CHD）发病和并发症发生方面起重要作用。检查血清中的感染指标，除了直接检查一些如上所述的白细胞介素和肿瘤坏死因子等外，检查急性反应相蛋白有助于早期查出冠状动脉疾病的病变发展，有助于临床医生采取相应的治疗措施。

急性反应相蛋白除高敏 C 反应蛋白（Hs-CRP）、ⅡA 分泌型磷脂酶 A_2（sPL A_2-ⅡA）外，还包括 α-抗胰蛋白酶（α-AT 或 AAT）、酸性糖蛋白（AAG）、结合珠蛋白（HP）、铜蓝蛋白（CER）、转铁蛋白（TRF）、纤维蛋白原（Fg）、补体 C3、补体 C4 等。急性心肌梗死后的急性时相反应蛋白（APR）变化常与时间进程与损伤程度相关，损伤早期 CRP、HP、Fg、AAG、α-AT 很快上升，3 周左右恢复正常；前白蛋白（PA）、白蛋白（ALB）、TRF 等 5 天内明显下降，3 周左右恢复；补体 C3、补体 C4、CER 中度增加，2 周达高峰。

1.2.4　炎症及 ACS 斑块形成标志物

感染和炎症在一些心血管病的发生和发展中起重要的作用，如在动脉粥样斑块组织中、稳定心绞痛和不稳定心绞痛患者的斑块中均可见单核细胞、巨噬细胞和 T 淋巴细胞的浸润，在斑块破裂处特别在肩角区吞噬细胞更多。近年来越来越多的研究表明，炎性及免疫反应在动脉粥样硬化（atherosclerosis，AS）的发生和发展中起着不可忽视的作用，与斑块的形成密切相关。因此，检查血清中的感染指标，有助于早期查出冠状动脉疾病的病变发展，有助于临床医生采取相应的治疗措施。

常见的炎症性标志物主要有：白细胞介素-1（IL-1）、白细胞介素-6（IL-6）、白细胞介素-8（IL-8）、白细胞介素-10（IL-10）、白细胞介素-18（IL-18）、肿瘤坏死因子 α（TNF-α）、单核细胞趋化因子-1（MCP-1）等。

1.2.5　ACS 斑块不稳定标志物

急性冠状动脉综合征（acute coronary syndrome，ACS）是冠状动脉粥样硬化斑块不稳定、破裂、出血及血栓形成所致冠状动脉管腔完全或不完全闭塞引起的临床上以 AMI 和不稳定型心绞痛（unstable angina pectoris，UAP）为表现的临床综合征。ACS 形成斑块不稳定因子标志物通常是指引起 ACS 及冠状动脉猝死的冠状动脉粥样硬化性斑块，即有破裂倾向、易于导致血栓形成或进展迅速的危险斑块，也称易损斑块，能引发心肌梗死和心源性猝死等，而这样的斑块所导致的管腔狭窄并不一定严重。早期识别易损斑块，对降低心血管病变的发生率、病死率，有着十分重要的意义。

近期关于外周血生物标志物作为识别易损斑块、提供 ACS 预后信息的研究证据不断增多，这些标志物包括脂质过氧化标志物、基质降解、纤维帽破损相关的酶类，它们能离开斑块而进入外周血中。对外周血中这些生物标志物的检测有助于对易损斑块的发现，并可及时进行临床干预，主要包括：基质金属蛋白酶（MMPs）、髓过氧化物酶（MPO）、细胞间黏附分子（ICAM-1）、血管内黏附分子（VCAM-1）、氧化型低密度脂蛋白、丙二醛修饰的低密度脂蛋白、可溶性的凝素样低密度脂蛋白受体等。

1.2.6 ACS 斑块破裂标志物

ACS 是导致冠心病以及心血管病死亡的重要原因，有关急性冠状动脉综合征的发生与发展机制尚不十分清楚，现多认为，在冠状动脉粥样硬化但并非冠状动脉十分狭窄的基础上，粥样斑块破裂（plague rupture）、血管痉挛和随之发生的血小板黏附、聚集及继发性血栓形成是急性冠状动脉综合征发生的主要病理生理机制。其中，动脉粥样斑块破裂又被视为急性冠状动脉综合征的发生中最重要的始动环节。斑块破裂范围可以很大，也可以很小。一般认为，较大的斑块破裂可迅速产生血栓，使冠状动脉完全闭塞，从而导致急性心肌梗死或猝死；较小的斑块破裂可能只产生小的附壁血栓，可造成不稳定性心绞痛或非 Q 波性心肌梗死。

ACS 形成斑块破裂代表性标志物有：可溶性 CD40 配体、胎盘生长因子（PLGF 或 PIGF）、妊娠相关血浆蛋白 A（PAPP-A）、脂蛋白相关磷脂酶 A_2（$Lp-PLA_2$）、血清淀粉样蛋白 A（SAA）、热休克蛋白（HSPs）、内脂素等。

1.2.7 纤溶系统分子标志物

纤溶系统活性降低与 ACS 的发生、发展有极为密切的联系。根据纤溶系统分子标志物水平来预测冠脉事件，对 ACS 的早期诊断、判断病情、抗凝、溶栓及预后预测的评估可提供重要的客观依据。纤溶系统分子标志物主要有组织型纤溶酶原激活物（t-PA）、纤溶酶原激活物抑制剂-1（PAI-1）、纤维蛋白原（Fg）、组织因子途径抑制剂（TFPI）、von Willebrand 因子（vWF）、D-二聚体等。

1.2.8 血栓形成标志物

血栓形成是大多数 ACS 的主要病理生理基础，代表性标志物有：P-选择素、血栓前体蛋白（TpP）、溶血磷脂（LPL）、血栓烷 B_2（TXB_2）等。

1.2.9 心肌缺血标志物

AMI 是由于急性心肌缺血导致的临床上常见的心血管急症，近年来在我国的发病率和死亡率都呈急速上升的趋势，病人往往即有胸痛，但胸痛发作之初并不能确定是仅停留于不稳定型心绞痛或进展至心肌梗死，而且约有 25% 的 AMI 患者发病早期没有典型的临床症状，约 30% 的 AMI 患者缺乏 ECG 的特异改变。因此在胸痛发作早期明确诊断，及时干预和治疗，对逆转不稳定心绞痛病情，挽救濒死心肌，降低病残率和死亡率至关重要。目前应用于心肌早期缺血的主要标志物有：肌红蛋白（Mb）、碳酸酐酶（CA）、脂肪酸结合蛋白（FABP）、缺血修饰白蛋白（IMA）、脱氧核糖核酸酶 I（DNase Ⅰ）等，其中缺血修饰白蛋白可在心肌缺血 30min 后检出。

1.2.10　心肌缺血坏死标志物

ACS 是以冠状动脉内粥样斑块破裂或其表面破损，继发出血、血栓形成，引起冠状动脉完全或不完全闭塞为病理基础的一组临床急症，这一概念描述了从发生心肌缺血，诱发心绞痛，直至心肌梗死的动态过程。心肌缺血后，如不及时治疗，可出现可逆或不可逆的心肌坏死。一些心肌损伤标志物有：心肌肌钙蛋白（cTn）、肌球蛋白、糖原磷酸化酶（glycogen phosphorylase，GP）、胰岛素样生长因子-1（IGF-1）、循环 micro RNA（MiRNA）等。

1.2.11　动脉粥样硬化危险因素标志物

动脉粥样硬化（AS）和冠状动脉粥样硬化性心脏病是多因素参与的缓慢发展的疾病。AS 是一个多种遗传因素和环境因素共同作用的结果，感染、免疫、炎症三者共同作用，是 AS 的病理基础。寻找理想的标志物，就是要研究标志物与疾病发生机制、疾病进程和疾病严重程度以及转归的关系，要求标志物有很强的指示作用，可以评价疾病状况、反映治疗效果，要通过大量的对比研究来进行。许多标志物都与 AS 密切相关，但是，我们认为，可以代表 AS 已形成的确定性的标志物，主要有：同型半胱胺酸（Hcy）、转化生长因子 β1（TGF-β1）、血红素加氧酶 1 血红素加氧酶-1（HO-1）、糖基化终末产物（AGEs）、核因子 κB（NF-κB）、骨保护素（OPG）、羧基端糖肽、瘦素等。

1.2.12　心力衰竭（heart failure，HF）标志物

脑钠肽和氨基端脑钠肽前体（NT-proBNP）是近期发现的与心血管疾病密切相关的少数几种有力的血清标志物之一，其血浆水平的升高与左室功能下降程度的密切相关，且在心衰的排除诊断方面具有极高的诊断价值。而进一步的研究发现，心功能不全和高血压等疾病状态下导致左心室张力增高时，外周循环中的血清脑利钠肽（BNP）水平会显著升高。而 NT-proBNP 为 BNP 生成过程中产生的无活性肽段残片，它与 BNP 呈 1∶1 生成，由于其较之 BNP 血浆半衰期时间更长，因此变化幅度更大，并与 BNP

浓度有着良好的相关性。多项研究证实，BNP 和 NT-proBNP 对于临床诊断和评估包括心功能不全、心律失常和高血压在内的众多心血管疾病具有一定的意义。同时，与此类似的标志物还有：心钠素（ANP，又称高半胱胺酸，Hcy）、钠氢交换体 1（NHE1）、尾加压素Ⅱ（UⅡ）、心血管活性肽、肾上腺髓质素（ADM）、肾素-血管紧张素-醛固酮系统（RAAS）、Periostin 蛋白等。

1.2.13 先天性心脏病标志物

引起胎儿心脏发育畸形的原因大致分为外因和内因两类，外在因素主要包括感染性因素、药物因素、环境因素和代谢因素等；内在因素主要与遗传有关，特别是染色体异常。随着分子生物医学理论研究与技术的突飞进展，人们逐渐认识到许多先天性心血管疾病是由一些基因结构和表达异常引起的，且它们在某些心血管疾病的发生发展中起着重要的作用。目前研究较多的标志物主要有转录因子 Nkx2.5（NKX2.5）、GATA-4 基因（GATA-4）、TBX5 基因等。

1.2.14 其他蛋白类心脏标志物

此类标志物包括与心血管增殖性疾病相关的 P27 蛋白，具有调节细胞凋亡、应激、心血管炎症反应等多种生理和病理生理过程的功能的钙网蛋白，与动脉粥样硬化、血管及主动脉瓣膜钙化和新生内膜形成有关的骨桥蛋白，参与多种心血管疾病（如高血压病、动脉粥样硬化、心肌疾病等）的小凹蛋白等。

1.2.15 血管内皮功能标志物

血管内皮细胞的功能与动脉粥样硬化的发生和发展密切相关，正常血管内皮具有内分泌功能、屏障功能、抗黏附功能和接受传递信息功能等，主要是抑制血管平滑肌收缩、血管平滑肌细胞增生、血小板聚集、白细胞黏附和血栓形成等。相关的标志物有：血管内皮生长因子（VEGF）、肝细胞生长因子（HGF）及其受体、脂联素（APN）、血清抗心磷脂抗体（ACA）、异构前列腺素（iso-PG）、内皮素（ET）、血管紧张素（1-7）、血栓调节蛋白（TM）等。

1.2.16 造血生长因子类标志物

近年研究发现，造血生长因子（HGF）具有保护心肌的作用，在对抗心肌细胞的凋亡、动员骨髓干细胞向心肌细胞的分化、促进侧支循环血管的生成等方面都发挥着重要作用，可能是未来治疗冠状动脉粥样硬化性心脏病的新途径，并且在动物实验中取得了喜人的成果。其主要成分包括：促红细胞生成素（EPO）、血小板生长素（TPO）、粒细胞集落刺激因子（G-CSF）等。

上述各标志物是根据其主要性状或实际应用情况进行大概分类的，不完全准确，有的标志物在心血管疾病的很多方面均有表现。如脑钠肽，在心脏缺血坏死、心功能不全和衰竭等方面均有表现。又如，髓过氧化物酶在 ACS 发病过程中的氧化应激和炎症反应中扮演了重要的角色，同时在不稳定性斑块的形成过程中，患者体内其水平也会明显升高。

一个理想的心脏标志物应该是：①敏感性高，在相关疾病发生的早期就出现在血液中；②高度的心肌特异性，在心肌以外的其他脏器缺血时不升高，并且随心脏疾病的发展而等比例地升高；③在血液循环中形态稳定，易于捕获；④检测方法简单，并很快得到结果；⑤价格合理，易于接受；⑥具有良好的分析特异性和较低的变异系数。

事实上，完全理想的标志物并不存在，上述标志物中，有的敏感性较好而特异性欠佳，有的则反之；有的释放早，但出现的窗口期短；有的释放得晚，但出现窗口期长。所以，我们可以根据临床症状进行具体分析，若连续监测或联合检测，取长补短，可大大提高诊断的敏感度和特异性。同时，随着检验医学的不断发展和检验技术的不断提高，一些高精尖技术，如化学发光技术、压电免疫传感器技术、基因芯片和蛋白芯片不断应用于临床，相信心脏标志物的应用会越来越广泛，在心血管疾病的早期诊断和治疗技术中会得到广泛普及。

主要参考文献

[1] 潘柏申．心脏标志物检测标准化研究进展 [J]. 中华检验医学杂志，2007，30（4）：467–471.

[2] 黄山，许健，令狐颖，等．心脏标志物新分类概述 [J]. 吉林医学，2010，31（16）：2559–1661.

第2章　心脏标志物检测的质量管理

2.1　临床标本的采集与管理[1]

2.1.1　标本采集时注意事项

1. 加强“三查三对”，避免张冠李戴。

无论门诊或住院部，采血都集中在清晨或上午，因此，加强“三查三对”，避免张冠李戴尤为重要。要仔细查对和询问病人姓名，准确填写和粘贴标签；需多次采样者，应注明采集时间和临床治疗状态；同时还应警惕病人冒名顶替的情况。

2. 准确掌握采集时间。

国内外都将清晨空腹定为临床检验具有代表性血液标本的采集时间，许多正常参考值调查也是采集这个时间的标本。采用此时间可以尽量减少昼夜节律带来的影响，同时患者处于平静状态，可减少运动和饮食带来的影响，便于不同患者之间，或同一患者不同时期之间检验结果的比较。所以，要严格、准确把握采样时间。

3. 不可边输液边取血。

由于边输液边取血影响血糖、钾等浓度的情况时有发生，应规定如在一侧手臂输液时至少应从对侧手臂取血，以免影响某些项目的测定结果。当输葡萄糖盐水时，如同侧采血，可使肌酐、尿素、氯等明显降低，血糖、尿酸、钾明显升高。输液时抽血，来自液体成分的污染或被液体稀释造成检测结果偏差，最好的办法是停止输液几分钟。

4. 压脉带使用的时间。

使用压脉带的目的是增加静脉局部充盈，有利于穿刺。但如果压脉带压迫超过1min，会使局部血氧含量降低，乳酸增加，pH下降；压迫3min后可使胆红素、胆固醇、AST、ALP等增加5%以上。正确的操作是先扎紧压脉带后观察血管走向，及时将压脉带放松，再进行消毒，待穿刺前再把压脉带扎紧，立即采血，采血动作迅速、一针见血，尤其对检测凝血项目的标本尤为重要，力争 1min 内完成。压脉带压迫时间不宜过长、过紧，否则，会导致血液回流受阻，血管膨胀，使毛细血管内的血液压力增大和血流量下降，造成液体流失；静脉持续高压，组织回流水分和电解质减少、蛋白和蛋白结合物浓度升高；血流受阻，纤维蛋白的活性增高；细胞继续新陈代谢，使代谢产物乳酸增高等。因此，压脉带使用时间应少于 1min，针头进入血管后，以放松压脉带为宜。

用压脉带时，发生局部缺血（缺氧），这样便会导致一些成分的浓度改变，如 Bun 在系压脉带 80s 后，浓度开始下降，120～200s 时可下降 4%，到 240s 时又恢复正常；系压脉带 3min 后，ALB、Ca、ALP、AST、Fe、CHO 等浓度可分别升高 5%～10%；绷扎 3min 后缺氧明显会比 1min 时严重，这时糖的无氧酵解增加，乳酸升高，pH 下降，随之钙、镁离子与结合蛋白分离而释放，同样游离的药物浓度也会升高。因此推荐在针穿刺进血管后立即放松压脉带（<1min），以免引起血液淤滞，造成血管内溶血或血液某些成分改变，特别是测定乳酸时不可使用压脉带。

5. 正确选用抗凝剂。

抗凝剂的种类较多，如选择不当，会影响检验结果的准确性。下面介绍几种生化检验常用的抗凝剂及其用途：

1）草酸钾：常用于尿素、肌酐、纤维蛋白原等测定，不能用于钾、钙等测定，对 LDH、丙酮酸激酶、AKP 和淀粉酶有抑制作用。

2）肝素：常用于电解质、血气分析、血氨等测定。抗凝剂比例为 50～60IU 肝素/5ml 血。注意钠盐可使淀粉酶升高。

3）氟化钠：常用氟化钠—草酸钠混合抗凝剂作血糖测定的抗凝剂，氟化钠可以抑止烯醇化酶，它可避免血细胞葡萄糖酵解酶的作用，延长标本的保存时间。

4）二乙胺四乙酸钠盐（EDTA-Na_2）：生化常用的抗凝剂，但不能用于钙、钠及含氮物质的测定，对淀粉酶、肌酸激酶、AKP、ALP、5′-核苷酸酶等可抑制，对丙酮酸激酶有明显促进的作用。

5）枸橼酸钠：测定血沉用 3.8% 枸橼酸钠抗凝，抗凝剂与血液比例为 1∶4；凝血试验需用 3.2% 枸橼酸钠抗凝，比例为 1∶9。

6）实验室使用抗凝剂种类较多，血细胞分析及红细胞比积测定宜用 EDTA·K_2抗凝，保证室温下 6hRBC 体积不变，抗凝剂比例为 1.0～2.0mg/mL 血。

6. 正确使用抗凝剂。

抗凝血凝固有以下几个原因：①血流不畅，未和抗凝剂混匀就已凝固。②抗凝剂量不够或失效。③血样和抗凝剂没有完全混合好（尤其是固体抗凝剂，如血常规）或因工作人员失误忘记混合。④压脉带使用时间过长，加速凝血反应。不易发现的微凝集会导致不正常结果的发生，比如微凝集对血常规、凝血系列的检测的影响。

通常情况下临床化验多采用血清作标本，不需要抗凝，但一些特殊检验项目需使用抗凝剂时，应注意选择合适的抗凝剂，并注意抗凝剂与血液的比例，防止标本凝血或红细胞形态改变。特别注意含有钾盐、钠盐的抗凝剂不能用于测定 K^+、Na^+ 的标本；含有 EDTA、草酸盐的不能用于测定 Ca^{2+} 的标本，因为 Ca^{2+} 可与它们形成不溶性物质；草酸盐、氟化物不能用于测定酶和用酶法测定的标本，因为它们有激活或抑制某些酶活性的作用，如草酸盐可抑制淀粉酶、酸性磷酸酶、乳酸脱氢酶活性，氟化物则有激活尿素酶、淀粉酶的作用。

7. 多项化验注意采血顺序。

抽血后首先将血注入血常规管，然后是其他抗凝管，最后是非抗凝管。

8. 防止污染。

有些检查项目要求极严格，其采血器具及标本容器必须经过化学清洁。如血氨、铜、锌、铁等项目，因其含量极低，稍有污染即影响结果。作淀粉酶测定时，要防止唾液污染，因唾液中含有大量的淀粉酶，污染后会引起假性淀粉酶升高。

9. 采用真空采血系统。

采用真空采血系统是保证采血质量的重要措施之一，详见 2.1.2 节。

10. 记录采集病人标本的时间。

对同一病人作多次测定，最好每次在同一时间收集标本，以减少该项目在人体内昼夜变化的影响，便于比较。另外，尿液常规分析标本如超过 2h 即认为是不新鲜标本，将作为拒收标本的依据。

2.1.2 如何正确使用真空采血管

随着检验医学技术的不断进步，对分析前血液标本的质量要求也越来越高，真空采血管的使用也逐渐普及，大有取代注射器采血之势。与传统的一次性注射器采血方式相比，真空采血管具有洁净安全、简单快捷、准确可靠等优点。那么，如何正确使用真空采血管呢？首先应根据采血管的用途进行选择。采血管按标本采集类型分为血清管、血浆管和全血管三大类。

2.1.2.1 血清管

血清管可分为不含添加剂的红头管、含促凝剂的橙头管以及含分离胶的黄头管三类。使用时应注意：①真空采血管经离心分离血清后，不得有血液附壁及显性或隐性溶血；②胶塞与采血管内壁接触处不得有血液黏附；③分离后的血清不得有纤维蛋白二次析出；④橙头管在室温 25℃左右应确保 15min 内血液完全凝固，塑胶采血管应确保 20min 内血液完全凝固；⑤黄头管内分离胶比重应精准，为 1.045 ~ 1.05，使之具有良好的热稳定性和化学稳定性，同时，不应有小分子物质析出，分离后的血清中不得出现微小凝块或纤维蛋白丝。

2.1.2.2　血浆管

血浆管的基本用途是提供高质量血浆标本，这类采血管常用的有绿头管、蓝头管和灰头管。绿头管以肝素的钠盐或锂盐为抗凝剂，常用于快速生化检验、血流变试验等。蓝头管含有 0.109mol/L 柠檬酸钠缓冲体系作为抗凝剂，抗凝剂与血液的体积比为 1∶9，主要用于血凝试验。灰头管含有血糖稳定剂氟化钠、抗凝剂草酸钾或 EDTA，用于血糖试验。

在使用血浆管时应注意：①绿头管中的肝素浓度应在 10～12U 肝素/mL，低于下限会出现微小血凝块，高于上限时过量的肝素会引起血液中的红细胞皱缩，红细胞内的物质会释放到血浆中，从而引起很多化学成分的异常增高。②蓝头管内柠檬酸钠溶液和血液的体积比应为 1∶9，因为柠檬酸钠抗凝剂的含量会影响血液中钙离子的浓度，进而影响血凝试验结果。当血液和 0.109mol/L 柠檬酸钠溶液的比例由 9∶1 降至 7∶1 时，PT 试验结果就会有显著的升高，降至 4.5∶1 时，PT 试验结果就会有显著改变。③蓝头管的管壁硅化很重要，这取决于制造商的生产工艺是否先进，在临床上因为血凝试验要求最大限度减少对凝血因子的吸附，另外，在选择塑胶蓝头管时尤其要注意制造商是否掌握管壁处理技术。④传统的灰头管一般以草酸钾—氟化钠作抗凝体系，由于草酸钾抗凝剂易引起不正常溶血，因而推荐使用氟化钠—乙二胺四乙酸二钠复合体系，既可保持血糖的稳定性，又可避免外源性凝血及溶血的风险。

2.1.2.3　全血管

用于采集全血的真空管的质量优劣，取决于采血管本身的洁净度及所含的抗凝系统对细胞体积、形态的维持。这类采血管主要包括紫头管和黑头管。紫头管以 EDTA 二钾盐为抗凝剂，常用于血常规试验；黑头管含有 0.129mol/L 柠檬酸钠抗凝剂，主要用于血沉试验。

在使用血浆管时应注意：①紫头管的抗凝剂与血液的比例必须精确，EDTA 二钾盐的最佳浓度是 1.5～2.2mg/mL。如果抗凝剂含量偏少，血液中会出现小凝块；如果抗凝剂含量偏多，如 ETDA 二钾盐的浓度达到 2.5mg/mL 时，中性粒细胞会肿胀、分叶消失，血小板也会肿胀、崩解。②应重视真空采血管的微粒污染，造成这种污染的主要因素为生产环境太差或采血管未经有效清洗及硅化。目前血细胞分析仪检测原理主要是电阻抗法或激光法，如果有微粒污染，血细胞计数时会被误计为细胞，造成结果误差。③黑头管的柠檬酸钠抗凝剂与血液的体积比一定需要保证 1∶4，其真空度和抗凝剂含量会直接影响结果的准确性。④尽量选用无菌管或标有微生物限度的采血管。

2.1.2.4 注意采血的先后顺序

采血的先后顺序为：红头管→蓝头管→紫头管→绿头管→黑头管→黄头管。最后一管应在取下试管后拔出采血针，以防血液返流。

2.1.3 及时处理标本，及时检测

因血液中有些化学成分于离体后极易分解，使其含量改变，如影响血糖及酶类测定。时间过久，会发生细胞代谢、气体交换和物质转移。

血细胞代谢可使血糖下降，部分酶活性下降，如：AST、LDH 的活性。因此标本要及时检测，尽可能当天标本当天完成。

所谓物质转移是指有些化学成分在细胞内外相差悬殊，离体时间过长，细胞内外浓度会发生变化，影响测定结果。如肌酸激酶、乳酸脱氢酶、电解质等。

血浆或血清与血细胞的分离应及时，血浆有富含或贫含血小板之分，应从离心速度和时间加以保证。

欲送外单位检测时应注意及时冷藏、避光、防震、防止交叉污染等措施。

2.1.4 血标本应防止溶血

溶血是临床生化检验中最常见的一种干扰和影响因素。标本溶血后，细胞内含量高的物质进入血清，会造成测定结果偏高；细胞内含量低的物质进入血清，则可使血清形成稀释，使测定结果偏低。同时，溶血还会干扰测定中的反应过程及比色，血红蛋白在 431nm 和 555nm 处有吸收峰，所以如果在测定中选用此两种波长，可导致明显的假性吸光度增高。

2.1.4.1 溶血干扰机理

溶血干扰机理有三种：

（1）血细胞高浓度组分逸出，使测定结果增高，如钾、镁、LDH、醛缩酶等。

（2）血红蛋白（Hb）对分光光度测定中吸光度的干扰。溶血能引起可见光谱的短波长处（300～500nm）测定的吸光度明显增高，如溶血引起重氮单试剂法胆红素测定结果明显升高。

（3）细胞成分对化学反应的干扰，如 Hb 可竞争性地抑制胆红素与重氮试剂的偶氮反应，使 J-G 法胆红素测定结果偏低。

溶血多由于采血方法不规范、技术不熟练而导致。严重溶血标本原则上不能使用，应重新采血送检或者在报告单上注明“溶血”字样，提醒医生注意。

2.1.4.2 采集方法不当造成标本溶血的原因

常见的引起溶血的不正确方法有以下几种：

（1）穿刺前由于消毒酒精未干；
（2）穿刺部位不准确，造成瘀血而溶血；
（3）注射器漏气，产生气泡造成溶血；
（4）抽血后未卸下针头，强力注入试管；
（5）长时间摇动、用力摇动或用棉签拨动血块；
（6）采血时压迫时间过长；
（7）抗凝剂和血液的比例不适；
（8）注射器、容器内有水；
（9）全血放置时间过长。

2.1.5 标本保存方法

需要保存的标本，必须以不影响其结果为原则，注意不同检测项目采用不同条件。如：测定 ALT、AST 标本放在 4℃时仅能保存 3 天、-20℃下可保存 1 个月；LDH 放在低温下会解聚使测定结果偏低，相反，放在室温中 24h 仍较稳定；ALP 只有先将血清酸化至 pH 6.0，然后置冰箱才稳定；CK、CK-MB 最不稳定，在室温下 2h 后活力明显下降，不宜保存，需尽快检测。具体能否保存或需要何种保存条件，可详细阅读该项目试剂盒中说明书。

2.1.6 标本的输送

（1）专人输送。除门诊患者自行采集的标本可以由患者自行输送外，其他情况下原则上一律由医务人员或经培训过的护工输送。输送到院外或委托实验室的标本，护送人员必须经过专门培训，具备相应的知识，当发生安全性事故时，能及时有效地进行处理。

（2）保证标本输送的安全性。输送过程中要防止标本过度震荡，防止容器破损，防止标本被污染，防止标本丢失，防止标本污染环境，防止标本唯一性标识丢失或混乱。对于疑有高致病性病原微生物的标本，应按《病原微生物实验室生物安全管理条例》的相关规定进行输送。

（3）保证标本输送的及时性。

2.1.7 标本的实验室验收

标本送到实验室后应有专人验收，验收的基本程序和内容包括：唯一性标识是否正确无误；申请检验项目与标本是否相符；标本容器是否正确、有无破损；检查标本外观，是否存在溶血、有无乳糜状、抗凝血中有无凝块、细菌培养的标本有无污染的可能；标本采集时间与接收时间的间隔，等等。

遇到下列情况可以拒收标本：唯一性标识错误、不清、脱离和丢失的；用错标本容器的、标本容器破损难以补救的；溶血、脂血严重的；抗凝血中有凝块，该抗凝而未抗凝的，抗凝剂与检验项目不相匹配的；标本量不足的；该加防腐剂而未加防腐剂导致标本腐败的；不该接触空气的接触了空气；细菌培养物被污染了的；输血、输液中采集的标本；采集标本离送检时间间隔较长的。

标本验收要有记录，标本不合格的情况应及时反馈给临床科室，拒收或退回的标本要由输送人签字认可。在某些情况下，由于标本采集较困难或临床其他情况，拒收或退回不合格标本有难处，在与临床医生取得联系的情况下，可对临床提出处理意见，如仍需进行检验，应在报告单上对不合格标本进行描述，以提醒对检验结果可能产生的影响。

2.2 临床检验项目选择原则

2.2.1 检验项目分类

2.2.1.1 筛查试验

筛检：通过快速的试验、检查或其他方法，在外表健康的人群中去发现未被识别的、可疑的病人或有缺陷的人。

筛检试验：应用物理学、生物化学、免疫学检查以及临床和医学器械的检查，对外表健康的人作出初步判断的试验。一般选用安全可靠、灵敏度和特异度性较高、快速、简单、价廉、易进行、易被被检人接受的方法。

2.2.1.2 诊断试验

诊断：指利用各种资料和技术标准对疾病和健康状况作出确切判断。

诊断试验：应用物理学、生物化学、免疫学检查以及临床和医学器械的检查，对疾病和健康状况作出判断的试验。诊断试验一般需要多个检验指标的综合，再结合临床治疗作出诊断。

2.2.1.3 监测试验

监测试验主要用于检测疾病发展过程或监测并发症，一个有效的监测试验必须符合下列条件：①所选试验必须与疾病的病程或并发症的发生密切相关；②能够用于药物治疗效果的评价监测。

2.2.2 正确选择检验项目

近年来，循证医学和循证检验医学在医学领域中迅速兴起，为以往以经验医学为主的临床医学注入新的活力。循证医学就是准确、合理地使用当前最有效的临床依据，对患者采取正确的医护措施。循证检验医学要求检验医师不仅要向临床医师报告检验结果，解释检验项目的意义，而且要帮助他们选择正确的检验项目，合理地利用实验室资源。这是因为有时候临床医师并不一定熟悉这些新的诊断指标，相反，过多的检查会提供一些不必要信息，从而干扰诊断和治疗。现在，随着基础医学和临床医学的不断发展，以及边缘学科在医学研究中的不断应用，新的心脏标志物不断应用于临床，这就要求临床医师应加强对循证医学的研究，从较多的心脏标志物检测项目中进行优化组合，使病人付出最低的费用，达到最佳的诊治目的。我们反对大包围的检查方法，同时，也要让临床医护人员了解不可拆分的实验组合。

检验项目的选择原则：

（1）针对性。主要是指根据临床或患者需要提供何种信息来确定检验项目。如，为了确诊心肌梗死，可选择肌钙蛋白 T 或肌钙蛋白 I；为了排除心肌梗死，可选择肌红蛋白；为了诊断心力衰竭，可选择 BNP 和 NT-proBNP。

（2）有效性。主要考虑项目对疾病诊断的敏感性和特异性。我们希望某个实验的敏感性和特异性都非常高，但实际情况并非如此，敏感性和特异性都有一定的限度，因此在不同情况下，侧重点有所不同。一般而言，人群筛查时，应考虑敏感性较高的检验项目，以防止假阴性，对筛查出的可疑者再做进一步的检查。在临床诊断时，为了排除某些疾病，可选择敏感性较高的项目，当结果阴性时可缩小诊断范围。为了确诊，应选择特异性或阳性似然比较高的实验。在观察或监测疗效时，应选择对疗效有直接影响且比较敏感的实验。

（3）时效性。早诊断早治疗，是临床医师和患者的共同期望，在临床检验中应尽量满足这一要求，但有时难以做到这点，根据 ACS 发病后心肌标识物出现的时间不同，可将心肌损伤标识物分为早期标识物（心肌损伤后 6h 之内出现异常）和晚期标识物（心肌损伤后 6h 之后出现异常）两大类。早期标识物中，现在研究较多、同时也引起广泛关注的主要有缺血修饰白蛋白，它在心肌缺血 30min 后即可在血中检出异常。在对急性冠脉综合征患者进行检测时，如一时做不了肌钙蛋白定量测定时，可用快速的胶体金免疫层析法进行定性或半定量测定然后再做进一步检测。

（4）经济性。在保证及早确诊及向临床医师提供有效信息的前提下，应考虑选用费用较少的检测项目，以减轻病人经济负担。但应综合分析成本和效益，不能简单从项目收费来考虑。如某一项目收费即使略高，但能迅速确诊，就减少了今后的医疗费用。

（5）组合性。为了达到检验结果的有效和实用，可对一些检验项目进行组合，一般在下列情况下应考虑进行项目组合：提高敏感性而形成的组合；了解某器官不同功能情况或从不同角度了解某疾病病情而进行的组合；为正确、及时诊断而形成的组合；

病人初次就诊时为了解其多方面的信息而形成的组合；为临床医生选用合理的治疗药物而形成的组合。组合的原则是科学、合理，防止不必要的大组合，防止为了追求经济效益的组合。

2.3 常见心血管疾病检验项目的选择

2.3.1 心血管疾病危险度预测项目

2.3.1.1 血清脂质项目

40 多年的临床实践和研究已经使人们认识到脂质，特别是胆固醇的升高，是将来发生心脏疾病的关键危险因素，血脂检测一直是评价心血管疾病危险度的传统项目。目前，在实验室常规检测的血脂项目主要有 TC、TG、HDL-C 及 LDL-C 这四项，有条件的实验室可检测载脂蛋白 AⅠ、载脂蛋白 B、脂蛋白（a）。此外，非高密度脂蛋白胆固醇和动脉粥样硬化指数等也是临床血脂分析中常常选用的计算指标。一些特殊的检验项目，如 Apo（AⅡ、CⅠ、CⅡ、CⅢ、和 E）、游离脂肪酸、HDL 亚组分 HDL_2-C 和 HDL_3-C、磷脂、过氧化脂质、脂蛋白-X，作为传统脂质检验的传统延伸项目，在心血管疾病的危险度评价方面，也可选用[2]。

2.3.1.2 炎症性因子

感染在一些心血管病的发生和发展中起重要的作用，如在动脉粥样斑块组织中、稳定心绞痛和不稳定心绞痛患者的斑块中均可见单核细胞、巨噬细胞和 T 淋巴细胞的浸润，在斑块破裂处特别是在肩角区吞噬细胞更多。近年来越来越多的研究表明，炎性及免疫反应在动脉粥样硬化的发生和发展中起着不可忽视的作用。因此，检查血清中的感染指标，有助于早期查出冠状动脉疾病的病变发展，有助于临床医生采取相应的治疗措施。常见的炎症性标志物主要有：C 反应蛋白、白细胞介素-1、白细胞介素-6、白细胞介素-8、白细胞介素-10、白细胞介素-18、肿瘤坏死因子 α、单核细胞趋化因子-1、血管内皮生长因子等。

2.3.2 急性胸痛鉴别诊断实验室检验项目

胸痛或胸部不适是临床上常见的症状，其临床表现复杂多样，对胸痛病人的识别与诊断，有利于早期筛选高危险的胸痛病人，减少不良事件，降低医疗事故。对急性胸痛的病人在进行必要的心电图、影像学检查外，进行生化标志物项目的检测也非常必要。主要标志物有：肌钙蛋白、肌红蛋白、肌酸激酶同工酶、D-二聚体、C 反应蛋白、脂肪酸结合蛋白、糖原磷酸化酶、P-选择素、血栓前体蛋白、缺血修饰白蛋白、肌动蛋白、核转录因子等。

2.3.3　心肌梗死的实验室检验项目

急性胸部不适疑为心肌梗死的患者的临床诊断常常依赖心电图和病史，如果配合生化标志物，可提高诊断的可靠性，生化标志物也是临床评估病情和预后的敏感指标。早期的诊断指标主要是心肌酶谱，包括磷酸肌酸激酶及其同工酶、天门冬氨酸转氨酶、乳酸脱氢酶、α-羟丁酸脱氢酶，其中磷酸肌酸激酶及其同工酶长期以来一直被认为是诊断 AMI 的“金标准”。但这些标志物均为生物酶类，主要进行酶活力检测，存在着早期诊断灵敏度不高、检测时间过长酶易于老化、易受同类非典型酶类的干扰、对 MMD 检测不敏感等问题，除 CK-MB 进行质量检测外，这些血清酶的检测逐渐被临床淘汰。现在，对心肌梗死的诊断主要来自一些心脏的蛋白质，包括肌红蛋白、肌钙蛋白、缺血修饰白蛋白等。同时，一些新的标志物，如肌球蛋白、糖原磷酸化酶、髓过氧化物酶、妊娠相关血浆蛋白 A 等，在评价心肌缺血和 ACS 危险性分类方面也显示出较好的价值，但其临床特异性还要进行进一步深入研究。

2.3.4　急性冠脉综合征实验室检验项目

ACS 包含了一系列缺血性心脏病的临床表现，包括不稳定性心绞痛、ST 段抬高和非 ST 段抬高型急性心肌梗死，许多项目与心肌梗死相同，但由于其发病机制较为复杂，临床上较为多见，在一些大型医院，可根据病人的流向，分阶段进行不同的标志物检测。

（1）院前或急诊室检验项目。现在，由于 POCT 技术的发展及临床应用的不断深入，一些 ACS 项目可在院前，如急救车上或急诊室进行，可检测肌钙蛋白、C 反应蛋白、CK-MB、肌红蛋白、血气分析等。

（2）心肌缺血标志物。主要有：肌红蛋白、碳酸酐酶、脂肪酸结合蛋白、缺血修饰白蛋白、脱氧核糖核酸酶 I 等。

（3）心肌坏死标志物。心肌坏死标志物包括：肌钙蛋白、肌球蛋白、肌动蛋白、糖原磷酸化酶同工酶 BB、胰岛素样生长因子、Periostin 蛋白、瘦素等。

2.3.5　心肌炎实验室检验项目

大多数心肌炎是由病毒感染所致，也有非感染因素引起心肌炎的，临床症状多样，主要有爆发性心肌炎、急性心肌炎、慢性活动性心肌炎和慢性持续性心肌炎等。病毒性心肌炎临床表现及多数辅助检查均缺乏特异性，故确诊病毒性心肌炎相当困难，结合临床表现和实验室检验结果，对诊断病毒性心肌炎有一定的参考作用。

cTnI 是诊断心肌损伤的理想标志物，不仅可以作为急性损伤的指标，还可作为病毒损伤心肌后持续进展的客观指标。

传统的心肌酶谱升高可反映心肌坏死，由于其早期诊断敏感性较差，可与肌钙蛋白联合应用。

急性心肌炎在早晚期均有免疫功能的变化，检测细胞免疫功能改变（NK 细胞活性、干扰素效价、T 细胞及亚群数量）和体液免疫功能改变（抗核抗体、抗心肌细胞自身抗体、抗病毒抗体）可为心肌炎治疗和预后判断提供帮助，但对心肌炎诊断无特异性。

心肌炎常伴有细胞因子和免疫因子的升高，检测这些因子可辅助诊断心肌炎，常见的因子有：白细胞介素-1α、白细胞介素-1β、白细胞介素-4、白细胞介素-6、白细胞介素-10、白细胞介素-12、肿瘤坏死因子 α、单核细胞趋化因子-1 等。

2.3.6 心力衰竭实验室诊断项目

心力衰竭指心脏不能泵足够量的血液到身体各器官，主要原因是心肌收缩能力下降，是许多心脏疾病的后期表现，实质是心脏功能的减退。长期以来，其诊断主要依靠临床表现和影像学检查，近期发现，ANP 和 BNP 是目前了解心脏功能的标志物，已在临床得到广泛的重视和应用。临床上主要检测 ANP 和 BNP 无活性的氨基酸部分，即 NT-proANP 或 NT-proBNP，因为其半衰期较长，血液标本在体外稳定性较好。NT-proANP 和 NT-proBNP 在临床诊断和鉴别诊断、评价心脏功能、心血管疾病预后评估和危险性分类、治疗效果监测和高危人群筛查等方面都有着重要的作用。美国、欧洲及我国的最新心衰诊断治疗指南均已将 NT-proANP 及 NT-proBNP 列为心衰标志物。

主要参考文献

[1] 黄山，许健，邓小林．医学实验室全面质量管理理论和实践［M］. 贵州：贵州科技出版社，2009.

[2] 鄢盛恺，叶平．检验与临床诊断心脑血管病分册［M］. 北京：人民军医出版社，2008.

第3章　血清脂质标志物

血清脂质简称血脂，是血液中脂类物质的总称，通常所指的血脂是中性脂肪（即三酰甘油）以及各种内脂如胆固醇、磷脂、糖脂、类固醇和游离脂肪酸等。脂类代谢紊乱是以脂质及相关的酶、受体和基因变异或突变所致代谢障碍综合性疾病，涉及人体许多组织和器官，从而出现一系列临床症状，如血管的动脉粥样硬化、肝功能障碍、内分泌失调、神经功能失常等，其中又以动脉粥样硬化性心血管疾病最为严重和常见。

动脉粥样硬化与血清脂质相关的病理过程可概括为：动脉内膜脂质沉积，单核细胞和淋巴细胞浸润及血管平滑肌细胞增生等，形成泡沫细胞、脂纹和纤维斑块，引起血管壁硬化、管腔狭窄和血栓形成，从而导致冠心病、脑血管病和周围血管病。

血液中脂质含量异常增高称为高脂血症，又称高脂蛋白血症，通常指血浆总胆固醇和三酰甘油含量超过标准值而高密度脂蛋白含量过低。血液中脂质含量异常在动脉粥样硬化（atherosclerosis，AS）的形成过程中起到十分重要的作用。

3.1　总胆固醇

人体胆固醇（TC）除来自食物外，还可在体内合成，后者占内源性胆固醇的90%。血液中的胆固醇包括胆固醇脂和游离胆固醇，其主要功能有：是所有细胞膜和亚细胞器膜上的重要组成成分；是胆汁酸的唯一前体；是所有类固醇激素，包括性腺和肾上腺激素的前体。脂质代谢失常的引起的疾病主要是动脉粥样硬化性疾病，在AS发生和发展过程中，胆固醇起着重要的作用。

3.1.1　胆固醇的实验室检测

血清TC测定一般可分为化学法和酶法两大类。化学法一般包括抽提、皂化、毛地黄皂苷沉淀纯化和显色比色4个阶段。其中，省去毛地黄皂苷沉淀纯化步骤的化学抽提法——ALBK法为目前国际上通用的参考方法。国内由卫生部北京老年医学研究所生化室建立的高效液相层析法（high performance liquid chromatography，HPLC）也推荐作为我国 TC 测定的参考方法。化学法曾很长一段时间在临床常规使用，但由于操作复杂，干扰因素多，现多已不用，而由酶法代替。

酶法测定血清 TC 的主要优点为标本用量小、灵敏度高、特异性强、精密度好、简便快速，并能自动化分析，被临床常规实验室普遍采用。用单一试剂直接测定，既便于手工操作，也适用于自动分析测定大批标本；既可用终点法，也可用速率法进行测定。因此是目前公认的最适于作血清 TC 测定的常规方法。国内建议临床实验室采用胆固醇氧化酶-过氧化物酶-4-氨基安替比林和酚法（CHOD—PAP 法）作为测定血清 TC 的常规方法。

反应原理如下：

$$\text{胆固醇脂}+H_2O \xrightarrow{CHER} \text{胆固醇}+\text{脂肪酸}$$

$$\text{胆固醇}+O_2 \xrightarrow{CHOD} \Delta^4\text{-胆甾烯酮}+H_2O_2$$

$$2H_2O_2+4\text{-AAP}+\text{酚} \xrightarrow{POD} \text{苯醌亚胺色素}+4H_2O_2$$

血清中的胆固醇脂（CE）被胆固醇酯酶（CHER）水解成游离胆固醇（FC），后者被胆固醇氧化酶（CHOD）氧化成 Δ^4-胆甾烯酮并产生 H_2O_2，H_2O_2再经过氧化物酶（POD）催化 4-氨基安替比林（4-AAP）与酚（三者合称 PAP），生成红色苯醌亚胺色素（Trinder 反应）。苯醌亚胺的最大吸收在 500nm 左右，吸光度与标本中 TC 含量成正比。

3.1.2　胆固醇检测的影响因素

TC 测定一般采用静脉血，分离血清或血浆后进行测定；特殊情况如体检筛查时也可用末梢血（指血）。

3.1.2.1　TC 测定标准化

常规测定中所用定值血清是商品试剂盒所带的次级标准可称为定标物或校准物，定值时须用我国的血清胆固醇标准参考物质（SRM）（国家一级标准 GWB09138）为标准，用参考方法准确定值（偏差应<1%）。有胆固醇定值的质控血清所标示的浓度范围往往很宽，不能作为 TC 测定的定标物使用。

3.1.2.2　试剂与标准液的稳定性

未开瓶的试剂在 4℃条件下存放至少可以稳定 1 年。复溶后的酶试剂在 2～8℃条件下至少可以稳定 1 周，15～25℃时则为 3 天，如在此期内出现肉眼可辨的粉红色则为不合格。液态的血清胆固醇 SRM（含不影响酶活性的防腐剂）在-20℃保存至少可以稳定 2 年，冻干品更稳定。标签上应注明出品日期及有效期。

3.1.2.3　试剂盒质量要求

（1）试剂复溶后透明无色，不浑浊，试剂空白吸光度小于 0.03。

（2）反应速度：显色达终点时间 37℃5min，20～25℃10min。超过未达终点的试剂不能用（表示酶质量不好或用量不足）。

（3）反应后测不出剩余的 CE 和游离胆固醇。

（4）血清胆固醇定标物（次级标准）定值的不准确度<1%。

（5）线性范围：可达 12.95mmol/L，至少 10.36mmol/L。

（6）精密度：瓶间差批内≤1.5%，批间≤2.5%。

3.1.2.4　主要技术指标

（1）精密度：终点法批内变异系数（CV）应<1.5%，批间 CV 应<2.5%。

（2）准确性：以参考方法（ALBK 法）定值的血清为标准液时，本法测定结果与 ALBK 法基本一致。以胆固醇水溶液为标准时，结果往往比 ALBK 法低，故不宜采用胆固醇水溶液。

（3）灵敏度：显色剂用酚时，TC5.18 mmol/L 时的吸光度，故 $A_{500nm}=0.005$ 时的 TC 浓度约 0.08 mmol/L。

（4）测定范围：血清与酶试剂用量之比为 1∶100 时，测定上限为 12.95 mmol/L，过高地提高血清用量的比例，会使测定上限降低。

（5）特异性：血清中多种非胆固醇甾醇会不同程度地与本试剂显色，正常人血清中非胆固醇甾醇约占 TC 的 1%，故在常规测定中这种影响可以不计。

（6）干扰：终点法中血红蛋白高于 2g/L 会引起正干扰，胆红素>0.1g/L 时有明显负干扰。血中抗坏血酸与甲基多巴浓度高于治疗水平时也使结果偏低。上述干扰物在速率法中影响较小。高三酰甘油血症（血清浑浊）在本法中（血清与试剂量 1∶100 时）一般无明显影响。

3.1.2.5　检测影响因素

影响 TC 水平的主要因素有：①年龄与性别：TC 水平常随年龄而上升，但到 70 岁后不再上升或有所下降，中青年期女性低于男性，女性绝经后 TC 水平较同龄男性高。②饮食习惯：长期高胆固醇、高饱和脂肪酸摄入可造成 TC 升高。③遗传因素：与脂蛋白代谢相关酶或受体基因发生突变是引起 TC 显著升高的主要原因。

3.1.3　胆固醇检测的临床应用

高胆固醇血症和 AS 的发生有密切关系，已通过动物实验、人体动脉粥样斑块的组织病理学和化学研究、临床上 AS 患者的血脂检查、遗传性高脂血症易早发冠心病研究、流行病学研究、干预性预防治疗试验的结果等研究证实。因此，认为胆固醇是 AS

的重要危险因素之一。常用作 AS 预防、发病估计、治疗观察等的参考指标。研究表明，血清 TC（或 LDL-C）升高是冠心病和缺血性脑卒中的独立危险因素之一，人群中约 10% 的缺血性心血管病发病可归因于血清 TC 升高。

TC 升高可见于各种高脂蛋白血症、梗阻性黄疸、肾病综合征、甲状腺功能低下、慢性肾功能衰竭、糖尿病等。此外，吸烟、饮酒、紧张、血液浓缩等也都可使 TC 升高。妊娠末 3 个月时，可能明显升高，产后恢复原有水平。TC 降低可见于各种脂蛋白缺陷状态、肝硬化、恶性肿瘤、营养不良、巨细胞性贫血等。此外，女性月经期也可降低。

3.1.4 胆固醇检测的参考范围[1]

我国新近修订的《中国成人血脂防治指南》中 TC 切点的制订与美国国家胆固醇教育计划（NCEP）成人治疗专家组第 3 次报告（ATPⅢ）中的标准基本一致。

我国《血脂异常防治建议》提出的标准为：

理想范围：<5.2 mmol/L （<200 mg/dL）。

边缘升高：5.23～5.69 mmol/L （201～219 mg/dL）。

升高：≥5.72 mmol/L （≥220 mg/dL）。

美国胆固醇教育计划（NCEP），成人治疗组（ATP）1994 提出的医学决定水平：

理想范围：<5.1 mmol/L （<200 mg/dL）。

边缘升高：5.2～6.2 mmol/L （200～239 mg/dL）。

升高：≥6.21 mmol/L （≥240 mg/dL）。

3.2 三酰甘油

三酰甘油（TG）又称中性脂肪，其首要功能是为细胞代谢提供能量。血浆中的甘油酯 90%～95% 是 TG。饮食中脂肪被消化吸收后，以 TG 形式形成乳糜微粒（CM）循环于血液中，CM 中 80% 以上为 TG。血中 CM 的半衰期仅为 10～15min，正常人进食后 12h 血中几乎没有 CM，TG 恢复至原有水平。临床上所测定的 TG 是血浆中各脂蛋白所含三酰甘油的总和。TG 水平与种族、年龄、性别以及生活习惯（如饮食、运动等）有关。TG 增高代表富含三酰甘油脂蛋白增多，包括 CM，VLDL 和中密度脂蛋白（IDL）及残粒增多，TG 作为冠心病危险性增高的一种标志，还可通过影响凝血因子等诸多方面而导致 AS 的发生。

3.2.1 三酰甘油的实验室检测[2]

血清中的 TG 含量测定，从方法学上大致可分为化学法和酶法两类。目前尚无公认的 TG 测定的参考方法，二氯甲烷-硅酸-变色酸法是美国疾病预防与控制中心（CDC）采用的参考方法。用二氧甲烷抽提 TG，同时以硅酸处理去除磷脂、游离甘油、单酰甘油和部分二酰甘油，然后经过皂化、氧化、变色酸显色等步骤测定。此法测定值与游离甘油之和可能与决定性方法所测的总甘油相近。

酶法测定血清 TG 的主要优点是操作简便，适合自动分析，线性范围较宽，并且灵敏、精密、相对特异性亦较好，目前建议甘油磷酸氧化酶-过氧化物酶-4-氨基安替比林和酚法（GPO-PAP 法）作为临床实验室测定血清 TG 的常规方法。反应原理如下：

$TG+H_2O \xrightarrow{LPL}$ 甘油+脂肪酸

甘油+ATP $\xrightarrow{GK+Mg^{2+}}$ 3-磷酸甘油+ADP

3-磷酸甘油+$H_2O+O_2 \xrightarrow{GPO}$ 磷酸二羟丙酮+ H_2O_2

H_2O_2+4-AAP+酚 $\xrightarrow{POD}$ 苯醌亚胺色素（红色）

LPL：脂蛋白脂酶；GK：甘油激酶；GPO：甘油激酶氧化酶；4-AAP：4-氨基安替比林。

最后一步反应是 Trinder 反应，生成的红色化合物在 500 波长处有吸收峰，由于吸收峰较平坦，波长在 480～520 范围均可测定。

本法为 GPO-PAP 一步法，缺点是结果中包括游离甘油（FG）。为去除 FG 的干扰，可用外空白法（同时用不含 LPL 的酶试剂测定 FG 作空白）和内空白法（两步法，双试剂法——试剂 1：磷酸甘油氧化酶、亚铁氰化钾、甘油激酶、4-氨基替比林、抗坏血酸氧化酶、三磷酸腺苷；试剂 2：脂蛋白脂肪酶、过氧化物酶、N-乙基-N-茴香胺，缓冲液等）。一般临床实验室可采用一步 GPO-PAP 法，有条件的实验室（如三级以上医院）应考虑开展游离甘油的测定或采用两步酶法。

3.2.2　三酰甘油检测的影响因素

3.2.2.1　TG 测定的校准物（定标液）

人血清中的 TG 含有不同链长的脂肪酸和不同数量的不饱和键，并且具有疏水性，被包裹在脂蛋白颗粒核心，因此，要制备与血清中 TG 完全相同的一级标准品实际上确实难以做到。TG 水解的产物是甘油，所以常用甘油作参考物，但必须注意到甘油本身不是分析物，不参加反应的全过程，只能认为是一种指示反应的参考物。三油酸甘油酯虽然不能完全代表血清中 TG 的脂肪酸组成，但与血清中 TG 的脂肪酸平均链长相似，可用高纯度的产品配成水溶液作 TG 测定的校准物。但要注意切勿冰冻，冰冻后溶液变浑浊，而且冰冻后对定值会有影响。对一步法反应来说，以甘油作为校准液也是可以的。

3.2.2.2 对试剂盒的质量要求

①稳定性：未开封的试剂至少在6个月内稳定（上述指标不变），这就需要加入稳定剂，并要求加入的稳定剂对反应无干扰，应用试剂贮4℃至少稳定3天，此期间不应出现显著的红色，技术指标不应降低；②透明度：液态试剂配成应用液后，干粉或片剂复溶后应无微细的颗粒和肉眼可见的红色，试剂吸光度 A_{500nm}≤0.05；③试剂盒应标明出厂日期及有效期：说明书应列出试剂配方和技术指标。

3.2.2.3 技术指标

①试剂稳定性：酶试剂用缓冲液配制后，20~25℃放置应稳定1天，4℃至少可稳定3天或达1周，试剂出现红色不能再用，试剂空白吸光度 A_{500nm}≤0.05。②反应到达终点时间（37℃时）≤8min。③显色后稳定应≥30min。④灵敏度：2mmol/L TG，A_{500nm}≥0.2。⑤特异性：LPL除能水解TG外，还能水解单酰甘油和二酰甘油（血清中后两者约占TG的3%），亦被计算在TG中，实际上测定的是总甘油酯。⑥线性范围：至少可达11.3mmol/L。⑦精密度：批内CV≤3.0%；批间CV≤5.0%。⑧准确度：本法结果和Van Handel法有较好的相关性，$r>0.999$。⑨干扰：本法显色反应中存在干扰，干扰因素与胆固醇测定类同。胆红素>100μmol/L或抗坏血酸>170μmol/L时出现负干扰。血红蛋白的干扰是复杂的。它本身的红色会引起正干扰。溶血后，红细胞中的磷酸酶可水解磷酸甘油产生负干扰。当Hb<1g/L时反映为负干扰；Hb>1g/L时反映出正干扰，但Hb<2g/L时干扰不显著，明显溶血标本不宜作为TG测定。5种常用抗凝剂在规定的抗凝浓度内不影响结果。34种常用药物在治疗浓度时不影响测定结果。脂血标本（TG浓度在本法线性范围内时）无明显干扰。

3.2.2.4 血清FG对TG测定结果的影响

我国正常人血清游离甘油（FG）水平平均约为0.08 mmol/L（0.02~0.33 mmol/L），占总TG的7.19%（0.81%~21.64%）。本法比较适合各级医院的实验室开展TG测定，测定结果也基本上能反映体内的TG水平，但有些异常或病理情况下如应激、剧烈运动、服用含甘油的药物如硝酸甘油、静脉输入含甘油的营养液、肝素治疗以及某些严重的糖尿病、肝病与肾病，取血器材或试管塞上带有甘油等时，可见血清FG显著升高，并给临床决策带来误导。因此，实验室报告TG测定结果时应注明是“未去FG的值”，这将有助于临床医师对结果的正确理解。必要时，或是临床医师要求时，可采用测定“真”TG的方法减少其影响：一种是同时测定总甘油和FG，两个结果的差值反映了真TG浓度（外空白法），另一种是用上文所述的两步酶法直接测定TG（内空白法）。

3.2.2.5 对于FG空白的设置建议采取如下措施

①临床实验室应备有可以做FG空白的检测系统，在任何情况下都可以做FG空白；

②TG 报告单中应标明是否为 FG 空白结果，实验室应告知临床医师 FG 空白的意义；③临床及基础研究、参加 CDC 脂质标准化计划的实验室都要做 FG 空白；④住院病人中内源性甘油过高群体的标本都应做 FG 空白；⑤体检及门诊患者可以不做 FG 空白，但糖尿病或其他特殊门诊例外；⑥FG>2.3 mmol/L 者最好做 FG 空白；⑦对某些可疑情况，如 TG 高而血清不浑浊应排除高 FG 的可能。此外，一些物质如抗氧化物质（维生素 C 等）、黄疸、溶血、脂血等对酶法测定 TG 有干扰，应采用设置血清空白予以清除。

3.2.3　三酰甘油检测的临床应用

TG 水平受遗传和环境因素的双重影响。测定血清 TG 水平主要用于了解机体内 TG 代谢状况、高三酰甘油血症诊断和评价冠心病危险、代谢综合征的诊断及应用 Friedewald 公式计算 LDL-C 水平四个方面的目的。

TG 升高可见于家族性高 TG 血症、家族性混合性高脂血症、冠心病、动脉粥样硬化、糖尿病、肾病综合征、甲状腺功能减退、胆道梗阻、糖原累积征、妊娠、口服避孕药、酗酒、急性胰腺炎。人群调查资料表明，血清 TG 水平轻至中度升高者患冠心病的危险性增加。当 TG 重度升高，在大于等于 5.64mmol/L 时，急性胰腺炎的发病率可高 3 倍。

在单因素分析中，TG 水平上升与冠心病危险呈正相关。TG 升高常伴随高密度脂蛋白胆固醇（HDL-C）降低，经多因素分析修正 HDL-C 等其他危险因素后，TG 与冠心病危险的相关性在许多情况下会减弱或消失。但近些年许多流行病学和前瞻性研究分析显示，高 TG 也是冠心病的独立危险因素，一些富含三酰甘油的脂蛋白（TRLs）是致 AS 因素，TG 和 HDL-C 一样，成为冠心病防治的目标之一。虽然继发性或遗传性因素可升高 TG 水平，但临床中大部分血清 TG 升高见于代谢综合征。鉴于 TG 和冠心病之间的关系，有必要对 TG 水平高低做出分类，为临床诊断治疗提供依据。

TG 降低可见于慢性阻塞性肺疾患、脑梗死、甲状腺功能亢进、甲状旁腺功能亢进、营养不良、吸收不良综合征、先天性 α 及 β 脂蛋白血症等，还可见于过度饥饿、运动等。

3.2.4　三酰甘油检测的参考范围

成人的 TG 范围在 0.45 ~ 1.70 mmol/L（40 ~ 150mg/dL）。由于种族、饮食等的差异，各国的分类水平也不尽相同。如荷兰认为理想的 TG 浓度为<1.1 mmol/L，在1.1 ~ 4.0 mmol/L 范围内冠心病发生的危险增加，TG 的浓度>4.0 mmol/L 危险下降，极度升高则患胰腺炎危险高度增加。土耳其的研究表明，TG 中等程度升高（即 1.6 ~ 2.5 mmol/L）时冠心病危险增加。

我国新近修订的《中国成人血脂异常防治指南》中 TG<1.70 mmol/L（150mg/dL）

为合适水平；1.70～2.25 mmol/L（150～199mg/dL）为边缘性升高；≥2.26 mmol/L（200mg/dL）为升高。

美国国家胆固醇教育计划（NCEP）成人治疗专家组第三次报告（ATPⅢ）强调TG水平在高脂血症防治中的重要性，将血清TG的浓度分为4个水平：≥5.64 mmol/L（500mg/dL）为极高；2.26～5.63 mmol/L（200～499mg/dL）为升高；1.70～2.25 mmol/L（150～199mg/dL）为边缘性升高；<1.70 mmol/L（150mg/dL）为合适。

3.3 高密度脂蛋白胆固醇

高密度脂蛋白（high density lipoprotein，HDL）是体积最小的脂蛋白，和其他脂蛋白相比，HDL含蛋白量最大，其主要的载脂蛋白为ApoAⅠ、AⅡ及少量的ApoC、ApoE；磷脂是其主要的脂质。由于HDL所含成分较多，临床上目前尚无方法全面地检测HDL的量和功能。因为HDL中胆固醇含量比较稳定，故目前多通过检测其所含胆固醇的量（HDL-C），间接了解血浆中HDL的多少，作为HDL定量依据。

3.3.1 高密度脂蛋白胆固醇的实验室检测

目前建议用双试剂的直接匀相测定法作为临床实验室测定血清HDL-C的常规方法。可供选择的方法主要有：清除法包括反应促进剂-过氧化物酶清除法（SPD法）和过氧化氢酶清除法（CAT法）、PEG修饰酶法（PEGME法）、选择性抑制法（PPD法），免疫分离法（IS法）包括PEG/抗体包裹法（IRC法）和抗体免疫分离法（AB法）。前3类方法为目前国内临床实验室最常用。

3.3.1.1 SPD法

其主要原理是利用脂蛋白与表面活性剂的亲和性差异进行HDL-C测定。加入试剂Ⅰ，在反应促进剂的作用下，血清中CM，VLDL及LDL形成可溶性复合物，它们表层的FC在胆固醇氧化酶（CHOD）的催化下发生反应生成H_2O_2，在过氧化物酶（POD）的作用下，H_2O_2被清除。加入试剂Ⅱ，在一种特殊的选择性表面活性剂作用下，只有HDL颗粒成为可溶，所释放的胆固醇与胆固醇脂酶（CHER）和CHOD反应，生成H_2O_2，并作用于4-AAP色原体产生颜色反应。主要反应原理如下：

CM，VLDL，LDL + 反应促进剂 → CM，VLDL，LDL的可溶性复合物

CM，VLDL，LDL的可溶性复合物表层FC + CHOD →H_2O_2

H_2O_2+ POD →H_2O + O_2

HDL + 选择性表面活性剂 + CHER + CHOD → Δ^4-胆甾烯酮 + H_2O_2

H_2O_2+ 4-AA + DSBmT + POD → 显色

DSBmT：N，N–双（4–磺丁基）–间甲苯胺二钠盐

3.3.1.2　PEG 修饰酶法（PEGME 法）

主要反应原理如下：

CM，VLDL，LDL + α–环糊精硫酸盐 + DS + $MgCl_2$→可溶性复合物

HDL-C + PEG-CHER + PEG-CHOD → Δ^4–胆甾烯酮 + H_2O_2

H_2O_2 + 4–AAP + HSDA + POD → 显色

HSDA：N–（2–羟–3–磺丙基）–3，5–二甲氧基苯胺

3.3.1.3　过氧化氢酶清除法（CAT 法）

主要反应原理如下：

CM，VLDL，LDL + 选择性试剂 + CHER + CHOD → Δ^4–胆甾烯酮 + H_2O_2

H_2O_2 + 过氧化氢酶 →H_2O + O_2

HDL + 叠氢钠 + 选择性表面活性剂 + CHER + CHOD → Δ^4–胆甾烯酮 + H_2O_2

H_2O_2 + 4–AAP + 酚衍生物 + POD → 显色

3.3.1.4　PEG/抗体包裹法（IRC 法）

主要反应原理如下：

CM，VLDL，LDL + 抗 ApoB、ApoCⅢ抗体 + PEG4000 →不溶性复合物

HDL + CHER + CHOD → Δ^4–胆甾烯酮 + H_2O_2

H_2O_2 + 4–AAP + POD → 显色

3.3.1.5　抗体免疫分离法（AB 法）

主要反应原理如下：

CM，VLDL，LDL + 抗人 β 脂蛋白抗体 → 不溶性复合物

HDL + CHER + CHOD → Δ^4–胆甾烯酮 + H_2O_2

H_2O_2 + 4–AAP +酚衍生物+ POD → 显色

3.3.1.6　选择性抑制法（PPD 法）

亦称选择性遮蔽法，前些年在国内应用较多，主要反应原理如下：

CM，VLDL，LDL + 多聚阴离子 + 反应抑制剂 →CM，VLDL，LDL 表面被遮蔽

HDL + CHER + CHOD + 反应促进剂 → Δ^4–胆甾烯酮 + H_2O_2

H_2O_2 + 4–AAP + POD → 显色

3.3.2　高密度脂蛋白胆固醇检测的影响因素

3.3.2.1　操作

应按照仪器和试剂盒说明书采用双试剂、双波长测定，根据反应进程曲线确定读

数时间。样品与反应总体积之比为 1∶100～1∶150。根据试剂盒要求采取 1 点或 2 点定标。

3.3.2.2 试剂盒

①试剂盒配套用校准品应准确定值，采用 CDC 参考方法进行准确性溯源，可溯源到国际参考物质，②未开封的试剂盒在 2～8℃至少稳定 6 个月，开封后至少可保存 1 个月；③质控血清应至少包括有参考范围内水平和病理异常水平的两个值。

3.3.2.3 技术指标

①准确度与精密度：NCEP1998 年对 HDL-C 测定的分析目标的新规定是：准确度要求偏差≤±5% 参考值；精密度要求当 HDL-C<1.09mmol/L（42mg/dL）时 SD≤0.044mmol/L（1.7mg/dL），HDL-C≥1.09mmol/L 时 CV≤4%；总误差≤13%；②特异性：高 LDL-C，高 VLDL-C 对测定结果基本无明显影响，回收率为 90%～110%；③线性：上限至少可达 3.12 mmol/L（120mg/dL）；④抗干扰能力：TG < 5.65 mmol/L（500mg/dL），胆红素 < 513μmol/L（30mg/dL），Hb < 5g/L 时，对测定结果基本无干扰；⑤方法学比较：采用 CRMLN DCM 法进行方法学比较，相关系数 r 在 0.95 以上。

3.3.2.4 影响因素

严重营养不良者，伴随血浆 TC 明显降低，HDL-C 也低下，肥胖者 HDL-C 也多偏低；吸烟可使 HDL-C 下降；糖尿病、肝炎和肝硬化等疾病状态可伴有低 HDL-C；高三酰甘油血症患者往往伴有低 HDL-C。HDL-C 降低还见于急性感染、糖尿病、慢性肾功能衰竭、肾病综合征等。而少至中量饮酒和体力活动活动会升高 HDL-C。HDL-C 含量过高（如超过 2.6mmol/L），也属于病理状态，常被定义为高 HDL-C 血症，可分为原发性和继发性两类：原发性高 HDL-C 血症的病因可能有胆固醇酯转运蛋白（CETP）缺损、肝脂酶（HL）活性降低或其他不明原因；继发性高 HDL-C 血症病因可能有运动失调、饮酒过量、慢性中毒性疾病、长时间的需氧代谢、原发性胆汁性肝硬化、治疗高脂血症的药物引起及其他不明原因。总之，CETP 及 HL 活性降低是引起高 HDL-C 血症的主要原因。

3.3.3 高密度脂蛋白胆固醇的临床应用

研究显示，HDL 能将外周组织如血管壁内胆固醇转运至肝脏进行分解代谢，表明 HDL 具有抗动脉粥样硬化作用。流行病学研究表明，HDL-C 与冠心病的发展呈负相关关系，血清 HDL-C 每增加 1mg/dL，则冠心病危险性降低 2%～3%。HDL-C>1.56mmol/L（60mg/dL）被认为是冠心病的保护性因素。即 HDL-C 值低的个体患冠心病的危险性增加，相反 HDL-C 水平高者，患冠心病的可能性小，所以 HDL-C 可用于评价患冠心病的危险性。近来，ATP Ⅲ 将 HDL-C<1.03mmol/L（40mg/dL）定为低

HDL-C，这一改变反映了低 HDL 重要性的新研究结果和低 HDL 与心脏病之间的联系。

3.3.4　高密度脂蛋白胆固醇检测的参考范围

成年男性为 1.16 ~ 1.42 mmol/L（45 ~ 55mg/dL），女性为 1.29 ~ 1.56 mmol/L（50 ~ 60mg/dL）。我国新近修订的《中国成人血脂异常防治指南》建议：

HDL-C < 1.04mmol/L（40mg/dL）为较低水平；≥1.04mmol/L（40mg/dL）为合适水平；≥1.56mmol/L（60mg/dL）为理想水平。

美国 NCEP ATPⅢ中强调 HDL-C < 1.04mmol/L（40mg/dL）为较低水平，低 HDL-C 是 CHD 的主要危险因素；≥1.30mmol/L（50mg/dL）为理想水平；≥1.56mmol/L（60mg/dL）具有预防 AS 发生的保护作用。

3.4　低密度脂蛋白胆固醇

低密度脂蛋白（low density lipoprotein，LDL）是富含胆固醇的脂蛋白，正常人空腹时血浆中胆固醇的 2/3 和 LDL 结合，其余的则由 VLDL 携带，也有极少部分在 IDL 和 Lp（a）上。LDL 所含的载脂蛋白主要为 ApoB100。血浆中 65% ~ 70% 的 LDL 是依赖 LDL 受体清除的。LDL-C 是 AS 的主要危险因素之一，LDL 属于致 AS 脂蛋白，血清 LDL-C 水平越高，AS 的危险性越大。与 HDL-C 测定类似，LDL-C 也是测定 LDL 中胆固醇量以表示 LDL 水平。

3.4.1　低密度脂蛋白胆固醇的实验室检测

目前建议用匀相测定法作为临床实验室测定血清 LDL-C 的常规方法。可供选择的方法主要有：表面活性剂清除法（SUR 法），过氧化氢酶清除法（CAT 法）、可溶性反应法（SOL 法）、保护性试剂法（PRO 法）和杯芳烃法（CAL 法）。前 3 类方法为国内临床实验室最常用。

3.4.1.1　表面活性剂清除法（SUR 法）

其反应原理为试剂 1 中的表面活性剂 1 能改变 LDL 以外的脂蛋白（HDL，CM 和 VLDL 等）结构并解离，所释放出来的微粒化胆固醇分子与胆固醇酶试剂反应，产生的 H_2O_2 在缺乏偶联剂时被消耗而不显色，此时 LDL 颗粒仍是完整的。加试剂 2（含表面活性剂 2 和偶联剂 DSBmT），它可使 LDL 颗粒解离释放胆固醇，参与 Trinder 反应而显色，因其他脂蛋白的胆固醇分子已除去，色泽深浅与 LDL-C 量呈比例。反应式如下：

HDL，CM，VLDL + 表面活性剂 1 →微粒化胆固醇 + CHER + CHOD → H_2O_2

H_2O_2 + 4-AAP + POD → 不显色

LDL +表面活性剂 2 →微粒化胆固醇 + CHER + CHOD →H_2O_2

H_2O_2+ 4-AAP + POD + DSBmT → 显色

3.4.1.2 过氧化氢酶清除法（CAT 法）

主要反应原理如下：

HDL，CM，VLDL + 表面活性剂 1 → 胆固醇 + CHER + CHOD →H_2O_2

H_2O_2+ 4-AAP/过氧化氢酶 → 不显色

LDL +表面活性剂 2 → 胆固醇 + CHER + CHOD →H_2O_2

H_2O_2+ 4-AAP + POD + HDAOS → 显色

3.4.1.3 杯芳烃法（CAL 法）

主要反应原理如下：

LDL + 杯芳烃 → 可溶性 LDL-杯芳烃复合物

Non-LDL + CHER（来源于金葡菌）+ CHOD + 肼 → Δ^4-胆甾烯酮腙

LDL-C + β-NAD + CHER + 胆固醇脱氢酶 → Δ^4-胆甾烯酮腙 +β-NADH

3.4.1.4 可溶性反应法（SOL 法）

主要反应原理如下：

标本 + 试剂 R 1

CM，VLDL + 糖类复合物 + Mg^{2+}→ 选择性抑制

加入试剂 R 2，启动反应

HDL，CM，VLDL + 表面活性剂 1 → 选择性的胶粒形成

LDL + H_2O +表面活性剂 2 + CHER → 胆固醇 + CHER + CHOD →H_2O_2（选择性的胶粒溶解）

$2H_2O_2$+ 4-AAP + POD + DSDA → 显色

3.4.1.5 保护性试剂法（PRO 法）

主要反应原理如下：

HDL-C，CM-C，VLDL-C + CHOD+ CHER → Δ^4-胆甾烯酮 +H_2O_2→H_2O

LDL + 两性表面活性剂（保护剂）→ LDL-保护剂试剂（不与胆固醇酶试剂反应）

LDL-保护剂试剂 + 非离子表面活性剂（去保护剂）→ LDL

LDL-C + CHER + CHOD → Δ^4-胆甾烯酮 +H_2O_2

H_2O_2+ 4-AAP + POD + HDAOS → 显色

3.4.2 低密度脂蛋白胆固醇检测的影响因素

3.4.2.1 操作

按照仪器和试剂盒说明书采用双试剂、双波长测定，根据反应进程曲线确定读数

时间。样品与反应总体积之比为 1∶100～1∶50。根据试剂盒要求采取 1 点或 2 点定标。

3.4.2.2　试剂盒

①试剂盒配套用校准品应准确定值，采用 CDC 参考方法进行准确性溯源；可溯源到国际参考物质（2 级参考材料为 CDC 冰冻血清）；②未开封的试剂盒在 2～8℃至少稳定 6 个月，开封后至少可保存 1 个月；③质控血清应至少包括有参考范围内水平和病理异常水平的两个值。

3.4.2.3　技术指标

①准确度与精密度：NCEP 对 LDL-C 测定的分析目标进行了规定，要求总误差≤12%；不精密度要求变异系数 CV≤4%，不准确度要求偏差≤4%（与 β-定量法测定参考值比较）；②方法学比较：与超速离心法结果一致（相关系数 r 在 0.95 以上）；③特异性：高 HDC-C，VLDL-C 对测定基本无明显影响，回收率为 90%-110%；④线性：上限至少为 12.93mmol/L（500mg/dL）；⑤抗干扰能力：TG＜5.65mmol/L（500mg/dL），胆红素＜513μmol/L（30mg/dL）、血红蛋白＜5g/L 时，对测定结果基本无干扰。

3.4.2.4　应用 Friedwald 公式计算

方法非常简便，在一般情况下比较精确，故为实用。但是 Friedwald 公式计算法存在下列缺点：①Friedwald 公式假设 VLDL-C 与 TG 之比固定不变。事实上对于高三酰甘油血症中，VLDL-C/TG 比例变化较大。②只有 TC，TG，HDC-C3 项测定都准确，而且符合标准化，才能计算得 LDL-C 的近似值。③当血浆 TG＞4.5mmol（＞400mg/dL）时，VLDL 中胆固醇与 TG 的比例已不是 1∶2.2（当以 mmol/L 为测量单位时）或 1∶5（当以 mg/dL 为测试单位时）。若继续采用 Friedwald 公式，计算所得的 LDL-C 会明显低于实际的 LDL-C 浓度。此时应该直接测定 LDL-C 浓度。此外，采用 Friedwald 公式计算法所得 LDL-C 值与直接测定的 LDL-C 结果有时可能存在差异，前者可能比后者高出 15%。

3.4.3　低密度脂蛋白胆固醇检测的临床应用

血清 LDL-C 水平随年龄增加而升高。高脂、高热量饮食、运动少和精神紧张等也可使 LDL-C 水平升高。一般情况下，LDL-C 与 TC 相平行，但 TC 水平也受 HDL-C 水平的影响，故最好采用 LDL-C 取代 TC 作为对冠心病及其他动脉粥样硬化性疾病的危险性评估。上述影响 TC 的因素均可同样影响 LDL-C 水平。随着 LDL-C 水平的增加，缺血性心血管病发病的相对危险及绝对危险呈上升趋势，是缺血性心血管病的主要危险因素，也是血脂异常防治的首要靶标。LDL-C 升高还可见于家族性高胆固醇血症、家族性 ApoB 缺陷症、混合性高脂血症、糖尿病、甲状腺功能低下、肾病综合征、梗阻性黄疸、慢性肾功能衰竭、库欣综合征、妊娠、多发性肌瘤、某些药物的使用等。LDL-C 降低可见于家族性无 β 或低 β-脂蛋白血症、营养不良、甲状腺功能亢进、消化吸收不良、肝硬化、慢性消耗性疾病、恶性肿瘤、ApoB 合成减少等。

3.4.4 低密度脂蛋白胆固醇检测的参考范围

成人为2.07～3.37mmol/L（80～130mg/dL）。

我国新近修订的《中国成人血脂异常防治指南》建议：LDL－C＜3.37mmol（130mg/dL）为合适范围；3.37～4.12mmol/L（130～159mg/L）为边缘升高；≥4.14mmol/L（160mg/dL）为升高。

美国 NCEP ATPⅢ报告将 LDL-C 分成 5 个水平用于血脂异常的防治：<2.59 mmol/L（100 mg/dL）为合适水平；2.59～3.34mmol/L（100～129mg/dL）为近乎合适水平；3.38～4.12 mmol/L（130～159mg/dL）为临界高水平；4.14～4.89mmol/L（160～189mg/dL）为高水平；≥4.92mmol/L（190mg/dL）为极高水平。

3.5 载脂蛋白 A Ⅰ 和 B

载脂蛋白 AⅠ（apdipoprotein AⅠ，Apo AⅠ）是 HDL 的主要载脂蛋白（占其蛋白质成分的65%～75%），其他脂蛋白中 Apo AⅠ极少。Apo AⅠ主要由肝和小肠合成，是组织液中浓度最高的载脂蛋白，在血浆中半衰期为45 天。正常情况下，每一个 LDL、IDL、VLDL 和 Lp（a）颗粒中均含有一分子 ApoB，其中 LDL 颗粒占绝大多数，大约90%的载脂蛋白 B（apdipoprotein B，ApoB）分布在 LDL 中。ApoB 有 ApoB48 和 ApoB100 两种，前者主要存于 CM 中，后者主要存在 LDL 中。除特殊说明外，临床常规测定的 ApoB 通常指的是 ApoB100。

3.5.1 载脂蛋白 A Ⅰ 和 B 的实验室检测

目前尚无公认的血清 Apo AⅠ和 ApoB 测定的参考方法。临床实验室早期多采用 RID 及火箭电泳测定血清中 Apo AⅠ/ApoB 的含量，以后相继出现 ELISA 及免疫浊度法（包括 INA 和 ITA）等测定方法。目前建议免疫浊度法作为临床实验室测定。Apo AⅠ、ApoB 的常规方法，首选 ITA 法，其次为 INA 法。测定原理是血清 Apo AⅠ/ApoB 与试剂中的特异性抗人 Apo AⅠ/ApoB 抗体相结合，形成不溶性免疫复合物，使反应液产生浑浊，在波长340nm 测出吸光度，代表浑浊程度，浊度高低反映血清标本中 Apo AⅠ/ApoB 的含量。

3.5.2　载脂蛋白 A Ⅰ和 B 检测的影响因素

3.5.2.1　校准物

冻干新鲜人血清或加保存剂-20℃保存，必须试验与冻干或冰冻前血清比较无基质效应。校准血清必须准确定值，应对照次级参考血清，以试剂盒所制备的试剂和符合要求的抗血清作靶值转移，使采用该试剂盒及其校准物时，其准确性可溯源于国际参考物质及次级参考血清。WHO-IFCC 已有国际参考物质，SP1-01 为冻干混合人血清，Apo A Ⅰ定值为（1.50±0.08）g/L；SP3-07 为液态混合人血清，ApoB 定值为（1.22±0.02）g/L

3.5.2.2　试剂

液体双试剂，液体试剂未开封的试剂盒在 2～8℃应至少稳定 6 个月，开封后应至少可保存 1 个月。可根据自动分析仪反应进程曲线确定读取终点时间，一般以 8～10min 为宜。采用多点定标（5～7 点），用 log-logit 转换［非线性 logit-log3P（4P）］或 $Y=A^3X+BX^2+CX+D$ 三次方程回归等方式进行曲线拟合制作剂量-响应曲线计算血清样本中 Apo A Ⅰ/ApoB 含量。质控血清应至少包括有参考范围内水平和病理异常水平的两个值。

3.5.2.3　技术目标

①不精密度与不准确度：均应分别不大于 3%，5%；②灵敏度：检测下限至少为 0.5g/L；③可检测上限：线性至少不低于 2.0g/L；④特异性：回收率应为 90%～110%，基本不受其他脂蛋白的干扰；⑤干扰因素：TG＜5.65mmol/L，胆红素＜513μmol/L，Hb＜5g/L 时，对测定结果基本无干扰。

3.5.3　载脂蛋白 A Ⅰ和 B 检测的临床应用

Apo A Ⅰ降低主要见于Ⅰ型、Ⅱa 型高脂血症、冠心病、脑血管病、感染、血液透析、慢性肾炎、吸烟、糖尿病、药物治疗、胆汁淤积阻塞、慢性肝炎、肝硬化等。Apo A Ⅰ降低是冠心病危险因素。家族性高 TG 血症患者 HDL-C 往往偏低，但 Apo A Ⅰ不一定低，不会增加冠心病危险；但家族性混合型高脂血症患者 Apo A Ⅰ与 HDL-C 却会轻度下降，冠心病危险性高。此外，Apo A Ⅰ缺乏症、家族性低 α-脂蛋白血症、鱼眼病等血清中 Apo A Ⅰ与 HDL-C 极低。Apo A Ⅰ升高主要见于妊娠、雌激素疗法、锻炼、饮酒。

ApoB 升高主要见于冠心病、Ⅱa 及Ⅱb 型高脂血症、脑血管病、糖尿病、妊娠、胆汁梗阻、脂肪肝、吸烟、血液透析、肾病综合征、慢性肾炎等。流行病学与临床研究已确认，ApoB 升高是冠心病危险因素。多数临床研究指出，ApoB 是各项血脂指标中较好的动脉粥样硬化标志物。冠心病、高 ApoB 血症的药物干预实验结果表明，降低 ApoB 可以减少冠心病发病及促进粥样斑块的消退。ApoB 降低主要见于Ⅰ型高脂血症、雌激素疗法、肝病、肝硬化、锻炼、药物疗法及感染等。

Apo AⅠ/B 比值随年龄增长而增长，比值与动脉粥样硬化有关，比值加大，心血管疾病危险性加大。Apo AⅠ/B 比值<1.0 时对评估冠心病的危险性较 TC、TG、HDL-C 和 LDL-C 更重要。

3.5.4 载脂蛋白 AⅠ和 B 检测的参考范围

成人 Apo AⅠ为 1.20～1.60g/L。Framingham 提出以 1.20g/L 为临界值，大致相当于男性的第 25 百分位点和女性的第 5 百分位点，低于这个值的病人比高于 1.60g/L 的病人有易患冠心病的倾向。成人 ApoB 为 0.80～1.20g/L。Framingham 提出以 1.20g/L 为临界值，大致相当于男性的第75 百分位点和女性的第80 百分位点，大于此值病人要比低于 1.00 g/L 的病人有易患冠心病的倾向。

ApoAⅠ/B 比值：1.0～2.0（计算法）。

3.6 脂蛋白（a）

脂蛋白（a）［Lp（a）］中特殊的抗原成分 Apo（a）具有高度多态性，Apo（a）多态性的来源可能与糖化的程度及其分子多肽键中所含的含 Kringle4-2（K4-2）拷贝数 3～40 个不等数目有关，后者是主要的原因。所形成的 Apo（a）多态表型按检测方法灵敏度可分为 11～34 种不等，分子量 250～800ku。血清 Lp（a）浓度主要由基因控制，不受性别、年龄、体重、适度体育锻炼和降胆固醇药物的影响。Apo（a）分子大小与血浆中 Lp（a）的浓度通常成反比，后者主要决定于 Apo（a）的生成率，高分子量表型的血清 Lp（a）水平低，反之则高。

3.6.1 Lp（a）的实验室检测

目前建议免疫浊度法作为临床实验室测定血清 Lp（a）的常规方法，试剂所用抗体应为多克隆抗体或混合数株识别 Apo（a）上不同抗原位点的单克隆抗体。测定原理是血清中 Lp（a）［或 Apo（a）］与试剂中特异性抗 Lp（a）多克隆抗体［或抗 Apo（a）单克隆抗体］相结合，形成不溶性免疫复合物，使反应液产生浑浊，浊度高低反映血清样本中 Lp（a）含量。首选 ITA 法，其次为 INA 法。这类方法的优点是快速简便、精密度高、易于自动化、适于大批量标本的同时检测。缺点是抗体用量大，对抗体要求高（应具有高特异性、高滴度和高亲和力），颗粒大小不同的 Lp（a）会产生不一致的光散射与光吸收，而且受标本中的基质的影响较明显。其中 INA 法分速率法和终点法两类，需要专门仪器与专用配套试剂，测定成本较高。ITA 法可用一般半自动、全自动生化分析仪，更易被常规分析所采用。由于大多数生化自动分析仪要求检测反应在 10min 内完成，所以对所用试剂要求较高，其必须有高活性的抗血清和合适的反应体系。粒子强化免疫测定法采用聚苯乙烯微粒交联抗 Apo（a）抗体，此种特异性乳胶颗粒与血清中 Lp（a）结合后聚集增大，通过检测透过光的变化，即可进行定量。此法灵敏度较普通 ITA 法大为提高，且可以减少 Apo（a）多态性对 Lp（a）测定值的影响。但乳胶的选择、乳胶与抗体的结合直接影响测定的精密度与试剂的稳定性。

3.6.2　Lp（a）检测的影响因素

3.6.2.1　校准物

富含 Lp（a）的新鲜人血清，冻干或加保存剂-20℃保存，必须试验与冻干或冰冻前血清比较无基质效应。校准血清必须准确定值，应对照次级参考血清，以试剂盒所制备的试剂和符合要求的抗血清作靶值转移，使采用该试剂盒及其校准物时，其准确性可溯源于国际参考物质及次级参考血清。

3.6.2.2　试剂

推荐用液体双试剂，液体试剂未开封是的试剂盒在 2 ~ 8℃应至少稳定 6 个月，开封后应至少可保存 1 个月。可根据自动分析仪反应进程曲线确定读取终点时间，一般以 8 ~ 10min 为宜。采用多点定标（5-7 点），用 log-logit 转换或 $Y = AX^3 + BX^2 + CX + D$ 三次方程回归等方式进行曲线拟合制作剂量-响应曲线计算血清 Lp（a）含量。质控血清应至少包括有参考范围内水平和病理异常水平的两个值。

3.6.2.3　技术目标

①不精密度与不准确度：应分别不大于 4%，10%；②灵敏度：检测下限至少为 5mg/L；③可检测上限：至少应达 800mg/L；④特异性：回收率应为 90% ~ 110%，基本不受其他脂蛋白的干扰；⑤干扰因素：TG<5.65mmol/L，胆红素<513μmol/L，Hb<5g/L 时，对测定结果基本无干扰。

3.6.3　Lp（a）检测的临床应用

血清 Lp（a）浓度主要与遗传有关，基本不受性别、年龄、体重、适度体育锻炼和降胆固醇药物的影响。Lp（a）升高见于急性时相反应如急性心肌梗死，外科手术，急性风湿性关节炎，妊娠等。在排除各种应激性升高的情况下，Lp（a）被认为是 AS 性心脑血管病及周围动脉硬化的一项独立的危险因素。高 Lp（a）伴 LDL-C 增加的冠心病患者心肌梗死发生危险性显著高于 LDL-C 正常者。冠状动脉搭桥手术或冠脉介入治疗后，高 Lp（a）易引起血管再狭窄。此外 Lp（a）增高还可见于终末期肾病、肾病综合征、I型糖尿病、糖尿病肾病、妊娠和服用生长激素等，此外接受血液透析、腹腔透析、肾移植等时 Lp（a）都有可能升高。

3.6.4 Lp（a）检测的参考范围

Lp（a）浓度的个体差异大，人群中呈偏态分布，低者为不能检测（定性为阴性，定量测定为零），高者为显著高值（可达 1g/L 以上）。对同一个个体而言，Lp（a）值极其恒定，新生儿血清 Lp（a）约为成人的 1/10，出生后 6 个月已达成人水平。

各种方法测定 Lp（a）所得参考范围大致相近，目前国内外所采用的判断标准基本相同。一般认为 300mg/L 为临界水平，大于 300mg/L 以上作为病理性增高。虽然世界卫生组织-国际联合会以 nmol/L 作为血清 Lp（a）的质量单位，但目前商品试剂盒仍以 Lp（a）mg/L 表示。

3.7 非高密度脂蛋白胆固醇

引起动脉粥样硬化性心血管病的主要脂类危险因素是 LDL，而 HDL 具有保护作用，HDL-C 降低也是危险因素之一。所谓非 HDL-C 就是指从 TC 中除去 HDL-C 的剩余部分，即所有血浆脂蛋白中除 HDL 以外脂蛋白及其残粒中胆固醇含量的总和。由于各类脂蛋白除 HDL 外，LDL、VLDL、IDL 及 Lp（a）颗粒中基本上都只含有一个分子 ApoB，故 ApoB 可以代表除 HDL 以外的脂蛋白总颗粒数，所以非 HDL-C 水平与 ApoB 水平的高低变化大致是相应的，即非 HDL-C 包括了结合于含脂蛋白颗粒的 ApoB 的所有胆固醇，包括 LDL-C 和有潜在致动脉粥样硬化的 TRL 中的胆固醇。

3.7.1 非高密度脂蛋白胆固醇的实验室检测

中华医学会检验分会血脂专家委员会制定的《关于临床血脂测定的建议》，推荐使用匀相测定法作为临床实验室测定低密度脂蛋白胆固醇（LDL-C）的常规方法，而对于心血管疾病，更多的是关注非 HDL-C。1972 年，Friedewald 等介绍了一个简单的计算公式，即 Friedewald 公式，计算非高密度脂蛋白胆固醇含量，非 HDL-C＝TC-HDL-C。通常情况下，由于血浆中 IDL 及 Lp（a）等脂蛋白中胆固醇含量较少，故非 HDL-C 主要包括 LDL-C 和 VLDL-C，其中 LDL-C 占 70% 以上。所以非 HDL-C 也可用两者之和计算，即非 HDL-C＝LDL-C+ VLDL-C。通过检测 TC 和 HDL-C 的含量，即可计算出非 HDL 含量。

3.7.2 非高密度脂蛋白胆固醇检测的影响因素

非 HDL-C 受 LDL-C 和 TG 的影响，所有影响 LDL-C 和 TG 的检测因素同时也影响非 HDL-C 的检测。

非 HDL-C 水平在不同年龄、性别和种族的人群中均有差异，且与肥胖的程度密切相关，尤其是腹型肥胖。

3.7.3　非高密度脂蛋白胆固醇临床应用

非 HDL-C 是心血管病危险度的一个有力的预测因素，可以预测动脉粥样硬化的进展，已有资料表明非 HDL-C 的预测意义与 LDL-C 相当，甚至可能优于 LDL-C。从理论上讲：①当 TG>4.52 mmol/L 时就不能用 Friedewald 公式计算 LDL-C 值，建议使用经过临床应用考核，性能较可靠的直接法代替 Friedewald 公式，如匀相测定法等，来检测非 HDL。②非 HDL-C 包含所有致动脉粥样硬化脂蛋白颗粒中的胆固醇，Lp（a）-C、VLDL-C 及 IDL-C 等，因此，它更能反映心血管病的危险因素情况。③非 HDL-C 在Ⅱa 型、Ⅱb 型及Ⅳ型高脂蛋白血症合并的冠心病中均具有诊断意义，而 LDL-C 仅在Ⅱa 型及Ⅱb 型合并的冠心病中有诊断意义。然而Ⅳ型 HLP 是 HLP 中最常见的诱发冠心病的一种危险因素。④非 HDL-C 与 ApoB 水平关系密切，似乎有相似的预测用途。非 HDL-C 比 LDL-C 和 ApoB 的检测方法简单，因此，对于危险分级可能更加实用，尤其是在中度高三酰甘油血症病人中。

3.7.4　非高密度脂蛋白胆固醇检测的参考范围

北京老年医学研究所生化室在 2001～2002 年调查过北京市职业人群的非 HDL-C 水平，共计检查 29391 人（男性 18104 人、女性 11287 人），年龄 15～90 岁，按每 5 岁分组统计，发现非 HDL-C 随年龄逐步上升是明显的，中、青年男性比女性高，但老年女性高于男性。青年各组均数在 2.6～3.4mmol/L；中年各组 3.6～3.9 mmol/L；老年各组 3.9～4.1 mmol/L，但女性超过 4.1mmol/L。不论男女在 75 岁以上组有所下降。值得注意的是各年龄组非 HDL-C 数据与 LDL-C 的差距。青年男子非 HDL-C 平均比 LDL-C 高 0.52 mmol/L，中年男子高 0.78 mmol/L，老年男子高 0.65 mmol/L。这种差距与各年龄组 TG 水平的高低是相对应的。本组人群女子 TG 比男子低，所以女子组这种差距也较小。关于非 HDL-C 的理想水平和冠心病危险水平界值的划分标准，还有待进一步研究。

主要参考文献

[1] 鄢盛恺，叶平．检验与临床诊断心脑血管病分册［M］. 北京：人民军医出版社，2008.

[2] 叶应妩，王毓三，申子瑜．全国临床检验操作规程（第 3 版）［M］. 南京：东南大学出版社，2006.

第 4 章 血清酶学传统心肌梗死标志物

1954 年首先报告测定天门冬酸氨酸转氨酶（AST）有助诊断 AMI，1952 年首先从牛心肌提纯乳酸脱氢酶（LDH），1955 年用于诊断急性心肌梗死。1963 年发现了肌酸激酶（CK）在急性心肌梗死时快速升高，1966 年发表了 CK-MB 在急性心肌梗死诊断中作用的报告，CK 和 LDH 的同工酶检测提高了诊断的特异性。血清 AST、LDH、CK 以及同工酶组成血清心肌酶谱，在 20 世纪六七十年代在诊断 AMI 中起过重要的作用。其中 CK-MB 长期以来一直被认为是诊断 AMI 的“金标准”。这些标志物均为生物酶类，主要进行酶活力检测，存在着早期诊断灵敏度不高、由于检测时间过长酶易于老化、易受同类非典型酶类的干扰、对 MMD（微小心肌损伤）检测不敏感等问题，除 CK-MB 进行质量检测外，这些血清酶的检测逐渐被临床淘汰。

1985 年出现应用单抗测定 CK-MB 质量（CK-MB mass）的方法，CK-MB mass 成为测定 CK-MB 的首选方法。现在，对 CK-MB 采用化学发光或电化学发光法进行检测，抗干扰性强，不受同类非典型酶类的影响，检测灵敏度和特异性高于酶活性检测，在临床上已广泛使用。

4.1 天门冬氨酸氨基转移酶

天门冬氨酸氨基转移酶（AST），又称谷草转氨酶（GOT），广泛分布于人体各组织中，肝脏、骨骼肌、肾脏、心肌内含量丰富，红细胞含的 AST 约为血清 10 倍，轻度溶血会使测定结果升高。AST 有两种同工酶：ASTs 和 ASTm，分别存在于可溶性的细胞质和线粒体。细胞轻度损伤时 ASTs 升高显著，而严重损伤时，则 ASTm 大量出现于血清中。正常血清所含 AST 的同工酶主要为 ASTs，但在病理状态下，如细胞坏死，则血清中以 ASTm 为主，血清 AST 活性升高，多来自心肌或肝脏损伤；肾脏或胰腺细胞损伤时，也可出现很高的 AST 活性。

4.1.1　天门冬氨酸氨基转移酶的实验室检测

酶联-紫外连续监测法：首先由 AST 催化天冬氨酸与 a-酮戊二酸反应生成草酰乙酸与谷氨酸，然后以苹果酸脱氢酶为指示酶催化草酰乙酸与 NADH 反应，使草酰乙酸生成苹果酸，而 NADH 氧化成 NAD^+，反应平衡点偏向草酰乙酸的消耗与 NAD^+ 产生，因此可在 340mm 连续监测法 NADH 被氧化的速度，根据单位时间内 NADH 的减少量及摩尔吸光系数计算 AST 活性。本法正常参考值为 8 ~ 35U/L，男性略高于女性，新生儿、婴儿可为成人的 2 ~ 3 倍。

比色法：AST 作用于天冬氨酸与 a-酮戊二酸产生草酰乙酸与谷氨酸，草酰乙酸在体系中自行脱羧或加入柠檬酸苯胺脱羧生成丙氨酸。在酶促反应达到规定时间后，加入 2，4-二硝基苯肼终止酶反应，在碱性条件下，由生成的红棕色 2，4-二硝基苯腙与标准丙酮酸生成的苯腙比色测定，即可计算 AST 的活性。本法正常参考值为 8 ~ 28 卡氏单位。

4.1.2　天门冬氨酸氨基转移酶检测的影响因素

4.1.2.1　血清中使之降低的影响因素

反复冻融：反复冻融会显著降低酶活性。

EDTA 抗凝：EDTA 抗凝剂会导致酶活性降低。

脂血：改良 Karmen 法在 340 ~ 380nm 利用光散射法测定，脂血会降低酶活性。

草酸盐/氟化物：4. 0mg/mL 或 5. 0mg/mL 的草酸钾/氟化钠在 Beckman Coulter Synchron 上会导致 7U/L 的误差，故该浓度草酸钾/氟化钠抗凝血不适用于该仪器。

标本稳定性：保存在室温的血清样本 7 天后降低 7% 以上，即使是凝胶封口真空管避光室温保存 7 天亦会显著降低酶的活性。-70℃ 保存 5 年，酶活性缓慢地从 26. 6U/L 降低到 21. 2U/L，降低缓慢。高活性的酶在-20℃ 保存较短时间时，比较稳定。

4.1.2.2　血清中使之升高的影响因素

溶血：红细胞中的酶活性是血清中 10 倍，故溶血会导致血清酶活性明显升高。溶血对结果的影响大致与标本中的血细胞溶血产物终浓度呈线性关系，与对天冬氨酸转移酶活性的过高估计一致，血红蛋白浓度小于 0. 6 g/L 时，所测的活性变化有临床应用。

采血管：含肝素和凝胶的塑料采血管采集当天无明显影响，但 4℃ 存放 1 天会由 18. 2U/L 高到 18. 8U/L，存放 7 天由 18. 1U/L 高到 20. 6U/L。

脂血：血管内脂质浓度达 500mg/dL，可引起 AST 活性增高 7U/L。

血液储存：24h 内全血的 AST 活性稳定，超过 24h 出现明显升高。

4.1.3 天门冬氨酸氨基转移酶检测的临床应用

AST主要用于心肌梗死的酶学诊断指标。AMI发病6~8h即升高，48~60h达到高峰，4~5天恢复正常。但由于AST在AMI时升高迟于CK，恢复早于LD，故诊断AMI价值不大。在急性肝炎时，AST虽亦显著升高，但升高程度不及ALT，而在慢性肝炎，特别是肝硬化时，AST升高程度超过ALT。胆道疾患时AST亦可升高。临床上血清ALT、AST表现为轻度增加（1~3U/L）的有膜腺炎、乙醇性脂肪肝、肝硬化、肉芽肿、肿瘤；中度增加（3~10U/L）的有传染性淋巴增多症、慢性活动性肝炎、肝外胆道梗阻、心肌梗死；重度增加（>20U/L）的有病毒性肝炎、中毒性肝炎等。肝硬化、慢性活动性肝炎和心肌梗死常有AST> ALT。

4.1.4 天门冬氨酸氨基转移酶的参考范围

卫生部在2012年12月发布了《中华人民共和国卫生行业标准》（WS/T404.1-2012）中，对AST参考区间进行了重新规定，具体数据见表4-1。

表4-1 中国成年人群天门冬氨酸氨基转移酶参考区间

项目	单位	分组	参考区间
血清天门冬氨酸氨基转移酶（AST）	U/L	男	15~40
		女	13~35
血清天门冬氨酸氨基转移酶（AST）[a]	U/L	男	15~45
		女	13~40

注：（AST）[a]试剂中含有5′-磷酸吡哆醛。

4.2 α-羟丁酸脱氢酶

含H亚基的LDH对作用物的特异性差，除乳酸外，尚可催化α-羟基丁酸脱氢，故临床上又称为α-羟基丁酸脱氢酶（α-HBDH）。实际上α-HBDH不是一种独特的酶，而是H型LDH作用于另一底物的反映，故测定α-HBDH（主要代表LD_1的活性）的活性对急性心肌梗死的诊断比测定血清LD总活性的特异性高。

4.2.1 α-羟丁酸脱氢酶的实验室检测

双试剂速率法：样本中的α-羟丁酸脱氢酶催化α-氧代丁酸生成α-羟丁酸，同时，还原型烟酰胺腺嘌呤二核苷酸被氧化为氧化型烟酰胺腺嘌呤二核苷酸，从而引起340nm处吸光度的下降，此种变化与样本中的α-羟丁酸脱氢酶活性成正比，监测吸光度下降速率，计算 HBD 活性。

4.2.2　α-羟丁酸脱氢酶检测的影响因素

（1）红细胞中 α-HBDH 含量最高，血清标本应不溶血。α-HBDH 在 2～8℃可稳定 7 天，血清必须尽快与血块分离。

（2）草酸盐、枸橼酸盐、氟化物抑制酶活性，应采用肝素或 EDTA 抗凝剂。

（3）在以下条件时，对实验结果无干扰：抗坏血酸 ≤30mg/dL，胆红素 ≤40mg/dL，甘油三酯≤200mg/dL。相反，则对试验有干扰。

（4）在肌营养不良、缺少叶酸及维生素 B_{12}时 α-HBDH 升高。

4.2.3　α-羟丁酸脱氢酶检测的临床应用

用 α-羟基丁酸作底物时，可测定 H 亚基的活性（主要为 LDH_1和 LDH_2之和），实际就是测定 LDH_1和 LDH_2活性之和，但因采用的底物不同，并不等于以乳酸为底物时 LDH_1和 LDH_2的活性。所以 α-HBDH 并不是一种独特的酶，而是 LDH 的 H 亚基作用于另一种底物的反映，以心、肾和红细胞的含量最高。此项目国外已较少使用。

一般认为，计算 α-HBDH /LDH 的比值可以帮助诊断肝病或心脏病，健康人 α-HBDH /LDH 的比值为 0.67，急性心肌梗死患者超过 0.8，肝病患者在 0.6 以下，α-HBDH 对确诊心肌梗死是有价值的。此外，活动性风湿性心肌炎、急性病毒性心肌炎、溶血性贫血，因 LD1 活性升高，α-HBDH 活性也升高。

4.2.4　α-羟丁酸脱氢酶检测的参考范围

健康成年人血清范围：72～182U/L（速率法），因各实验室测试条件有别，正常参考值常各自作出修订。

4.3　乳酸脱氢酶及同工酶

乳酸脱氢酶（LDH）是一种含锌的糖酵解酶，分子量为 135～140KD，由两种亚单位组成：H（表示 heart）和 M（表示 muscle）。它们按不同的形式排列组合形成含 4 个亚基的 5 种同工酶，即：LD1（H4）、LD2（H3M1）、LD3（H2M2）、LD4（HM3）、LD5（M4）。这些酶广泛存在于人体各组织中，以肝、心肌、肾、肌肉、红细胞含量较多。其同工酶可用电泳方法将其分离。LDH 同工酶的分布有明显的组织特异性，所以可以根据其组织特异性来协用诊断疾病。正常人血清中 LDH_2>LDH_1。如有心肌酶释放入血则 LDH_1>LDH_2，利用此指标可以观察诊断心肌疾病。

4.3.1 乳酸脱氢酶及其同工酶的实验室检测

4.3.1.1 乳酸脱氢酶测定方法[1]

目前根据 LDH 催化反应方向的不同，有两大类测 LDH 方法：一大类为以丙酮酸为底物（反应方向 P→L）的逆向反应（称 LD-P 法）；另一大类以乳酸为底物（反应方向 L→P）的顺向反应（称 LD-L 法）。顺、逆向反应均可应用比色法及连续监测法测定酶活性。我国多采用目前 IFCC 参考方法 LD-L 法，用连续监测法进行测定。

（1）比色法。LDH 催化乳酸脱氢生成丙酮酸的比色法原理是利用产物丙酮酸与 2，4-二硝基苯肼作用生成丙酮酸-二硝基苯腙，后者在酸性环境中呈草黄色，在碱性环境中呈红棕色，颜色深浅与丙酮酸浓度成正比，与标准浓度丙酮酸生成的苯腙进行比色，可计算出 LDH 活性。本法规定 100ml 血清在 37℃，15min 产生 1μmol 丙酮酸为一个单位。血清 LDH 的正常参考值为 190～310U/dL。

另一种比色法是利用 LDH 催化乳酸脱氢生成丙酮酸的同时，NAD^+ 被还原成 NADH，NADH 可经过吩嗪二甲酯硫酸盐（PMS）的递氢及递电子过程使四氯唑盐类化合物还原成紫红色的甲臜，与已知酶浓度的标准血清比较，可计算出样品中 LDH 活性。

反应式如下：NADH+氧化型 PMS→还原型 PMS+NAD^+

还原型 PMS+四氯唑盐类→氧化型 PMS+甲臜（紫红色）

（2）酶联-紫外连续监测法。利用顺向反应或者逆向反应，在 340mm 连续监测 NADH 的生产速度或消失速度，再根据 NADH 的吸光系数即可计算出 LDH 的活性单位。

顺向反应正常参考值为 33～88U/L，逆向反应的正常参考值为 218～458U/L。

4.3.1.2 乳酸脱氢酶同工酶的测定

LDH 广泛分布于人体各组织中，由于组织细胞中的酶活性远远高于血清，所以即使少量组织损伤，血清中酶活性也表现明显增加，因此，LDH 活性的测定无助于对特异疾病的诊断，更多的应用往往是 LDH 同工酶。LDH 同工酶测定常用电泳法、免疫沉淀法和免疫抑制法等。

1. 电泳法。

电泳法分为醋酸纤维薄膜电泳、圆盘电泳、琼脂糖电泳、聚丙烯酰胺凝胶电泳。人血清中含有五种 LDH 同工酶，它们是由 H（心肌型）和 M（骨骼肌型）两类亚基组成的不均一的五种四聚体。其中 H 型亚基中酸性氨基酸较多，电泳时负电荷多，因此电泳速度较快。按其在电泳中泳动的快慢，由正极向负极依次为 LDH_1、LDH_2、LDH_3、LDH_4、LDH_5。我们根据各区带泳动的快慢和指示剂泳动的距离，测得五种 LDH 同工酶的相对迁移率，心脏、脑、红细胞等富含 LDH_1 和 LDH_2，而肝脏及骨骼肌则含 LDH_4

和 LDH_5 最多。因此测定 LDH 同工酶有助于病变器官的定位。

2. 化学抑制法测定 LDH_1 和 LDH_2。

根据 1，6-己二醇具有专一抑制 LDH 分子中 M 亚基的特性，用加入一定浓度的己二醇的血清标本，在自动生化分析仪上直接测定 LDH_1 和 LDH_1+LDH_2 的活性。LDH_1 和 LDH_2 是 AMI 的重要诊断酶之一。

优点：化学抑制法测定较电泳法简单、快速。

缺点：虽然 1，6-己二醇具有专一抑制 LDH 分子中 M 亚基的特性，但抑制程度与抑制剂的浓度有关，抑制剂浓度太低只能抑制 LDH_4 和 LDH_5 的活性。所以在测定 LDH_1 时，应对抑制剂的浓度进行探讨，找出最适宜条件。

3. 免疫沉淀法。

利用酶的抗原性，通过抗原抗体反应直接测定酶的质量。

免疫沉淀法的优点是特异性高，操作简单，可用于自动化分析仪，精密度高，线性关系好，测定范围宽，是测定 LDH_1 的理想方法。

4.3.2　乳酸脱氢酶及其同工酶检测的影响因素

4.3.2.1　血清中使之升高的影响因素

EDTA：EDTA 不宜作为标本的抗凝剂使用，它对分析仪上的酶速率法有影响，使检测结果产生 116.0U/L 的偏倚。

溶血：由于血小板中也含大量 LD，血清中和血浆所测 LD 有一定差异，一般都选用血清为测定标本，采血后应迅速分离血清，因红细胞中 LD 含量比血清高 100 倍以上，不宜用溶血血清为测定标本。

标本稳定性：LD 尤其是 LD_4 和 LD_5 与其他酶不同，具有冷变性，在 4℃贮存活性下降快于室温 25℃，一般来说 25℃放 2～3 天 LD 活性变化不大，有条件者最好还是在采血后 24h 内测定，标本应贮存于室温。

其他：肺梗塞、恶性贫血、休克及肿瘤转移所致的胸腹水时，会引起乳酸脱氢酶的偏高。

4.3.2.2　血清中使之降低的影响因素

反复冻融：标本在-70℃到室温反复冻融 3 次，血乳酸脱氢酶活性发生轻微变化或显著下降。

受热：加热很大程度上抑制了与肝脏有关的乳酸脱氢酶同工酶活性。

4.3.2.3　生理变异

血清 LD 高低和性别关系不大，婴儿酶活性可达成年人两倍，儿童和少年活性比成年人高 10%～15%，血清 LD 同工酶目前常用电泳法测定，由于具体方法差异，各学者报告的结果出入较大，但在成年人存在着如下规律：$LD_2>LD_1>LD_3>LD_4>LD_5$，值得注意的是有学者报告，部分正常儿童血中 LD_1 可大于 LD_2。另外，内分泌失调、过于劳累、睡眠不好、心情不好等可使检测结果偏低。

4.3.3 乳酸脱氢酶及其同工酶检测的临床应用

4.3.3.1 酸脱氢酶

心肌梗死时 LDH 增高，心肌梗死发病后 8～10h 开始上升，2～3 天达高峰，持续 1～2 周恢复正常。若 LDH 增高后恢复迟缓，或在病程中再次升高者，提示梗死范围扩大，预后不良。

4.3.3.2 乳酸脱氢酶同工酶

一般成年人血中 LDH 同工酶存在如下规律：$LDH_2>LDH_1>LDH_3>LDH_4>LDH_5$。$LDH_1$ 和 LDH_2 在急性心肌梗死发作后 8～12h 出现在血中，48～72h 达峰值，LDH 的半衰期为 57～170h，7～12 天恢复正常，如果连续测定 LDH，对于就诊较迟 CK 已恢复正常的 AMI 病人有一定参考价值。临床还常选用 α-HBDH 作为急性心肌梗死诊断指标，此酶本质还是 LDH，反映了以羟丁酸为底物时的 LDH_1 和 LDH_2 的作用。由于机体多处组织存在 LDH，非梗死所致的快速心律失常、急性心包炎、心衰都可使 LDH 轻度升高，单纯用血清 LDH 活力升高诊断心肌损伤的特异性仅 53%。

临床上测定 LDH 同工酶有助于相应组织病变的诊断。心肌梗死和心肌炎时以 LDH_1 和 LDH_2 高为主，且绝大多数的 AMI 患者血中 LDH 同工酶都出现 $LDH_1/LDH_2>1$，即所谓反转比率（flipped LD ratio）现象，且持续的时间长。骨骼肌和肝细胞损伤时常出现 $LDH_5>LDH_4$；急性肝炎时 LDH_1 和 LDH_2 相对下降，LDH_5 升高；慢性肝炎时 LDH_5 升高，且 $LDH_1<LDH_3$；肝硬化时仅表现 LDH_2 下降和 LDH_5 升高；肝癌时 LDH_5 升高，但 $LDH_1>LDH_3$；当心梗并发充血性心力衰竭、心源性休克时，LDH_5 也可升高；肺、胰、脾、淋巴结坏死和炎症及各种恶性疾病时，LDH_2、LDH_3、LDH_4 升高；溶血性疾病、镰形细胞性贫血、地中海贫血、体外循环术后引起溶血、阵发性睡眠性血红蛋白尿时均有 LDH_1 和 LDH_2 升高，但仍为 $LDH_2>LDH_1$；恶性肿瘤如转移到肝脏往往伴有 LDH_4、LDH_5 高。

临床检测急性心肌梗死时 LDH 和 LDH 同工酶的应用原则：①限制 LDH 应用，不作为常规检查项目，对病人作个案处理，主要用于排除急性心肌梗死诊断；②在胸痛发作 24h 后测定 LDH 同工酶，作为 CK-MB 补充；③LDH 出现较迟，如果 CK-MB 或 cTn 已有阳性结果，AMI 诊断明确，就没有必要再检测 LDH 和 LDH 同工酶。

4.3.4 乳酸脱氢酶及其同工酶检测的参考范围

血清乳酸脱氢酶正常范围是 100～300U/L。

五种电泳法 LDH 同工酶参考值如下：

琼脂糖电泳法：

LDH_1（28.40±5.30）%

LDH_2（41.00±5.00）%

LDH_3（19.00±4.00）%

LDH_4（6.60±3.50）%

LDH_5（4.60±3.00）%

醋酸纤维素薄膜法：

LDH_1（25.32±2.62）%

LDH_2（34.36±1.57）%

LDH_3（21.86±1.38）%

LDH_4（11.30±1.84）%

LDH_5（7.97±1.59）%

聚丙烯酰胺法：

LDH_1（26.90±0.40）%

LDH_2（36.00±0.50）%

LDH_3（21.90±0.40）%

LDH_4（11.10±0.40）%

LDH_5（4.10±0.30）%

总之，健康成人血清 LDH 同工酶有如下的规律：$LDH_2>LDH_1>LDH_3>LDH_4>LDH_5$。

4.4　肌酸激酶及同工酶

肌酸激酶（CK）是心肌中重要的能量调节酶，在 ATP 提供的能量下，CK 催化肌酸和 ATP 或磷酸肌酸和 ADP 之间的磷酸转移的可逆性反应，所产生的磷酸肌酸含高能磷酸键，是肌肉收缩时能量的直接来源。CK 广泛分布于全身，在骨髓肌含量最高，其次是心肌和脑。CK 是由 M 和 B 两类亚基组成的二聚体，形成 CK-BB（CK_1），CK-MB（CK_2）和 CK-MM（CK_3）三种同工酶。在细胞线粒体内还存在另一 CK 同工酶，即所谓线粒体 CK（CKmt），也称 CK_4。存在于细胞质内的三种 CK 同工酶的亚基在体内外可相互转化。CK 同工酶是一种器官特异性酶。CK-BB 存在于脑组织中，故称脑型同工酶。CK-MM 和 CK-MB 存在各种肌肉组织中，不同肌肉同工酶的比例不同，骨髓肌中 98%～99% 是 CK-MM，1%～2% 是 CK-MB；心肌内 80% 左右也是 CK-MM，但CK-MB 占心肌总 CK 的 15%～25%。

4.4.1 肌酸激酶及其同工酶的实验室检测[2]

4.4.1.1 肌酸激酶

CK 的测定方法有比色法、紫外分光光度法和荧光法等。由于以磷酸肌酸为底物的逆向反应速度快，约为正向反应速度的 6 倍，所以采用逆向反应进行测定较为普及。如肌酸显色法和酶偶联法，其中以后者最常用，有两种工具酶及指示酶参与反应。国内外测定 CK 的参考方法为酶偶联法。其反应原理如下：

磷酸肌酸+ ADP → 肌酸 + ATP → ATP + 葡萄糖→ 6-磷酸葡萄糖 + ADP

6-磷酸葡萄糖 + $NADP^+$→ 6-磷酸葡萄糖酸盐 + NADPH + H^+

可在 340nm 波长下测定 NADPH 生成速率而计算 CK 活性浓度。

4.4.1.2 肌酸激酶同工酶

检测 CK-MB 的方法很多，早期应用的是离子交换色谱和电泳法，操作复杂，耗时较多，以后亦以免疫抑制法为主，降低了检测限，提高了临床敏感性。临床常规测定 CK 同工酶多用电泳和免疫抑制法，但两法均会受溶血和巨 CK 的干扰，免疫抑制法还会受到 CK-BB 的干扰。因此现在推荐用免疫化学方法直接测定 CK-MB mass，可不受溶血和巨 CK 的干扰，用抗 CK-MB 的单抗测定 CK-MB 蛋白量，此法检测限为 1μg/L，诊断急性心肌梗死较酶法更敏感、更稳定、更快（10～40min），而且可以自动化。

近期又出现了检测 CK-MB 质量的化学发光法和时间分辨荧光免疫分析（TRFIA）等。化学发光和时间分辨荧光免疫分析（TRFIA）技术作为超微量免疫分析检测技术，已应用于临床，有灵敏度高、操作简便、标记物稳定、标准曲线范围宽、可重复测量、不受样品自然荧光的干扰及无放射性污染等优点。

超微量检测方法对灵敏度的要求较高，CK-MB TRFIA 的灵敏度达到 0.24μg/L，TRFIA 标准曲线稳定，对于同批次检测的试剂，可以设定参考曲线或使用两点定标进行测量。无论是批内还是批间精密度的 CV 全部达到要求，结果稳定。CK-MB TRFIA 法利用配对抗 CK-MB 单克隆抗体标记稀土离子并包被微孔板，采用双抗体夹心法测定 CK-MB 的浓度，加入干扰物（CK-MM 或 CK-BB）前后 CK-MB 的值未见明显变化，说明测定 CK-MB 不受 CK-MM 和 CK-BB 的干扰，具有特异性强的优点。TRFIA 法测定 CK-MB 的范围广（5～400μg/L），对急性心肌梗死的早期诊断具有重要价值。可在全自动时间分辨荧光免疫分析系统上进行检测，反应时间短，方法稳定，可用于急诊检测，适应临床的需要。

在用化学发光法检测 CK-MB 质量反应体系中，采用吖啶酯作为化学发光示踪物，利用抗 CK-MB 单克隆抗体标记吖啶酯，抗 CK-MB 单克隆抗体包被磁微粒，采用双抗体夹心磁微粒化学发光免疫测定 CK-MB 的浓度。它不受非典型 CK、巨 CK-1 和 CK-

BB 等多因素的影响，同时，它也不受酶老化的影响，其检测灵敏度和特异性也高于 CK-MB 活性检测，因此，对于缺血性心肌损伤患者的临床诊断，CK-MB 质量检测比 CK-MB 活性检测更为合适。

电化学发光技术已开始普及，分析原理为双抗体夹心法。①将微量标本、生物素标记抗 CK-MB 单克隆抗体和钌（Ru）标记的抗 CK-MB 单抗混匀，形成夹心复合物。②加入链霉亲和素包被的微粒，让上述形成的复合物通过生物素与链霉亲和素间的反应结合到微粒上。③将反应混合液吸到测量池中，微粒通过磁铁吸附到电极上，未结合的物质被清洗液洗去，电极加电压后产生化学发光，通过光电倍增管进行测定。仪器通过 2 点定标曲线以及试剂条码提供的母定标曲线计算出结果。整个过程由仪器自动完成。

4.4.2　肌酸激酶及其同工酶检测的影响因素

4.4.2.1　血清中使之升高的影响因素

溶血：溶血干扰的线性关系依赖于样本中红细胞溶解产物的含量。

胆红素：高于 250μmol/L 浓度的胆红素对 CK-MB 的活性产生阳性干扰。

标本的处理：虽然红细胞中不含 CK，但含有大量腺苷酸激酶（AK），目前常用的测 CK 的酶偶联法的反应体系中含有 ADP。AK 催化 ADP 生成 ATP 和 AMP。生成的 ATP 在指示酶 6-磷酸葡萄糖脱氢酶作用下，可使 NAD^+生成 NADH，340nm 处吸光度升高，引起 CK 人为地升高。为去除 AK 的干扰，不少试剂盒中加入 AK 的抑制剂二腺苷-5-磷酸（DAPP）和 AMP。但也有些试剂中未加入 DAPP，此时溶血标本将产生明显干扰。

4.4.2.2　血清中使之降低的影响因素

标本稳定性：血清的样本在室温下放置过久肌酸激酶活性会下降。除肝素外，其他常用抗凝剂都能抑制 CK 活性。如不能及时测定，可将血清放冰箱贮存，-20℃中可长期保存。

类风湿因子：含有大量类风湿因子的标本可能会引起检测结果假性降低。

4.4.2.3　生理变异

年龄、性别和种族对 CK 含量都有一定影响。新生儿 CK 常为正常成年人的 2～3 倍。可能与分娩时骨骼肌损伤和缺氧有关，过 6～10 周可逐步下降接近成年人值。

CK 含量和肌肉运动密切相关，其量和人体肌肉总量有关，男性参考值高于女性可能与这点有联系。国外调查，白种男性 CK 均值只为黑种人的 66%，可能与种族有关，但也不排除两个人种之间体力劳动的差别。

4.4.3 肌酸激酶及其同工酶的临床应用

4.4.3.1 肌酸激酶

血清 CK 测定被认为是诊断 AMI 较好的血清酶，对 AMI 诊断具有以下特点：

（1）早期诊断。约 78% 病人于心肌梗死发作后 4 ~6h 开始升高，100% 病人于 24h 左右达到峰值，2 ~3 天恢复正常。

（2）诊断效率高。阳性率 95%，接近于 ST 段异常，高于 Q 波异常。有些心电图不易诊断的心肌梗死 CK 多数升高。

（3）特异性强。骨骼肌和心肌 CK 含量高，脑有少量，其他组织含量较少，肝内未发现 CK。

（4）判断梗死部位、面积及预后。判断梗死部位、面积及预后 CK 总活力与心肌梗死的定位、面积及预后有关。酶活性极高者见于心前壁、前侧壁梗死，而后壁、后侧壁、前间壁梗死次之，心内膜下梗死者最低。心肌梗死面积与 CK 总活力成正比，梗死面积越大，酶活性越高。CK 短时间内升高者表示梗死范围无扩张；持续升高者表示梗死范围大；反复升高者表示梗死扩展。

（5）作为溶栓后再灌注的指标。当 AMI 进行静脉溶栓治疗时，溶栓再灌注后，心肌损伤释放的酶迅速入血，血清 CK 峰值提前，多在治疗开始后 9h 左右达到高峰；冠状动脉持续未通者，CK 峰值则在 22h 左右出现。在溶栓治疗后，CK 峰值提前出现。其预测冠状动脉再灌注的敏感性和特异性分别为 84% 和 95%。若结合抬高的 ST 段降低 50% 甚至以上，以及治疗后 90min 内出现再灌注心律失常，则敏感性为 100%，特异性为 90%，阳性及阴性预测值分别为 97% 和 100%。

急性病毒性或风湿性心肌炎时，CK 总活力轻、中度升高，可高达正常上限的 5 倍。治疗后随病情好转酶活性下降，至第 6 天降至正常。急性或慢性充血性心力衰竭、高血压性心脏病、心肌病等病人 CK 总活力正常，监测 CK 的变化，可鉴别是否已并发心肌梗死。

4.4.3.2 肌酸激酶同工酶

肌酸激酶同工酶和亚型是目前临床上测定次数最多的酶之一，主要用于心肌、骨骼肌和脑疾患的诊断和鉴别诊断及预后判断。1972 年 CK-MB 首次用于临床，CK、CK-MB 对于诊断 AMI 贡献卓著，是世界上应用最广泛的心肌损伤指标。既可以用于较早期诊断 AMI，也可以用于估计梗死范围大小或再梗死。CK-MB 主要存在心肌和骨骼肌中。AMI 时，CK-MB 在发生梗死后 4 ~6h 即可超过正常上限，24h 达峰值，48 ~72h 恢复正常。

诊断 AMI 有关实验表明，在症状发生后 12 ~48h 采样分析，CK-MB 质量的临床灵敏度和临床特异性分别为 96.8% 和 89.6%，这就使它在众多心肌标志物中脱颖而出，成为对 AMI 临床诊断起重要作用的一个指标。同时，结合 cTnT、MYO 等心肌特异标志物可提高临床诊断的准确性。

不稳定型心绞痛（UA）易发展为 AMI 或猝死，由于传统的酶学指标和心电图对一些亚急性心肌梗死及小灶性心肌梗死等微小心肌损伤的患者难以检出或无特征性改变，使临床医生很难对 UA 患者进行前瞻性观察并采取相应的措施。临床医生可根据血清 CK-MB 定量检测结果来判断 UA 患者的预后情况，方便选择最佳的治疗方案，以期达到最佳的治疗效果。

对于缺血性心肌损伤，特别是 AMI，为了能了解疾病病情的进程，可利用 CK-MB 质量升高的程度对该疾病进行危险分层，以方便临床医生利用该危险分层建立合理的治疗方案，减轻患者痛苦和经济负担。

在缺血性心脏疾病中，当被阻塞的冠脉再通时，心肌中的 CK-MB 被血流冲刷出来，引起血液中 CK-MB 质量升高，峰值时间提前。因此我们可通过 CK-MB 定量检测结果来判断溶栓治疗在短时间内再通与否，确定心肌再灌注以及观察治疗效果等。除此之外，CK-MB 质量还可以用于较早期诊断 AMI，也可以用于估计梗死范围大小或再梗死。

对于缺血性心肌损伤的实验室诊断，由于传统的酶学指标存在着诸多不足，使临床诊断的灵敏度、特异性不够理想，且所受的影响因素也较多，CK-MB 质量测定恰好弥补了这些缺陷。近年来已成为一个研究热点，遗憾的是试剂价格较贵，CK-MB 的定量检测在国内绝大多数实验室还做不到，影响了 CK-MB 质量的临床应用和研究。

CK-MM 亚型测定对早期 AMI 的检出更为敏感，一般以 $CK\text{-}MM_3/CK\text{-}MM_1 > 1.0$ 作为诊断 AMI 的标准，但必须排除急性骨骼肌损伤。AMI 发病 2～4h $CK\text{-}MM_3$/CK-MM1 即开始升高，8～12h 达峰值。$CK\text{-}MB_2$ 亚型在 AMI 早期诊断和判断有无再灌注上有很高的灵敏度和特异性。一般 $CK\text{-}MB_2 > 1.9U/L$ 或 $CK\text{-}MB_2/CK\text{-}MB_2 > 1.5U/L$ 可作为 AMI 的诊断标准之一。

4.4.4　肌酸激酶及其同工酶检测的参考范围

用连续监测法（37℃）测定 CK 的参考范围为成年男性参考上限为 180U/L（37℃），女性为 130U/L，CK-MB 的参考范围为 0～24 U/L。

临床上很少对 CK-BB 及 CK-MM 进行测定，正常血清中用电泳法查不到 CK-BB，其占总 CK 活性的百分比约为 CK-MM：>95%，CK-BB：<1%。如用免疫法测 CK 同工酶，依方法不同结果有异，可参考有关文献。

CK-MB 的电化学发光法试剂生产厂商 Roch 公司给出了其参考范围，见表 4-2。

表 4-2　CK-MB 参考范围（电化学发光法，单位：ng/mL）

	n	中位数	95%单侧上界值
女性	760	0. 97	<2. 88
男性	628	1. 35	<4. 94

主要参考文献

[1] 中华人民共和国卫生部医政司. 全国临床检验操作规程（第 3 版）[M]. 南京：东南大学出版社，2006.

[2] 周新，府伟灵. 临床生物化学与检验（第 4 版）[M]. 北京：人民卫生出版社，2007.

第5章 急性时相蛋白标志物

5.1 高敏C反应蛋白

CRP是由肝脏合成分泌，由206个氨基酸残基组成，相对分子质量为23000的一种位于γ球蛋白区带的蛋白，血液中常以相同亚基的五聚体形式存在。它是一种急性期蛋白，肝细胞、平滑肌细胞和巨噬细胞均可表达CRP，受IL-1、IL-6及肿瘤坏死因子的调节。它在健康人体内含量非常少，平均浓度大约5~10mg/L，在疾病急性反应期超过400mg/L。目前，CRP检测系统的敏感性已大大提高，可以检测出正常范围低水平CRP的微小变化，其检测的物质称为高敏CRP（high sensitivity CRP，Hs-CRP）。Hs-CRP主要用于诊断和预测心血管事件的发生、发展。

5.1.1 高敏C反应蛋白的实验室检测

5.1.1.1 CRP的常规检测方法

主要有胶乳凝集试验（定性）、单向免疫扩散法和免疫比浊分析法等。常规方法能测定的CRP范围是3~5mg/L。由于该方法敏感性低，不能满足临床和科研工作的需要，已严重制约了CRP在临床的广泛应用。

单扩法是一种经典的抗原抗体沉淀试验，沉淀环直径或面积的大小与抗原量相关。单扩法作为简易抗原定量的方法有特异性高，重复性好，操作简单，价格低廉，不需要特殊仪器检测等优点。因而，在一些中小型医院应用得较多。但此法最大的缺点是在抗原过量时，反应体系不出现沉淀，CRP浓度过高时，会出现较高的假阴性。因此，用单向免疫扩散法检测CRP未出现沉淀环时，必须稀释标本后复检，以避免漏诊。此外，由于该法的敏感性较差，制约了其临床上的广泛应用。

胶乳凝集法是临床较常用的血清学方法，属于间接的凝集试验。胶乳试剂用纯化的抗人 CRP 抗体致敏，能和病人血清中 CRP 发生特异性反应，数分钟内呈现清晰的凝集颗粒，出现凝集者为阳性，未出现凝集者为阴性。此方法操作简单、快速，敏感性、特异性较高。但易受补体、类风湿因子（RF）等因素的干扰，产生假阳性结果。因此，为了提高结果的准确性，检测时应对待测标本进行预处理，以去除干扰因素。

速率散射比浊法是以测定溶液对光的散射程度来判断样品中抗原的含量。一定波长的光沿水平轴照射，碰到小颗粒的免疫复合物可导致光散射，散射强度与抗原抗体免疫复合物的含量成正比。此法是一种抗原抗体结合反应的动态测定法，可快速、准确地测量样品中抗原的含量，并且可在多种自动化检测仪上测定结果。速率散射比浊法在临床上已作为 CRP 常规检测手段。

免疫透射比浊法是实验室常用检测 CRP 的方法，也是一种微量的免疫沉淀测定法。其与速率散射比浊法不同的是以测定透过溶液的光量来反映待测抗原的含量。当光线透过反应体系时，溶液中的抗原抗体免疫复合物可对光线加以吸收和反射，使透射光减少。免疫复合物越多，吸收的光线越多，透射光越少，这种变化可用吸光度表示。若抗体量固定，所测吸光度与免疫复合物的量成正比，也与待测抗原的量成正比。以一系列已知浓度的抗原标准品作对照，即可以测出受检物含量。可使用自动生化分析仪、采用多点定标方式进行检测。

5.1.1.2 Hs-CRP 胶乳增强免疫透射比浊法检测

胶乳增强免疫透射比浊法基本原理是首先将抗体吸附在一种胶乳颗粒上，当遇到相应的抗原时，抗原抗体结合而出现胶乳凝集。单个胶乳颗粒的大小在入射光波长之内，光线可透过。当两个以上胶乳颗粒凝集时，可阻碍光线透过，使透射光减少，其减少程度与胶乳凝集的程度成正比，亦与抗原量成正比。最近，又有厂商推出了双重乳胶颗粒增强的 Hs-CRP 检测技术，该技术是将基于鼠单克隆抗体（抗 CRP 抗体）结合乳胶与检体中 CRP 的抗原抗体反应（凝集反应）作为浊度而进行光学测定，从而可以求得检体的 CRP 浓度，其优势是实现全量程 CRP（0～320mg/L）的测定，即一次检测可同时出具 Hs-CRP 和 CRP 两个检测结果，增加了 CRP 的临床应用价值。此方法是测定高敏 C-反应蛋白（Hs-CRP）一种新型的高敏检测方法，具有快速、方便、准确等优点，适宜于在临床推广使用。但该方法仍然受抗原抗体反应的量的影响，存在方法标准化等问题。

5.1.1.3 ELISA 法检测 Hs-CRP

（1）检测原理。免疫标记技术用于 CRP 测定的免疫标记方法有放射免疫法、酶免疫法、金标免疫法等。由于放射免疫法存在放射性同位素半衰期短，放射性污染不易保存，稳定性差等缺点，使用中有诸多不便，尤其是酶免疫法的广泛应用，使该方法现在临床上已很少采用。目前，临床应用较多方法是以酶联免疫吸附试验（ELISA）为主的酶免疫标记技术。ELISA 法具有高度的敏感性（其检测的敏感度可以低到 0.15mg/L）、特异性，而且它的试剂比较稳定，无放射性污染。尤其是商品试剂盒和自动化酶标仪的应用，使其成为适用于各级检验部门的检测手段。同时，也是测定患者血清 Hs-CRP 常用的方法之一。该方法应用双抗体夹心法测定标本中人高敏 C 反应蛋白（Hs-CRP）水平。用纯化的抗高敏 C 反应蛋白（Hs-CRP）抗体包被微孔板，制成固相抗体，往包被单抗的微孔中依次加入人高敏 C 反应蛋白（Hs-CRP），再与 HRP 标记的 Hs-CRP 抗体结合，形成抗体-抗原-酶标抗体复合物，经过彻底洗涤后加底物 TMB 显色。TMB 在 HRP 酶的催化下转化成蓝色，并在酸的作用下转化成最终的黄色。颜色的深浅和样品中的高敏 C 反应蛋白（Hs-CRP）浓度呈正相关。用酶标仪在 450nm 波长下测定吸光度（OD 值），通过标准曲线计算样品中人高敏 C 反应蛋白（Hs-CRP）浓度。

（2）样本处理及要求。血清：室温血液自然凝固 10～20min，离心 20min 左右（2000～3000rpm）。仔细收集上清，保存过程中如出现沉淀，应再次离心。

血浆：应根据标本的要求选择 EDTA 或柠檬酸钠作为抗凝剂，混合 10～20min 后，离心 20min 左右（2000～3000rpm）。仔细收集上清，保存过程中如有沉淀形成，应该再次离心。

尿液：用无菌管收集，离心 20min 左右（2000～3000rpm）。仔细收集上清，保存过程中如有沉淀形成，应再次离心。胸腹水、脑脊液参照实行。

细胞培养上清：检测分泌性的成分时，用无菌管收集。离心 20min 左右（2000～3000rpm）。仔细收集上清。检测细胞内的成分时，用 PBS（pH7.2～7.4）稀释细胞悬液，细胞浓度达到 100 万/mL 左右。通过反复冻融，以使细胞破坏并放出细胞内成分。离心 20min 左右（2000～3000rpm）。仔细收集上清。保存过程中如有沉淀形成，应再次离心。

组织标本：切割标本后，称取重量。加入一定量的 PBS（pH7.4），用液氮迅速冷冻保存备用。标本融化后仍然保持 2～8℃的温度。加入一定量的 PBS（pH7.4），用手工或匀浆器将标本匀浆充分。离心 20min 左右（2000～3000rpm）。仔细收集上清。分装后一份待检测，其余冷冻备用。

标本采集后尽早进行实验，若不能马上进行试验，可将标本放于-20℃保存，但应避免反复冻融。不能检测含 NaN_3 的样品，因 NaN_3 抑制辣根过氧化物酶的（HRP）活性。

5.1.1.4　胶体金法（定性或半定量）

（1）检测原理。以两株高特异性、高敏感性抗人 Hs-CRP 单克隆抗体，其中一株固定于膜上测试区（T），另一株为金标记抗体，预先包被在聚酯膜上，应用抗原抗体反应及免疫层析技术可对人血中 Hs-CRP 进行定性，配用免疫定量分析仪可进行半定量。

（2）标本要求。应在无菌情况下采集静脉血。检测时，未经肝素抗凝的血样须析出血清，经肝素抗凝的血样，可选用血浆或全血。建议优先选用人血清或血浆进行检测，在患者病情紧急或特殊情况下，可使用全血样本进行快速检测，其他体液和样本可能得不到准确的结果。若血清或血浆样本收集后 7 天内检测，样本须放在 2～8℃保存；如果 7 天后检测则须将样本放置于-20℃环境，可保存 6 个月；全血样本建议在 3 天内检测，样本于 2～8℃保存，不得冻存。避免加热灭活样本，溶血样本应弃用。检测前样本必须恢复至室温。冷冻保存的样本需完全融化、复温、混合均匀后方可使用，切忌反复冻融。

5.1.1.5 化学发光和免疫荧光分析技术

目前，Hs-CRP 检测专用的化学发光酶免疫和免疫荧光分析仪器在临床上渐渐推广开来，这两类仪器均配有专用试剂，仪器小巧，自动化程度高，可进行床旁检测，可在检验科以外的临床科室实现 POCT 应用。

5.1.1.6 流式微球分析技术（CBA）[1]

鉴于流式细胞仪的不断普及，本书作者采用 Hs-CRP 鼠抗人单克隆抗体包被羧基化聚苯乙烯微球，并用正交试验对试验条件进行优化选择，建立了流式微球分析技术（CBA）检测人血清中超敏 C 反应蛋白（Hs-CRP）的方法，同时应用 CLSI 的有关规则进行方法学评价。结果表明自建的 Hs-CRP 流式微球检测技术性能指标满足公认的质量指标，可拓展流式细胞分析技术，值得临床推广使用。

5.1.2 高敏 C 反应蛋白检测的影响因素

5.1.2.1 使血清中 Hs-CRP 浓度升高的影响因素

血清分离管：标本采集后立即分离血清，用凝胶分离管标本的 Hs-CRP 浓度明显高于用无抗凝剂或 EDTA 管收集的标本的浓度。

急性感染：急性感染患者的 Hs-CRP 浓度升高；

衰老：随着年龄的增加，血清中 Hs-CRP 浓度会出现轻微的增加，但这可能与老龄化相关的高肥胖率有关；

吸烟：吸烟与 Hs-CRP 浓度增加有关。

5.1.2.2 使血清中 Hs-CRP 浓度降低的影响因素

EDTA 抗凝：EDTA 作为抗凝剂时，高敏 C 反应蛋白浓度降低，可能与抗凝红细胞的渗透性改变有关；

戒烟：吸烟者戒烟后以升高的高敏 C 反应蛋白浓度会降低；

膳食：心血管疾病危险性增加的个体，适当的饮食可降低血清中高敏 C 反应蛋白浓度；

运动：剧烈运动可降低高敏 C 反应蛋白浓度。经常性的体育锻炼与已升高的高敏 C 反应蛋白浓度明显降低有关；

减肥：明显的体重降低与 Hs-CRP 浓度降低有关。

5.1.2.3　Hs-CRP 检测建议

①应在无炎症或感染条件下（代谢稳定）进行测定，以减少个体差异；②Hs-CRP 结果一般以 mg/L 表示；③可使用新鲜、储存和冷冻的样品［血清或血浆（肝素抗凝）］；④试剂灵敏度要高（通常应≤0.3mg/L，如用于研究应低至 0.15mg/L），在可测定范围内有较高精密度（变异系数 CV 不应超过 10%）；⑤对检测系统进行定期多点校准，采用 4 参数 logit-log 等模式制备校准曲线；⑥试剂应采用符合世界卫生组织（WHO）的 CRP 标准品 85/506 或国际临床化学联合会（IFCC）/欧洲标准物质局（BCR）/美国病理家学会（CAP）用国际有证参考材料（CRM）470 标准；⑦建议用禁食与非禁食两种方法，间隔两个星期测定，可得这种标志物水平更加稳定的评估。如果证实 Hs-CRP>10mg/L，应查找明显感染或炎症的来源，两个星期后再测。

值得注意的是，不同 Hs-CRP 测定方法之间结果有一定差异，测定的标准化已日益受到重视。WHO 已有 CRP 免疫测定的国际参考标准，IFCC/ BCR/ CAP 已有次级标准——血浆蛋白 CRM 470（CRP 是其中 14 种项目之一，美国 Dade Behring 公司生产），这些都为国内外开展 Hs-CRP 测定的标准化工作提供了条件。

5.1.3　高敏 C 反应蛋白检测的临床应用

5.1.3.1　Hs-CRP 参与动脉粥样硬化的炎症病理损害进程

CRP 是肝脏在 IL-6 刺激下产生的一种急性时相反应蛋白，直接参与了动脉粥样硬化的炎症病理损害进程。CRP 膜攻击复合物共定位于早期动脉粥样硬化损害局部，引起 Mac-1［Mac-1 是位于白细胞表面参与机体防御作用及免疫反应的重要的黏附分子，它由 α（CD11b）和 β（CD18）两个亚基以非共价键的方式缔合成异二聚体］的活化和冠脉的再狭窄，在斑块不稳定和 UA 发病机制中起作用。CRP 可调节巨噬细胞对低密度脂蛋白（LDL）的摄取，刺激单核细胞释放促炎因子如 IL-1、IL-6 和 TNF-a，调节 Mac-1 对内皮细胞的诱导作用，促进内皮细胞表达黏附分子-1（CAM-1）。由于 Hs-CRP 检验方法可靠、自动化程度高、敏感准确，是一个很好的评估炎症反应的临床工具，美国 CDC 和美国医院协会（AHA）推荐 Hs-CRP 作为临床操作中最优炎症标志物。

5.1.3.2 Hs-CRP 可作为 ACS 的预后指标

Hs-CRP 测定在 ACS 的预后价值，首先在急性局部缺血和不稳定心绞痛的病人中提出的。其后的研究发现，无论在入院或出院时测定 Hs-CRP，对于 ACS 患者均有预测价值。有研究发现，UAP 患者入院时其 CRP 浓度较高，比 CRP 浓度低的患者心绞痛的复发、冠状动脉血管置换术、心肌梗死和心血管疾病致死等心血管事件发生率高。同时，又有研究发现，同一组 CRP 浓度水平较高的 UAP 患者出院后有较高的再住院及发生心肌梗死的危险。此外，Hs-CRP 有助于鉴别出心肌肌钙蛋白（cTn）阴性而死亡率增高的患者。

5.1.3.3 Hs-CRP 是未来发生冠脉事件的预测指标

前瞻性研究显示，Hs-CRP 是已知冠心病患者未来心血管病发病和死亡的预测指标。欧洲 ECTA 研究组的资料显示，稳定型心绞痛（stable angina pectoris，SAP）和 UAP 患者，Hs-CRP 浓度每升高一个标准差，非致命性心肌梗死或心性猝死的相对危险增加 45%（95% 可信限 CI 为 1.15 ~ 1.83）。许多研究证实 Hs-CRP 能预测首次心肌梗死和疾病的发作。

5.1.3.4 Hs-CRP 与其他生化指标对冠心病危险的预测价值

有研究显示，在众多生化指标中，Hs-CRP 对冠心病的预测价值明显高于的传统的冠心病危险因素如血脂、脂蛋白和载脂蛋白、同型半胱氨酸等。在多变量分析过程中，记录诸多冠心病危险因素如肥胖、高血压、糖尿病、冠心病家族史及各种生化指标，仅仅只有 Hs-CRP 和 TC/HDL-C 有单独的预测价值。在对绝经期后妇女的相同研究中，Hs-CRP 已显示能预测 LDL-C<1300mg/L 人群的危险性。另有研究发现 Hs-CRP 能鉴别那些血脂水平在合适范围的个体发生冠心病的危险性。

自美国公共卫生署（PHS）的研究数据显示，与 TC 和 Hs-CRP 在正常值 75% 以下的人相比，TC 单独增高的人危险性增加 2.3 倍，Hs-CRP 单独增高的人危险性增加 1.5 倍，而 TC 和 Hs-CRP 均增高的人群，发生冠心病的危险性增加 5 倍。因此认为 TC 和 Hs-CRP 两个危险因素的联合作用远远大于单个危险因素所产生的影响。此外，根据 Hs-CRP 和 TC/HDL-C 比率的组别进行分级时发现，Hs-CRP 和 TC/HDL-C 在最高组别的男性、女性与最低组别相比，冠心病发生的相对危险性均超过 8 倍。因此，有学者认为联合 Hs-CRP 与血脂的预测模型是目前进行冠心病危险评估的最佳模型。

鉴于高敏 C-反应蛋白（Hs-CRP）在冠状动脉粥样硬化及其并发症的发生发展过程中的重要作用，本书作者采用自建的流式微球分析技术检测人血清中 Hs-CRP 水平含量进行了临床诊断价值评价，结果表明血清中 Hs-CRP 水平对冠心病的诊断和分层有一定的应用价值，值得在临床上推广[2]。

5.1.3.5　Hs-CRP 与其他冠心病危险因素的关系

有研究发现，对于中年妇女来说，体重指数（BMI）可解释约 30% 的 Hs-CRP 变异。肥胖与 Hs-CRP 水平升高直接相关，绝经期后肥胖妇女，减重后 Hs-CRP 水平下降近一半。节食与减重降低心血管事件危险的机制可归于它们对炎症反应的削弱。血压增高可促进内皮表达细胞因子并激活炎症反应，而良好地控制血压可降低炎症反应对心血管系统的不良作用。CRP 在代谢综合征的几乎所有过程中都起着重要的作用，这是 CRP 与 LDL-C 明显不同的另一个显著特点。糖尿病患者 Hs-CRP 水平升高，提示机体炎症在糖尿病发病及胰岛素抵抗综合征中的作用。吸烟者 Hs-CRP、IL-6 水平增高，戒烟可以使这些指标水平下降。经研究证实，体育锻炼也可以降低炎症因子的浓度；生长激素替代疗法可降低包括 Hs-CRP 在内的一些炎性指标的水平；而生长激素缺乏的成人有较高的心血管病死亡率。此外，口服避孕药和绝经期后使用雌激素替代疗法（HRT）的女性 Hs-CRP 水平明显高于未治疗的女性和年龄配对的男性。从长期作用的方面讲，HRT 可能通过降低 LDL-C 起到防止心血管疾病发生的保护性作用，但从短时间内讲，雌激素也可能导致斑块的不稳定和破裂。这也可能是 HRT 效果的两面性的反映之一。

5.1.3.6　预防性治疗对 Hs-CRP 水平的影响

虽然没有特异性的治疗能降低 Hs-CRP 水平，但已有研究显示，在 Hs-CRP 水平增高的人群中，一些治疗性生活方式改变（如控制饮食、减重、戒烟、锻炼等）能降低 Hs-CRP 水平，也能有效地降低未来冠状动脉疾病的发生率。阿司匹林和普伐他汀、辛伐他汀可有效降低 Hs-CRP 浓度升高患者未来冠脉事件的发生率，同时这两类药物有抗炎特性。PHS 研究中，Hs-CRP 升高（>2.1mg/L）的健康男子，服用阿司匹林可使未来心梗危险降低 60%；而对于 Hs-CRP 无明显升高（<0.55mg/L）者，未来心梗危险只能降低 14%。胆固醇和复发性事件（CARE）及其他一些研究发现普伐他汀、辛伐他汀也有类似作用。此外，在冠心病的一级预防中，如将 Hs-CRP 与血脂结合，将优于单独用血脂进行他汀类药物疗效判断。值得注意的是，一级预防中有关 Hs-CRP 的资料不能确保其应用于心肌梗死患者的可靠性。因为急性缺血发作后 Hs-CRP 水平升高，很难确定患者的基线水平，从而有可能将患者错误分类。

为了使 Hs-CRP 更好地用于临床常规分析及心血管疾病的诊治，值得注意和需要解决的问题主要有：健康人群的临界值确定；测定结果的解释和危险性评估的有效性；目前潜在的治疗方式；检测系统的准确性与标准化。

Hs-CRP 随急性感染或创伤等而升高，避免在这些情况下测定 Hs-CRP 限制了其临床应用。Hs-CRP 测定方法简便，个体日间和生理变异较少，是心肌梗死一个较好的生化预测指标。由于 Hs-CRP 的检测费用远小于其他心血管疾病检查项目的费用，从寿命延长和费用/效果比值这两项指标来看，Hs-CRP 筛查是高度有效的。美国一些临床医师已将 Hs-CRP 检测作为每年健康体检的内容之一。因此，建议在一级预防中，将 Hs-CRP 与 HDL-C、LDL-C、TC 一起检测，特别是结合 LDL-C 或 TC/HDL-C 进行分析；在二级预防中，将 Hs-CRP 同 cTn 一起检测。特别适合急诊有胸痛症状、但 cTn 正常的患者，此时 CRP 升高预示着短期和长期的发病危险增加。反之提示，急诊患者如果 Hs-CRP 和 cTn 都正常，就不大可能患有潜在的冠状动脉性疾病。

5.1.4 高敏 C 反应蛋白检测的参考范围

人群中血清 Hs-CRP 水平分布，通常没有性别和种族差异。一般认为，我国健康人群 Hs-CRP 水平的中位数范围为 0.58 ~ 1.13mg/L。多数研究认为 Hs-CRP 在 3mg/L 以下，冠状动脉事件发生危险较低。美国 CDC 与 AHA 建议，可根据 Hs-CRP 水平对患者进行心血管病危险分类：<1mg/L 为相对低危险；1.0 ~ 3.0mg/L 为中度危险；>3.0mg/L为高度危险。

使用全量程（Hs-CRP+ CRP）试剂盒：Hs-CRP> 1.0mg/L，CRP>10.0mg/L。

5.2 ⅡA 分泌型磷脂酶 A_2

ⅡA 分泌型磷脂酶 A_2（secretory phospholipase A_2 of group ⅡA，$sPLA_2$-ⅡA）在 AS 的形成过程中通过影响细胞的脂质代谢，生成游离脂肪酸和溶血磷脂，介导炎性反应促进 AS 的发展。因此，$sPLA_2$-ⅡA 作为一个急性时相反应蛋白，是冠心病的一个重要危险因素和独立的风险预测因子。

5.2.1 ⅡA 分泌型磷脂酶 A_2的实验室检测方法

ⅡA 分泌型磷脂酶 A_2的检测原理为固相夹心 ELISA，将已知 $sPLA_2$-ⅡA 浓度的标准品、未知浓度的样品加入微孔酶标板内进行检测。先将 $sPLA_2$-ⅡA 和生物素标记的抗体同时温育。洗涤后，加入亲和素标记过的 HRP。再经过温育和洗涤，去除未结合的酶结合物，然后加入底物 A、B，和酶结合物同时作用；产生颜色，颜色的深浅和样品中 $sPLA_2$-ⅡA 的浓度呈比例关系。

5.2.2 ⅡA 分泌型磷脂酶 A_2检测的影响因素

与 TNF-a 密切相关，受 TNF-a 调控，TNF-a 通过自分泌或旁分泌的方式诱导其产生；急性呼吸窘迫综合征（acute respiratory distress syndrome，ARDS）患者体内其含量显著升高。

5.2.3　ⅡA 分泌型磷脂酶 A_2 检测的临床应用

在 AS 斑块形成的各个阶段都可以发现 $sPLA_2$－ⅡA，其主要存在于巨噬细胞富集的区域、AS 的非细胞脂类核心以及与胶原纤维相连的病变血管内膜的细胞外基质中。免疫组化显示，在炎症时血管平滑肌细胞有明显的 $sPLA_2$－ⅡA 蛋白表达，且血清中 $sPLA_2$－ⅡA 水平与 C 反应蛋白显著正相关，它可以与 C 反应蛋白和低密度脂蛋白一样，作为心血管疾病的炎性标志物。血清中 $sPLA_2$－ⅡA 水平升高是冠心病的独立危险因素。

$sPLA_2$－ⅡA 能诱导产生大量脂类介质，如非酯化脂肪酸、氧化型非酯化脂肪酸、溶血磷脂等，这些脂类介质会影响载脂蛋白 B100 聚集处的血管壁的功能和性质，触发多种炎症前期变化，从而导致 AS 斑块的形成。$sPLA_2$－ⅡA 能通过加强载脂蛋白 B100 与蛋白聚糖结合导致脂蛋白蓄积，且经过 $sPLA_2$－ⅡA 处理的脂蛋白易于被进一步氧化修饰和酶修饰，SPL A_2－ⅡA 还可以降低高密度脂蛋白中的对氧磷酶的活性，使高密度脂蛋白失去了保护低密度脂蛋白抗氧化的能力，这些情况表明：$sPLA_2$－ⅡA 参与 AS 的发生，主要是通过影响细胞的脂质代谢，水解动脉内膜中含有载脂蛋白 B100 的磷脂分子，生成游离脂肪酸和溶血磷脂，这些产物可以作为细胞内的第二信使或进一步成为炎性介质，诸如类二十烷酸和血小板刺激因子，从而具有促 AS 的作用[3]。

5.2.4　ⅡA 分泌型磷脂酶 A_2 检测的参考范围

由于 $sPLA_2$－ⅡA 的临床应用开始起步，故未形成统一的正常参考值。各实验室应根据自己的情况，建立自己的正常参考值，供临床使用。

5.3　其他急性时相蛋白

自 1930 年发现 C 反应蛋白以来，之后的 50 年里，发现许多其他蛋白包括抗糜蛋白酶、α_1-抗胰蛋白酶、纤维蛋白原、C3、C4 等在组织损害和炎症时浓度上升的因子，它们被统称为急性时相蛋白。虽然大多急性时相蛋白由肝细胞合成，有一些由其他细胞产生，如单核细胞、内皮细胞、成纤维细胞、脂肪纤维细胞[4,5]。

5.3.1　急性时相反应蛋白

急性时相蛋白（acute phase proteins，APPs）被定义为在炎症发生的最初 7 天内浓度可升高 25% 以上的那些蛋白。与心肌梗死有关的 APPs 包括 α－AT、AAG、HP、CER、Fg、TRF 等。急性心肌梗死后的 APR 变化常与时间进程与损伤程度相关，损伤早期 CRP、HP、Fg、AAG、α1－AT 很快上升，3 周左右恢复正常，PA、TRF 等 5 天内明显下降，3 周左右恢复。CER 中度增加，2 周达高峰。

5.3.2 α_1-抗胰蛋白酶（α_1-AT 或 AAT）

α_1-抗胰蛋白酶（alphal-antitrypsin，α_1-AT 或 AAT）［又称为 α_1 蛋白酶抑制剂（alphal-proteinaseinhibitor，α_1-P_i）］是一种分子量为 52000 的糖蛋白。此蛋白抑制丝氨酸蛋白酶，因此属于丝氨酸蛋白抑制剂家族。AAT 是第二类急性时相反应蛋白，可用于急性心肌梗死的辅助诊断，相信随着对其研究的不断深入，AAT 作为急性心肌梗死的诊断指标将应用于临床。

AAT 可经血清蛋白电泳、醋酸纤维电泳、放射免疫扩散法和电泳免疫分析等免疫分析技术进行检测，还可测血清胰蛋白酶抑制活性。AAT 是电泳中 α_1 球蛋所产生的条带的主要成分。

参考范围：0.9～2.0g/L（90～200mg/dL）。

5.3.3 α_1-酸性糖蛋白（α_1-AGP）

α_1-酸性糖蛋白（alphal-acid-glycoprotein，AAG、AGP）或者黏蛋白，是一种大小为 40000 的糖蛋白，主要在肝脏合成。

α_1-酸性糖蛋白的测定目前主要作为急性时相反应的指标，用于风湿病、恶性肿瘤及心肌梗死患者亦常的判断。α_1-AGP 水平与 CVI（慢性静脉机能不全）的发生呈正相关。AGP 并不具有心肌特异性，在其他疾病如肿瘤、类风湿关节炎等，其血清浓度均升高。同时 AGP 是否比 CRP 更敏感或可靠尚未明确。有关 AGP 在预测 CKD 患者 CVD 中的临床应用和价值还需要进一步的研究证实。

α_1-酸性糖蛋白常采用免疫散射比浊法检测。

参考范围：0.5～1.2g/L（50～120mg/dL）。

5.3.4 结合珠蛋白（HP）

结合珠蛋白（haptoglobin，HP）又称触珠蛋白，是一种分子量为 85000 的酸性糖蛋白，广泛存在于人类和多种哺乳动物 的血清及其他体液中。在 CAM 电泳及琼脂糖凝胶电泳中，结合珠蛋白位于 α_2 区带，分子中有两对肽链（α 链与 β 链）共同形成 $\alpha_2\beta_2$ 的四聚体。

结合珠蛋白的主要功能是在溶血期间结合血红蛋白，保护其免被肾过滤而损失铁离子。血红蛋白大约 10^{-15}mol/L 结合珠蛋白通过一个非共价结合，结合珠蛋白结合粒细胞、单核细胞、淋巴细胞从而发挥免疫调节作用。许多不同的疾病包括抑郁症肿瘤和心脏疾病都是和结合珠蛋表型相关。结合珠蛋白主要由肝脏合成，受到 IL-6 和 IL-1

的共同调节。在急性相时期它的浓度会在 48h 内增加 3 倍，完全可以作为心肌梗死的应急指标在临床加以应用。

结合珠蛋白采用免疫比浊法进行检测，选择特异性强的结合珠蛋白抗体，在反应体系中与患者血清中的结合珠蛋白结合，形成不溶性的免疫复合物，然后监测反应液的浊度变化，计算出血清结合珠蛋白的含量。这种方法的测试结果稳定可靠，准确性强，而且操作简单，在临床上非常实用。

参考范围：0. 3 ~ 2. 0g/L（30 ~ 200mg/dL）。

5. 3. 5　铜蓝蛋白（CER）

铜蓝蛋白（CER）是一种含铜的 α_2 糖蛋白，分子量约为 12 万 ~ 16 万，不易纯化。目前所知为一个单链多肽，每分子含 6 ~ 7 个铜原子，由于含铜而呈蓝色，含糖约 10%，末端唾液酸与多肽链连接，具有遗传上的基因多形性。CER 具有氧化酶的活性，对多酚及多胺类底物有催化其氧化的能力。

铜蓝蛋白作为一种急性期时相反应蛋白，在急性心肌梗死 CER 可有中度的增加，2 周达高峰，可用于心肌梗死的辅助诊断。

参考范围（免疫扩散法）：

新生儿：10 ~ 300mg/L（1 ~ 30mg/dL）。

6 个月 ~ 1 岁：150 ~ 500mg/L（15 ~ 50mg/dL）。

1 ~ 12 岁：300 ~ 650mg/L（30 ~ 650mg/dL）。

>12 岁：150 ~ 600mg/L（15 ~ 60mg/dL）。

尿液：6 ~ 40μg/24h。

5. 3. 6　转铁蛋白（transferrin，TRF，siderophilin）

转铁蛋白是血浆中主要的含铁蛋白质，负责运载由消化管吸收的铁和由红细胞降解释放的铁。以 TRF-Fe^{3+} 的复合物形式进入骨髓中，供成熟红细胞的生成。TRF 分子量约 7. 7 万，为单链糖蛋白，含糖量约 6%。

与其他急性期时相反应蛋白不同，TRF 在急性炎症、急性心肌梗死等症状发生时，其浓度在短期内可明显下降，3 周左右恢复正常，可对急性心肌梗死进行辅助诊断。

参考范围：

正常成人（ELISA 法、RIA 法）：2200 ~ 4000mg/L，新生儿：1300 ~ 2750mg/L。

临床评价时常同时测定血清铁含量及 TRF 的铁结合容量（TIBC），并可计算出的 TRF 铁饱和度（%）。TRF 亦可通过测定而间接估算，其计算方程式如下：TRF（mg/L）= TIBC（μg/L）×0. 70。

主要参考文献

［1］田禾，黄山，张程，等．流式微球检测超敏 C-反应蛋白的方法学的建立及性能评价［J］．检验医学与临床，2012，9（10）：1153-1154．

［2］许健，黄山，令狐颖，等．流式微球分析技术检测 Hs-CRP 对冠心病的临床诊断价值评价［J］．贵州医药，2011，35（12）：1077-1078．

［3］LiWH，Sun C，Xie Q，et al. Smi vastatin inhibits sPLA2 ⅡA expression in aorta andmyocardium［J］．ArchMed Res，2009，40（2）：62-67．

［4］Francesco dati，Erwin metzmann．潘柏申，译．蛋白质实验室检测项目临床应用指南［M］．上海：上海科学技术出版社，2008．

［5］周明术，温先勇，杭永伦．急性时相反应蛋白在冠心病病变中的变化探讨［J］．医学理论与实践，2005，18（7）：751-752．

第6章　炎症及 ACS 斑块形成标志物

在 AS 的发生、发展过程中，有大量的炎症介质表达，包括细胞因子、生长因子、炎性脂质等均出现于 AS 斑块中，参与 AS 这一慢性免疫炎症过程。冠状动脉内的不稳定斑块破裂进而形成血栓是引起急性冠状动脉综合征的主要原因。大量证据表明，炎性反应是引起斑块不稳定的主要因素，而单核–巨噬细胞的功能状况又在此过程中起着关键作用[1]。

6.1　白细胞介素 1

白细胞介素（interleukin，IL）是一组由淋巴细胞、单核吞噬细胞和其他非免疫细胞产生的介导白细胞与其他细胞间相互作用的细胞因子。其重要作用是调节细胞生长、分化、促进免疫应答和介导炎症反应，已经报道有 18 种。

白细胞介素–1（IL–1）是具有广泛生物学活性的多肽物质，主要由单核–巨噬细胞分泌，为细胞因子家族中的一员，不但在机体的免疫应答中起重要的调节作用，而且还广泛作用于机体的其他组织器官，参与细胞的激活、增殖和分化，它几乎可以影响机体的每一个系统及器官。其与 T 淋巴细胞等高亲和性受体结合后可促进 T 淋巴细胞的增殖。此外，IL–1 在心血管系统中也由内皮细胞（EC）、平滑肌细胞产生。IL–1 作用于 EC 后可引起组织因子样凝固活性增强，在细胞表面产生黏着因子，使单核细胞和淋巴细胞容易黏着。IL–1 也是平滑肌和 EC 的成长促进因子。

6.1.1　白细胞介素–1 的实验室检测

6.1.1.1　ELISA 法原理及操作

目前，IL–1 主要采用 ELISA 法进行检测。实验采用双抗体夹心 ELISA 法。先用标定稀释液配制标准 IL–1 浓度，在已用抗 IL–1 单抗包被的微孔板内加检测稀释液

100μL，再分别加入标准 IL－1、待检血清样品各 50μL，用塑料粘纸封住微孔板，200rpm 微振荡并室温孵育 2h，洗涤 3 次；加生物素 100μL，用塑料粘纸封住微孔板，200rpm 微振荡并室温孵育 1h，洗涤 3 次；加辣根过氧化酶（HRP）标记的多克隆抗 IL－1 抗体 100μL，再 200rpm 微振荡并室温孵育 1h，再洗涤 3 次；加 TMB 底物溶液 100μL，200rpm 微振荡，室温 10min，最后加终止液 100μL 终止反应，以波长 450nm/630nm 测定 A 值，求出标准曲线，计算出样品含量。

6.1.1.2 RIA 法测定原理（检测 IL－1β）

应用竞争机制原理，使标准或样品中的 IL－1β 和加入的^{125}I－ IL－1β 共同与一定量的特异性抗体产生竞争性免疫反应。^{125}I－IL－1β 与抗体的结合量与标准或样品中 IL－1β 的含量呈一定的函数关系。用免疫分离试剂（P. R.）将结合部分（B）与游离部分（F）分离后，测定结合部分的放射性强度，并计算相应结合率 B/B0。用已知标准 IL－1β 含量与对应结合率作图，即得标准抑制曲线。从标准曲线上查知对应结合率的待测样品中的含量。

6.1.1.3 血液标本的采集及保存

血清：全血标本请于室温放置 2h 或 4℃过夜后于 1000g 离心 20min，取上清即可检测，或将标本放于－20℃或－80℃保存，但应避免反复冻融。

血浆：可用 EDTA 或肝素作为抗凝剂，标本采集后 30min 内于 2～8℃ 1000 g 离心 15min，或将标本放于－20℃或－80℃保存，但应避免反复冻融。

标本溶血会影响最后检测结果，因此溶血标本不宜进行此项检测。

6.1.1.4 其他标本的采集及保存

细胞培养物上清或其他生物标本：1000g 离心 20min，取上清即可检测，或将标本放于－20℃或－80℃保存，但应避免反复冻融。

6.1.1.5 标本的稀释原则

首先通过文献检索的方式了解待测样本的大致含量，确定适当的稀释倍数。只有稀释至标准曲线的范围内，检测的结果才是准确的。稀释的过程中，应做好详细的记录。最后计算浓度时，稀释了“N”倍，标本的浓度应再乘以“N”。

6.1.2 白细胞介素－1 检测的影响因素

血清中使之降低的影响因素：放疗。肝癌晚期患者接受选择性内部放射治疗后，IL－1 浓度可呈大幅下降趋势。

血清中使之升高的影响因素：血液透析。慢性肾衰的患者，血液透析后其浓度轻微增高。

6.1.3　白细胞介素-1 的临床应用

6.1.3.1　IL-1 与高血压

高血压的细胞学本质是以 VSMC 的增生肥大、成纤维细胞增生、单核细胞浸润及基膜样物质显著增加为特征，它们向内膜下迁移，产生大量的胶质，使血管管腔变窄，管壁变厚，以致血管外周阻力增加。

IL-1 对 VSMC 有着多效和复杂的作用，一方面通过刺激 VSMC 合成血小板衍生因子（PDGF）-A，激活 VSMC 的 c-fos 基因，促进 VSMC 增殖。另一方面，IL-1 也可诱导 VSMC 释放前列腺素 E1（PGE1）、PGE2，上调 NOS 活性，抑制 VSMC 的增生。正常情况下，两者处于平衡状态。但在高血压病理状态下，VSMC 的 NO 合成能力异常低下，其平衡被破坏，使促生长效应占优势。而 IL-1 激活 PDGF，PDGF 对高血压时的 VSMC 的增殖起重要作用。IL-1 也可刺激血管内皮细胞（VEC）产生内皮素（ET1），ET1 是细胞增殖促进剂，并能收缩血管，升高血压，加重了血管壁的损伤和自身免疫应答，使高血压状态得以维持。IL-1 也可使Ⅰ、Ⅲ型胶原增多。说明 IL-1 对血管壁的作用与高血压血管壁的病理学改变有类似之处，从而说明 IL-1 是高血压病的相关因素之一，有可能参与了高血压病的发生和发展。

6.1.3.2　IL-1 与冠心病

冠心病的病理基础是 AS 和血栓形成，AS 的形成对损伤的血管内膜而言既是免疫反应过程又是炎症反应过程。目前发现，高胆固醇动脉脂质斑块分离的泡沫细胞中，含 IL-1β 和 IL-1βmRNA，考虑 IL-1 有促进 AS 形成作用，其机制可能为 VEC 损伤，单核-巨噬细胞向血管内膜下迁移，巨噬细胞分泌大量的 IL-1，IL-1 促进 VECsis 基因转录而产生 PDGF，使 VSMC 增生。这种增生是 AS 斑块的主要病理特征。IL-1 也诱导 ET1 的分泌，ET1 对 VSMC 有很强的收缩和促增殖作用。在培养的内皮细胞中加入 IL-1，可诱导黏附蛋白的表达，并改变其代谢而使其结构重组，从而有利于血凝和血栓形成，促进 AS 的形成，并促进脂质沉积。

在心肌梗死时，IL-1 水平增高。其早期升高，可能反映缺血或梗死诱导的炎症反应，随后升高可能反映心肌细胞坏死的愈合或对心衰的反应。在梗死后心肌重构过程中，IL-1 的表达被激活，血浆和局部产生的 IL 均增加，血中 IL-1 水平与心肌缺血和功能障碍有关，至少部分地反映心肌细胞和非心肌细胞增生改变，特别是调节心肌细胞增长、收缩蛋白合成、成纤维细胞增殖和胶原基因表达。说明 IL-1 可能是梗后重构过程中，梗死相关的炎症、心肌肥厚、心肌纤维化和功能不全的重要调节者。在梗后重构过程中，IL-1βmRNA 表达增加，与Ⅰ、Ⅲ型胶原表达有显著的相关。

6.1.3.3 IL-1 与充血性心力衰竭

心力衰竭（心衰）是与神经体液和炎症有关的复杂综合征。已有研究表明，前炎性因子 IL-1 与心功能降低和复杂的心衰综合征的发生有关。文献报道，充血性心衰的患者循环血中 IL-1 水平增高。有研究表明，IL-1β 可能参与了慢性负荷增加导致充血性心衰的发生和发展过程，IL-1β 能刺激其他细胞因子的释放，并增强 TNF-α 对靶器官的损伤，心功能Ⅲ-Ⅳ级患者血清 IL-1β 水平明显增高，且与 TNF-α 呈正相关关系，因此，认为 IL-1β 与 TNF-α 在充血性心衰发展过程中起协调作用，相互诱生，加重心肌细胞的损害，促进充血性心衰的发展。

6.1.4 白细胞介素-1 检测的参考范围

RIA 法（IL-1β）：0.190±0.06ng/mL。

IL-1 在临床应用比较广泛，不同的应用目的其参考范围有所不同，同时因测定方法和试剂而异，故无统一的 IL-1 正常参考值范围，各实验室应根据自身情况，建立参考值范围，供临床使用。

6.2 白细胞介素-6

IL-6 是一种由 212 个氨基酸组成的糖蛋白，分子量为 26000，至少有 6 种不同的亚型，能够对机体损伤作出快速反应，在 60min 内释放。IL-6 具有广泛生物学活性：①促进 B 细胞增殖分化和分泌抗体；②诱导胸腺 T 淋巴细胞增殖、分化及诱导杀伤靶细胞需要的丝氨酸酯酶活性；③激活巨噬细胞和自然杀伤（NK）细胞；④在感染、炎症等应激状态下释放并促进肝脏急性期反应蛋白产生，同时 IL-6 也具有抗炎作用；⑤IL-6基因具有多态性，而且这些多态性能影响 IL-6 转录，并与许多疾病中 IL-6 水平特征性升高密切相关。

6.2.1 白细胞介素-6 的实验室检测

6.2.1.1 ELISA 法

目前，IL-6 主要采用 ELISA 法进行检测。实验采用双抗体夹心 ELISA 法。先用标定稀释液配制标准品浓度，在已用抗 IL-6 单抗包被的微孔板内加检测稀释液 100μL，再分别加入标准品、待检血清样品各 50μL，用塑料黏纸封住微孔板，200rpm 微振荡并室温孵育 2h，洗涤 3 次，加生物素 100μL，用塑料黏纸封住微孔板，200rpm 微振荡并室温孵育 1h，洗涤 3 次，加辣根过氧化酶（HRP）标记的多克隆抗 IL-6 抗体 100μL，再 200rpm 微振荡并室温孵育 1h，再洗涤 3 次，加 TMB 底物溶液 100μL，200rpm 微振荡，室温 10min，最后加终止液 100μL 终止反应，以双波长 450nm/630nm 处测定 A 值，求出标准曲线，计算出样品含量。

6.2.1.2　IL-6 的基因多态性检测（聚合酶链反应-限制性片段长度多态性法，即 PCR-RFLP 方法）

（1）引物设计与合成。扩增 IL-6 基因-572 位点的一段 DNA 序列，上游引物：5′-GGA-GACGCCTTGAAGTAACTGC-3′，下游引物：5′-GAGTTTCCTCTGACTC CATCGCAG-3′；扩增 IL-6 基因-634 位点的一段 DNA 序列，上游引物：5′-GAGACGCCTTGAAGTAACTG-3′，下游引物：5′-AAC-CAAAGATGTTCTGAACTGA-3′。

（2）DNA 提取。参照说明书操作。

（3）PCR 扩增条件。IL-6 的 PCR 扩增反应体系均为 25μL，其中含 10×PCR Buffer 2.5μL，2.5 mmol/LdNTPs 2.0μL，上、下游引物各 20μmol/L，模板 DNA5.0μL，TaqDNA 聚合酶 1.25U，不足体积用灭菌双蒸水补足至 25μL。置热循环仪（GeneAmp PCR System2700 型，USA）中 94℃预变性 5 min；再按下列程序循环 35 次，即 94℃变性 30s，57℃退火 1min，72℃延伸 1min；末次循环后，72℃延伸 5 min。

（4）扩增产物的限制性酶切。分别取 PCR 扩增产物 10μL，用 8U 限制性内切酶 Mbi Ⅰ酶切 IL-6 基因-572 位点；用 6U 限制性内切酶 Bsr BI 酶切 IL-6 基因-634 位点，37℃孵育 3 h，反应终止后，消化片段在 3% 琼脂糖凝胶上电泳，EB 染色，染色后以 DL-2000 DNA 片段长度标准物为参考，在紫外灯下判断结果，并拍照。

6.2.1.3　RIA 法测定

应用竞争机制原理，标准或样品中的 IL-6 和加入的^{125}I- IL-6 共同与一定量的特异性抗体产生竞争性免疫反应。^{125}I-IL-6 与抗体的结合量与标准或样品中 IL-6 的含量呈一定的函数关系。用免疫分离试剂（P. R.）将结合部分（B）与游离部分（F）分离后，测定结合部分的放射性强度，并计算相应结合率 B/B0。用已知标准 IL-6 含量与对应结合率作图，即得标准抑制曲线。从标准曲线上查知对应结合率的待测样品中的含量。

6.2.1.4　流式微球分析技术

近年来，FCM 广泛应用于临床，并且应用前景不断扩大，结合 CBA，可对非细胞性物质实现多参数分析，检测所需样本量更少，并大大缩短操作时间，同时其特异性强，灵敏度高，本书作者采用 SPSS3.0 软件设计正交试验表和进行试验结果方差分析，对 IL-6、TNF-α 和 MCP-1 三种鼠抗人单克隆抗体连接羧基化微球的最佳连接量、生物素标记抗体的稀释倍数和孵育时间以及洗涤次数、PE 标记的亲和素的稀释倍数和孵育时间以及洗涤次数等试验条件进行优化。以羧基化微球标记的不同的荧光素为定性基础，按优化的试验条件选择实验参数，照仪器说明书操作，建立了流式微球联合检测 IL-6、TNF-α 和 MCP-1 的分析技术，即可对待检血清标本进行检测[2,3]。

6.2.2 白细胞介素-6 检测的影响因素

6.2.2.1 血清中使之降低的影响因素

血清：血清标本中浓度降低，EDTA 抗凝血浆是推荐的检测标本。

戒烟：禁烟可使浓度降低。

性别：健康男性血清中的平均浓度稍低于健康女性平均浓度。

种族：白种人血清中 IL-6 的平均浓度稍低于非洲裔人水平。

6.2.2.2 血清中使之升高的影响因素

血浆：血浆标本中其平均浓度较血清中高。

衰老：IL-6 的浓度与年龄呈正相关。

心脏手术：心脏手术缺血时，可见其增高。

血压：血清中 IL-6 浓度与血液收缩压和舒张压均呈明显正相关。

心脏病危险因子：冠心病事件高风险状态时，其浓度会增高。

吸烟：吸烟人群观察到浓度增加。

妊娠：正常妊娠初始 3 个月，女性浓度范围在 17.9～43.1pg/mL 之间。

6.2.3 白细胞介素-6 的临床应用

6.2.3.1 IL-6 与冠状动脉性心脏病

CHD 发病的炎症学说并非最近才提出的，但近年来流行病学、临床及药学的研究使此学说重新受到了关注。病例对照研究发现，循环炎症标记物尤其是 CRP 水平预示着健康者未来发生冠脉事件的危险性，CHD 患者的不良预后与高 CRP 水平相关。阿司匹林、他汀类药物具有抗炎作用，它们对心血管系统的保护作用在基线 CRP 水平较高的患者中作用最强。血管紧张素转化酶抑制剂具有抗炎特性，也能预防冠脉事件发生。CRP 主要在肝脏合成，IL-6 作为调节肝 CRP 产生的重要因子，有可能解释 CRP 与冠脉事件之间的关系。CHD 与 CRP 水平的研究可能也间接反映了 CHD 与 IL-6 水平的关系。血管壁细胞包括内皮细胞、平滑肌细胞、淋巴细胞、巨噬细胞以及心肌细胞均可产生 IL-6。动脉粥样硬化（AS）斑块区尤其是富含巨噬细胞区存在 IL-6 的大量表达，AS 管壁内 IL-6 含量较正常人血清水平高许多倍。IL-6 可影响血压水平、血脂代谢、血糖代谢以及凝血功能、促进巨噬细胞表达组织因子、单核细胞趋化蛋白-1、基质降解酶、低密度脂蛋白受体等，促进白细胞聚集、血小板黏附、血管平滑肌细胞增殖、诱导内皮细胞表达黏附分子、IL-1β、TNF-α 等。所以，IL-6 在 CHD 炎症反应中起关键性作用。临床研究亦发现血清 IL-6 水平可预测健康人群患 MI 的危险度，CHD 的发展、严重程度、斑块的不稳定性以及预后均与血清 IL-6 水平存在一定的关系。IL-6 不仅可作为冠脉疾病稳定与否的标记物，而且与 CHD 介入术后再狭窄的发生相关，发生再狭窄的患者介入术后即刻冠状窦血、术后 1h 和 6h 外周血 IL-6 水平明显高于无再狭窄患者[4]。

6.2.3.2　IL-6 与 CHF

CHF 患者循环细胞因子水平升高。尤其值得注意的是，IL-6 水平与左室功能障碍的严重程度及交感神经、肾素-血管紧张素系统激活程度相关。IL-6 水平的升高预示着心功能分级降低、射血分数减少及较差的临床预后。有研究表明，心肌 IL-6 表达增加会导致 CHF 的进展。IL-6 可能是心功能恶化的一个预测指标。过去研究证明急性血流动力学超负荷对于促炎症性细胞因子基因表达的影响，但持续性血流动力学超负荷的影响尚未阐明。前者可能会导致促炎症性细胞因子及细胞因子受体基因表达的瞬时性增高；而促炎因子基因表达减少发生在负荷无变化的情况下，提示促炎因子在心脏中的表达至少部分是受到调节的，其中既有负荷依赖性机制也有非负荷依赖性机制。目前尚不清楚，循环细胞因子水平增高是否为潜在性心脏功能受损的一种表面现象，但离体和在体研究均提示促炎因子可能降低心肌收缩力[5]。

6.2.3.3　IL-6 与心肌炎

IL-6 能减轻病毒性心肌炎大鼠的心肌损伤。IL-6 能刺激 B 细胞、巨噬细胞及 NK 细胞的分化。在脑心肌炎病毒诱导性心肌炎小鼠模型中，IL-6 参与调节 B 细胞、巨噬细胞和 NK 细胞早期免疫反应。对免疫反应的调节及病毒复制的抑制可能是 IL-6 作用的机制。尽管 IL-6 在病毒抗原递呈过程中也起作用，但免疫反应的早期激活及病毒复制的抑制似乎更重要。阐明 IL-6 在炎症及免疫反应中作用的直接方法是运用遗传工程转基因鼠。转基因鼠中 IL-6 的过表达导致浆细胞增多症和高 γ 球蛋白血症。研究表明，持续过量 IL-6 产生会通过破坏细胞因子网络和病毒清除等促进心肌损伤，IL-6 在早期炎症阶段发挥有益效应，但其持续表达会加速病毒感染过程中的心肌损伤。

6.2.3.4　IL-6 与感染性心内膜炎

有假说认为，测定循环 IL-6 及 IL-2 受体（IL-2R）水平可能会为感染性心内膜炎（infectious endo-carditis，IE）的炎症存在提供新的诊断依据。抗生素治疗过程中，血清 IL-6 及 IL-2R 浓度持续降低。因此，二者可能适合于 IE 治疗过程中炎症反应程度的监测。但 IE 过程中血清 IL-1α 及 TNF-α 水平不受影响。进一步阐明血清细胞因子在 IE 诊断、治疗、监测及预后中的作用，对于疑诊病例可能有价值，尤其当血液培养中未能检测到病原体时[6]。

6.2.3.5 IL-6 与心肌肥厚

IL-6 或 IL-6R 单独过表达的转基因鼠并未表现出可检测到的心肌异常。离体培养的正常鼠心肌细胞对 IL-6 和可溶性 IL-6R 联合治疗表现出心肌细胞增大。结果提示，gp130 信号通路激活会导致心脏肥大，该信号可能参与心脏肥大的生理性调节。临床研究发现，心室肥厚程度是不良心脏事件的预测因子。因此，从机械应力方面鉴定介导该通路的信号已经成为该领域的一个热点。心脏中心肌细胞及非心肌细胞均为血流动力学超负荷的直接生物机械感受器。

6.2.3.6 IL-6 与心脏黏液瘤

心脏黏液瘤中瘤细胞可产生 IL-6。有报道心脏黏液瘤患者并发纵隔淋巴结病或左心室肥厚，巨大心脏黏液瘤切除后，患者表现为纵隔淋巴结病变消失。心脏黏液瘤相关性淋巴结病的发病可以用 IL-6 的产生解释。心脏黏液瘤患者经常会发生体循环栓塞，在许多栓塞部位有时肿瘤的脱落部分还会继续生长。IL-6 也是肿瘤局部生长及远处转移的血管生成素之一。这些血管生成素的过度产生可能是造成心脏黏液瘤临床特征的原因，如经常复发和远处转移。因此，心房黏液瘤分泌 IL-6 是其导致血管内转移或栓塞的重要因素。另外，黏液瘤分泌 IL-6 可能导致心室肥大。

6.2.3.7 IL-6 基因多态性与动脉粥样硬化

IL-6 基因多态性分布频率存在种族间的差异，疾病的诊断标准、病例对照的筛选标准又不尽相同，造成该领域存在一些争议。另外，冠心病作为多基因、复杂性疾病，受环境因素影响较大，给分子生物学研究带来一定难度。国内外学者目前对 IL-6 基础和临床研究做了大量的工作，但对 IL-6 基因多态性与冠心病关系的研究才刚刚起步，因此深入研究 IL-6 基因多态性与冠心病的相关性及其机制对于防治心血管疾病的发生、发展具有重要意义。相信随着该研究的不断深入及检测技术的不断完善，特别是分子遗传学的发展，IL-6 基因无论是作为冠心病的主要致病基因，还是仅起协同作用，都将会取得共识。

6.2.4 白细胞介素-6 检测的参考范围

ELISA 法：健康男性血清中 IL-6 的平均浓度是 0.95±1.13pg/mL，健康女性 1.17±1.07pg/mL。

RIA 法：0.27±0.12ng/mL。

由于各实验室使用仪器和试剂不同，所测的正常值会存在一定的差异，所以本正常值仅作参考，各实验室最好能建立符合本实验室要求的正常值范围。

6.3 白细胞介素-8

白细胞介素-8（IL-8）属于趋化因子家族中的 C-X-C 亚族，是一种低分子量蛋白质（8KD-10KD），由 72 个氨基酸残基组成。IL-8 在体内主要来源于 3 类细胞：①抗原或植物血球凝集素（PHA）激活的 T 细胞；②LPS、IL-1、TNF-α 激活的单核细胞、成纤维细胞、内皮细胞或上皮细胞；③中性粒细胞、血小板及各种肿瘤细胞株。另外，脂肪组织可能也是其来源之一。IL-8 是一种重要的白细胞趋化因子，主要吸引中性粒细胞、嗜酸性粒细胞、嗜碱性粒细胞及 T 细胞。

6.3.1 白细胞介素 8 的实验室检测

6.3.1.1 ELISA 法

应用双抗体夹心法测定标本中白细胞介素 8（IL-8）水平。用纯化的白细胞介素 8 抗体包被微孔板，制成固相抗体，往包被单抗的微孔中依次加入含白细胞介素 8 的标本、标准品及对照，再与 HRP 标记的 IL-8 抗体结合，形成抗体-抗原-酶标抗体复合物，经过彻底洗涤后加底物 TMB 显色。TMB 在 HRP 酶的催化下转化成蓝色，并在酸的作用下转化成最终的黄色。颜色的深浅和样品中的 IL-8 含量呈正相关。用酶标仪在 450nm 波长下测定吸光度（OD 值），通过标准曲线计算样品中小鼠白细胞介素 8（IL-8）浓度。

6.3.1.2 RIA 法

应用竞争机制原理，标准或样品中的 IL-8 和加入的^{125}I-IL-8 共同与一定量的特异性抗体产生竞争性免疫反应。^{125}I-IL-8 与抗体的结合量与标准或样品中 IL-8 的含量呈一定的函数关系。用免疫分离试剂（P. R.）将结合部分（B）与游离部分（F）分离后，测定结合部分的放射性强度，并计算相应结合率 B/B_0。用已知标准 IL-8 含量与对应结合率作图，即得标准抑制曲线。从标准曲线上查知对应结合率的待测样品中的含量。

6.3.1.3 流式细胞术

检测外周血中 IL-8 的含量，可应用流式细胞检测技术，将 IL-8 抗体标记在已激活的羧基化聚苯乙烯微球上，然后再用包被好的微球与检测标本进行抗原抗体免疫反应，加入羊抗人 IL-8 的多克隆抗体和异硫氰酸荧光素（FITC）标记的驴抗羊的多克隆抗体，经室温避光反应并洗涤后，上流式细胞仪检测 FITC 的荧光强度，以此测定标本中 IL-8 含量。

6.3.2 白细胞介素 8 检测的影响因素

6.3.2.1 血清中使之降低的影响因素

放疗：中晚期肝癌患者，由于选择性内部放射治疗导致 IL-8 平均浓度的初步升高，12h 后上升到最高值，但 24h 后开始下降，48h 后降低最低值。

6.3.2.2 血清中使之升高的影响因素

血液透析：慢性肾衰竭患者，血液透析后导致浓度显著升高。

与其他检验项目相关性：恶性疟疾患者的浓度与血液寄生虫患者的浓度呈显著正相关。类风湿关节炎、肾病综合征、出血热等疾病 IL-8 含量升高。

6.3.3 白细胞介素 8 的临床应用

急性心肌缺血及 AMI 可以引起炎症反应的各个表现，其主要表现为中性粒细胞的积聚、黏附及浸润。而在再灌注后，中性粒细胞活性表现更加明显，以前的研究认为这与心肌损伤有关。中性粒细胞活化的一个重要前提是细胞趋化，IL-8 作为一种趋化因子，已被许多国内外的研究证实在 AMI 的发病、再灌注过程、选择性经皮冠状动脉腔内成形术（pecruatneous tranSluminal coronar yangioplasty，PTCA）前后发挥了重要作用。已有研究证实 AMI 患者血中可检测出 IL-8 水平、冠心病患者的 IL-8 水平明显升高，且与冠状动脉狭窄程度呈显著正相关。在 AMI 及心肌缺血再灌注中，尽管有许多因素可以触发细胞因子释放，但缺血——再灌注本身起着重要作用。血管内皮细胞是心脏源性 IL-8 释放的主要来源，在低氧条件下培养的内皮细胞可以释放 IL-8，而缺血本身也是对 IL-8 释放的足够刺激。在 AMI 早期及溶栓再通后均有明显的 IL-8 的释放，推测 IL-8 的释放是由于缺血及再灌注过程中中性粒细胞的激活而引起。IL-8 是最具有潜在趋化活性的细胞因子之一，不能被血清灭活，因而能在局部累积发挥持续作用。IL-8 可以改变中性粒细胞表面的受体表达，上调补体受体 1 和 β2 整合素白细胞黏附分子 Mac-I（CD11/CD18b），刺激中性粒细胞对内皮细胞的黏附，对中性粒细胞，嗜碱细胞、T 淋巴细胞有趋化作用。IL-8 还诱导产生溶酶体、毒性代谢产物并激活花生四烯酸-5-脂氧化酶产生白三烯，使血管通透性增加，血浆蛋白渗出，从而造成对组织的损伤。

总之，作为趋化因子的 IL-8，已被证实在 AMI 中发挥重要作用。在 AMI 发病及溶栓治疗中监测血中 IL-8 的动态变化将有助于 AMI 的早期诊断及溶栓治疗是否再通的判断。

6.3.4　白细胞介素 8 检测的参考范围

ELISA：8.1～21.3μg/L。

RIA：0.323±0.06μg/L。

由于各实验室使用仪器试剂不同，所测的正常值会存在一定的差异，所以本书提供的正常值仅作参考，各实验室最好能建立符合本实验室要求的正常参考值范围。

6.4　白细胞介素-10

白细胞介素-10 是分子量为 30～40 kD 的酸性蛋白，其成熟形式含有 160 个氨基酸，活性形式通常是通过二硫键构成二聚体，其基因定位于第 1 号染色体上，通过与细胞膜上的白细胞介素-10 受体结合起作用。白细胞介素-10 是一种多细胞源性的细胞因子，生理状态下，人体分泌白细胞介素-10 的细胞主要有单核细胞、巨噬细胞、T 细胞、B 细胞、肥大细胞、嗜酸细胞、角质层细胞等。正常人体内的白细胞介素-10 水平极低，当人体处于某些特殊情况下（如妊娠、紫外线照射、各种应激状态等）以及患有某些疾病（如微生物感染、自身免疫性疾病等）时，上述细胞分泌白细胞介素-10 的能力明显增强。白细胞介素-10 的生物学作用有免疫抑制和免疫刺激两个方面[7]。

6.4.1　白细胞介素-10 的实验室检测

6.4.1.1　ELISA 法

ELISA 法定量测定人血清、血浆、细胞培养上清或其他相关生物液体中 IL-10 含量。用纯化的 IL-10 抗体包被微孔板，制成固相载体，往微孔中依次加入标本或标准品、生物素化的 IL-10 抗体、HRP 标记的亲和素，经过彻底洗涤后用底物（TMB）显色。TMB 在过氧化物酶的催化下转化成蓝色，并在酸的作用下转化成最终的黄色。颜色的深浅和样品中的 IL-10 含量呈正相关。用酶标仪在 450nm 波长下测定吸光度（值），计算样品浓度。

6.4.1.2　RIA 法

应用竞争机制原理，标准或样品中的 IL-10 和加入的^{125}I- IL-10 共同与一定量的特异性抗体产生竞争性免疫反应。^{125}I- IL-10 与抗体的结合量与标准或样品中 IL-10 的含量呈一定的函数关系。用免疫分离试剂（P. R. ）将结合部分（B）与游离部分（F）分离后，测定结合部分的放射性强度，并计算相应结合率 B/B_0。用已知标准 IL-10 含量与对应结合率作图，即得标准抑制曲线。从标准曲线上查知对应结合率的待测样品中的含量。

6.4.2 白细胞介素-10 检测的影响因素

血清中使之升高的影响因素有：

发热：发热患者的平均浓度明显高于其他患者的平均浓度。

放疗：中晚期肝癌患者，选择性内部放射治疗导致 IL-10 平均浓度的升高。

外科手术：手术后 IL-10 浓度升高可能是对手术创伤后炎症保护控制机制。

6.4.3 白细胞介素-10 的临床应用

6.4.3.1 白细胞介素-10 与急性冠状动脉综合征

近年来，随着炎症在 AS、ACS 发生发展中的重要作用被广泛认同，人们对抗炎症细胞因子白细胞介素-10 作用的研究也在不断深入。有许多研究证实，血清白细胞介素-10 水平降低不仅标志着 AS 斑块不稳定，而且预示着若发生急性缺血性事件时预后不良。相反血清白细胞介素-10 水平升高则说明 ACS 患者的病情有所改善。由此，一些学者提出，通过提高血清白细胞介素-10 水平也许是稳定 AS 斑块和改善 ACS 临床表现的一项新的治疗手段。白细胞介素-10 可明显抑制不稳定型心绞痛患者外周血单核细胞基质金属蛋白酶-9（MMP-9）的转录和活性，并显著提高其抑制因子——金属蛋白酶组织抑制因子-1（TIMP-1）的活性及 mRNA 表达，有效抑制胶原分解，从而达到保护心肌的作用。白细胞介素-10 还可抑制外周血单核细胞组织因子的表达及活性，从而限制促凝活性及 AS 斑块中血栓复合物的形成。由此可见，白细胞介素-10 的免疫抑制作用可有效防治 ACS 病情的发展。

6.4.3.2 白细胞介素-10 与心肌缺血再灌注损伤

心肌的缺血再灌注与能导致心肌损伤的强烈炎症反应密切相关，而该炎症反应可导致多种细胞因子的连锁激活，其中包括肿瘤坏死因子-α 的释放增多和白细胞介素-6 mRNA 表达上调，继而出现中性粒细胞介导的细胞毒性损伤。近年来，许多有关心肌梗死及再灌注实验性动物模型的研究发现，缺血再灌注心肌中浸润的淋巴细胞白细胞介素-10 mRNA 和蛋白水平、单核细胞中 TIMP-1 mRNA 表达上调，而这一经过可被白细胞介素-10 抗体抑制。内源性白细胞介素-10 有助于在再灌注阶段抑制肿瘤坏死因子-α 产生及一氧化氮合酶表达，抑制组织中白细胞渗透及黏附因子表达等。当白细胞介素-10 缺乏时，上述炎症反应明显加强，导致心肌坏死范围的扩大，病死率上升。由此可见，白细胞介素-10 在心肌缺血再灌注损伤中发挥重要的保护作用。

6.4.3.3 白细胞介素-10 与经皮冠状动脉介入治疗术后血管再狭窄

ACS 的介入治疗主要包括经皮冠状动脉腔内成形术与冠状动脉内支架植入术，统称为经皮冠状动脉介入治疗（percutaneous coronary intervention，PCI），这是目前心血管疾病的重要治疗方法，但支架置入术后约有 20% 的病人会发生再狭窄。其发病机制主要是巨噬细胞向血管内膜下浸润和血管平滑肌细胞的增殖，白细胞介素-10 对 PCI 术后血管再狭窄有很好地预防作用。

白细胞介素-10 作为一种多细胞源性、多功能的细胞因子，与部分心血管疾病的关系密切，并发挥重要的保护作用。国外Ⅱ期临床试验已显示，它可能是继肾上腺皮质激素之后的另外一种重要的抗炎药物，预计在不久的将来会应用于临床治疗。

6.4.4　白细胞介素-10 检测的参考范围

ELISA 法：36.8±10.6（ng/mL）。

RIA 法：25.56±4.28（ng/mL）。

本正常值仅作参考，各实验室最好能建立符合本实验室要求的正常值范围。

6.5　白细胞介素-18

白细胞介素-18（IL-18）是 1995 年由 Okamura 等从痤疮丙酸杆菌（Propionibacterium acnes）和脂多糖（LPS）联合处理过的小鼠肝脏提取物中分离出的一种新型细胞因子。IL-18 的作用主要有诱生 IFN-γ，增强 NK 细胞和 CTL 细胞毒作用，促进 Th1 细胞增殖，诱导产生 Th1 类细胞因子，增强 Fas 介导的细胞毒作用，目前研究表明，IL-18 在抗肿瘤、抗病原微生物以及抗超敏反应等方面发挥一定的生物学作用。此外，IL-18 还与自身免疫性肥胖糖尿病、类风湿性关节炎等自身免疫疾病有关。IL-18 的产生具有多源性，体内多种细胞如 NK 细胞、Th1 细胞、皮肤胶质细胞、活化的巨噬细胞和 B 细胞等均可产生。

6.5.1　白细胞介素-18 的实验室检测

6.5.1.1　ELISA 法

采用 ELISA 法双抗体夹心，先用标定稀释液配制标准 rIL-18 浓度，分别为 5000、2500、1250、625、312.5、156.3、78.1、0 pg/mL。在已用抗 IL-18 单抗包被的微孔板内加检测稀释液 100μL，再分别加入标准 rIL-18、待检血清样品各 50μL，用塑料黏纸封住微孔板，200rpm 微振荡并室温孵育 2h，洗涤 3 次，加生物素 100μL，用塑料黏纸封住微孔板，200rpm 微振荡并室温孵育 1h，洗涤 3 次，加辣根过氧化酶（HRP）标记的多克隆抗 IL-18 抗体 100μL，再 200rpm 微振荡并室温孵育 1h，再洗涤 3 次，加 TMB 底物溶液 100μL，200rpm 微振荡，室温 10min，最后加终止液 100μL 终止反应，以波长 450nm/630nm 处测定 A 值，求出标准曲线，计算出样品含量。

6.5.1.2 PCR 技术

检测相关组织 mRNA 的表达。IL-18 基因的转录起始位点上游选取 978bp 及向下游截取 186bp 设计引物，在上下游引物的 5′-端分别引入 Kpn Ⅰ 和 Bgl Ⅱ 单一酶切位点，上游引物 P1：5′-GGT ACC ACT CTG TAC TGG CAA AAC ACA- 3′，下游引物 P2：5′-AGA TCT GTT CCT TTC CTC TTC CCG AAG - 3′，以 HepG2 细胞基因组 DNA 为模板，PCR 扩增包含 IL-18P 基因启动子全序列的 DNA 片段，PCR 产物经 1% 琼脂糖凝胶电泳，切胶，回收纯化。可对电泳结果进行比较分析，对纯化产物进行测序、探针检测等技术处理。

6.5.2 白细胞介素-18 的检测影响因素

（1）烫伤使相关组织 mRNA 的表达显著升高，慢性炎症、自身免疫性疾病、多种肿瘤以及多种传染病的感染组织部位都有 IL-18 的高度表达。

（2）IL-18 的表达变化与糖尿病视网膜病变（DR）相关。

6.5.3 白细胞介素-18 的临床应用

越来越多的研究认为冠心病是一种全身炎症性疾病，因此探讨冠心病与各种炎性因子之间的相关性也越来越热门，尤其是包括不稳定型心绞痛和急性心肌梗死的急性冠脉综合征和各种炎性因子之间的相关性研究。有研究比较了稳定型颈动脉斑块和不稳定斑块，结果发现不稳定斑块较稳定斑块 IL-18mRNA 表达明显增加（$P<0.01$），从而推论斑块不稳定与多种参与动脉粥样硬化形成的细胞因子有关，在心肌梗死前瞻性流行病学研究中，就 IL-18 和冠心病发病率的相关性分析，发现病例组 IL-18 水平明显高于对照组，在消除了组间 C 反应蛋白、白细胞介素 6、纤维蛋白原等炎性因子的差别后，IL-18 水平高的患者仍然容易导致冠心病发病，因而 IL-18 水平是预测冠心病事件的一个独立的因子，并且价值高于 C 反应蛋白、白细胞介素 6、纤维蛋白原等炎症因子，但目前对 IL-18 的研究还有待深入。

6.5.4 白细胞介素-18 检测的参考范围

IL-18 在临床的应用刚刚起步，同时各实验室使用的方法和试剂不同，故无 IL-18 统一的正常参考值范围，各实验室应根据自身情况，建立参考值范围，供临床使用。

6.6 肿瘤坏死因子-α

肿瘤坏死因子（tumor necrosis factor，TNF）是一种单核因子，主要由单核细胞和巨噬细胞产生，LPS 是较强的刺激剂。巨噬细胞产生的 TNF 为 TNF-α，又称恶质素，T 淋巴细胞产生的淋巴毒素（lymphotoxin，LT）为 TNF-β。TNF-α 是一种重要的促炎细胞因子，在炎症、免疫调节反应、细胞增殖、抗病毒反应、细胞生长、细胞凋亡中起作用。

6.6.1　肿瘤坏死因子-α 的实验室检测

6.6.1.1　细胞生物活性检测法

TNF-α 能直接杀伤 TNF 敏感小鼠成纤维细胞株 L929，以 WEHI164 亚克隆 13 作为指示细胞，通过染料染色等可检测待检样品中 TNF 的活性水平。

6.6.1.2　ELISA 法实验原理

用纯化的抗体包被微孔板，制成固相载体，往包被抗 TNF-α 抗体的微孔中依次加入标本或标准品、生物素化的抗 TNF-α 抗体、HRP 标记的亲和素，经过彻底洗涤后用底物 TMB 显色。TMB 在过氧化物酶的催化下转化成蓝色，并在酸的作用下转化成最终的黄色。颜色的深浅和样品中的 TNF-α 含量呈正相关。用酶标仪在 450nm 波长下测定吸光度（OD 值），计算样品浓度。

6.6.1.3　RIA 法

应用竞争机制原理，标准或样品中的 TNF-α 和加入的 ^{125}I- TNF-α 共同与一定量的特异性抗体产生竞争性免疫反应。^{125}I- TNF-α 与抗体的结合量与标准或样品中 TNF-α 的含量呈一定的函数关系。用免疫分离试剂（P. R.）将结合部分（B）与游离部分（F）分离后，测定结合部分的放射性强度，并计算相应结合率 B/B_0。用已知标准 TNF-α 含量与对应结合率作图，即得标准抑制曲线。从标准曲线上查知对应结合率的待测样品中的含量。

6.6.1.4　化学发光法

Beckman Coulter 公司、Roch 公司现已推出成套的化学发光或电化学发光法试剂盒，可直接上机检测，按说明书即可操作，自动化程度高。

6.6.1.5　流式微球分析技术

与 IL-6 一样，应用 CBA 技术，以羧基化微球标记的不同的荧光素为定性基础，按优化的试验条件选择实验参数，建立流式微球联合检测 IL-6、TNF-α 和 MCP-1 的分析技术，即可对待检血清标本进行检测。

6.6.2　肿瘤坏死因子-α 检测的影响因素

6.6.2.1　血清中使之降低的影响因素

溶血：采用 T 细胞诊断试剂盒检测溶血标本，结果将会降低。

血清：血清标本浓度降低，EDTA 抗凝血浆为推荐标本血清，与血浆中浓度相比有所降低。

6.6.2.2 血清中使之升高的影响因素

心脏病危险因子：TNF-α 浓度增加，被认为是冠脉事件的初发及复发的危险预示指标。

心脏手术：心脏手术患者术后 24 ~ 144h 内 TNF-α 持续升高。

血液透析：透析患者 TNF-α 浓度在透析后 4 个 h 后明显升高。

肥胖：肥胖患者 TNF-α 平均浓度显著高于非肥胖患者。

感染：感染引起的细菌内毒素刺激机体产生过量 TNF-α。

病毒复制：TNF 还具有类似 IFN 抗病毒作用，病毒感染可引起血清中 TNF-α 水平升高。

6.6.3 肿瘤坏死因子-α 的临床应用

正常心肌组织中 TNF-α 表达水平较低或不表达，而梗死后心肌组织中表达出现一定增加。梗死后心脏组织非梗死区中的 TNF-α 可增加血管紧张素Ⅱ的Ⅰ型受体的敏感性，可能是由于促进成纤维细胞增殖及胶原分泌，从而导致心室重构。

TNF-α 促进心室重构的作用在一定程度上与调节 MMPs 表达有关，TNF-α 可直接或通过调控 MMPs 表达间接参与心室重构。其调节机制可能为：TNF-α 的原癌基因产物可调节 MMP 基因的表达，通过刺激原癌基因产物而增加 MMPs 的转录，而 MMPs 可通过调节基质的沉积和降解而导致心肌重构。另外，TNF 受体激活后导致特异性的 DNA 转录因子生成增加而促进转录。

心脏既是 TNF-α 作用的靶器官，也是其生物合成的场所。心肌梗死后心肌组织缺氧、血流动力学改变、室壁张力增加及神经内分泌异常均可促使心肌组织合成 TNF-α。一方面，TNF-α 通过诱导 MMPs 表达和活化使维持正常心肌细胞排列的胶原网降解，最终导致心室腔扩大。另一方面，TNF-α 的细胞毒效应引起细胞凋亡和坏死，心肌细胞丢失被非心肌细胞取代，纤维结缔组织增生，导致心肌僵硬度增加、顺应性下降，如此构成心室重构的特征性改变和心功能不全不断加重。有实验证实，随着心功能恶化，衰竭心肌 TNF-α mRNA 表达增高。心肌梗死后 TNF-αmRNA 表达与左、右心室肥厚指数变化基本一致。提示炎性细胞 TNF-α 在心肌重塑和心力衰竭的发生与发展中有重要作用。

6.6.4 肿瘤坏死因子-α 检测的参考范围

放射免疫法：0.74 ~ 1.54ng/mL。

活性法（新生儿）：20 ~ 80U/mL。

化学发光法：0.00～8.10 pg/mL。

6.7　单核细胞趋化因子-1

单核细胞趋化因子-1（monocyte chemoattractant protein-1，MCP-1/CCL2），也称为单核细胞趋化与激活因子（MCAF），是趋化因子家族 CC 亚族一个成员。MCP-1 可由炎症递质刺激的单核或巨噬细胞等分泌。MCP-1 对单核/巨噬细胞有趋化和激活作用，可诱导其产生 IL-1、IL-6 并促进黏附分子表达，还可趋化和激活嗜碱性粒细胞，使其释放组胺至炎症部位。

6.7.1　单核细胞趋化因子-1 的实验室检测

6.7.1.1　ELISA 法

目前，单核细胞趋化因子-1 主要采用 ELISA 法进行检测，MCP-1 检测试剂盒是固相双抗体夹心法酶联免疫吸附实验，已知 MCP-1 浓度的标准品、未知浓度的样品加入微孔酶标板内进行检测。先将 MCP-1 和生物素标记的抗体同时温育。洗涤后，加入亲和素标记过的 HRP。再经过温育和洗涤，去除未结合的酶结合物，然后加入底物 A、B，和酶结合物同时作用。产生颜色。颜色的深浅和样品中 MCP-1 的浓度呈比例关系。

6.7.1.2　流式微球分析技术

与 IL-6 和 TNF-α 相同，应用 CBA 技术，以羧基化微球标记的不同的荧光素为定性基础，按优化的试验条件选择实验参数，可建立流式微球联合检测 IL-6、TNF-α 和 MCP-1 的分析技术，即可对待检血清标本进行检测。

6.7.2　单核细胞趋化因子-1 检测的影响因素

6.7.2.1　血清中使之升高的影响因素

腹膜透析：腹膜透析患者血清中 MCP-1 浓度与健康人比较显著升高。

月经周期：健康妇女卵泡期血清中 MCP-1 浓度高于黄体期。

6.7.2.2　其他因素

系统性红斑狼疮患者血清及尿液 MCP-1 水平与病情呈正相关。

6.7.3　单核细胞趋化因子-1 的临床应用

AS 是慢性炎症性疾病，主要由于血管内皮损伤、继发炎症、免疫功能障碍三者相互作用形成。血管壁的慢性炎症是 AS 的特征，动脉硬化灶中炎性细胞主要为单核细胞及巨噬，研究证明斑块不稳定与斑块内炎性细胞聚集程度有关而不是与斑块的厚度有关。已知趋化因子中的 MCP-1 是单核细胞或巨噬细胞的特异的趋化性因子，其主要功能是趋化和激活单核细胞至炎症部位，并同时参与炎症反应、调节免疫，研究发现它还可以促进动脉粥样硬化的形成[8]。

单核细胞进入血管内膜下层是动脉粥样硬化形成的早期事件，并贯穿整个过程。MCP-1 在正常血管壁中几乎未见表达，但动脉粥样硬化不同演变时期中 MCP-1 表达均有升高，探讨其作用的主要机制为：①MCP-1 促进单核/巨噬细胞的清道大受体（SCR）的表达；②MCP-1 可诱导血管平滑肌细胞（VSMC）的增殖和移动；③MCP-1 影响着单核细胞从黏附迁移到泡沫化的全过程。泡沫细胞的形成则是动脉粥样硬化的病变基础和关键。

近年来，大量研究表明 MCP-1 在治疗炎症疾病、免疫疾病中发挥了重要的作用，已经成为人们治疗这些疾病的新的靶点。有研究发现急性冠脉综合征组外周血 MCP-1 水平显著高于稳定型心绞痛组和对照组，急性心梗组略高于不稳定型心绞痛组，而稳定型心绞痛组显著高于对照组，提示 MCP-1 水平变化与冠状动脉粥样斑块的稳定性有一定的相关性，并在冠心病炎症的发生和发展过程中起重要作用。

目前炎性反应在 AS 的起始、进展、斑块的去稳定化及血栓形成等全过程中所起的关键性作用已得到广泛的共识。而 MCP-1 在 AS 等心血管疾病的慢性炎性反应中又充当了一个关键的角色，它对单核/巨噬细胞的迁移和激活起特异性的调控作用。MCP-1 可以在多种细胞尤其是构成 AS 病变的 3 种主要细胞——单核细胞、内皮细胞、平滑肌细胞中表达，从而直接或间接地参与了 AS 的形成。因而，进一步深入研究 MCP-1 的功能，分析 MCP-1 基因表达是否为单核细胞进入动脉内膜的重要或最重要的环节具有重要的意义。同时，了解 MCP-1 对已建立的 AS 是否还起抑制斑块进展和稳定斑块的作用，可能为治疗 AS 寻找到新的靶点。寻找以 MCP-1 等趋化因子为靶点的药物也为 AS 临床治疗提供新的思路。

6.7.4 单核细胞趋化因子-1 检测的参考范围

ELISA 法：200 ~ 800 pg/mL。

主要参考文献

[1] 钟芝茵，周喆．炎性标志物与动脉粥样硬化［J］．医学综述，2008，14（11）：1627-1629.
[2] 令狐颖，张程，陈艳，等．流式微球联合检测炎症性因子 IL-6、TNF-α 和 MCP-1 方法学的建立和评价［J］．临床检验杂志，2012，16（6）：1083-1085.
[3] 黄山，张程，陈艳，等．自建流式微球分析技术联合检测炎症因子 IL-6、TNF-α 和 MCP-1 对冠

心病临床诊断价值评价［J］. 中国实验诊断学，2012，16（6）：1083-1085.
［4］陈洁，黄山，陈艳，等 . ELISA 法检测三种炎症因子 IL-6、TNF-α 和 MCP-1 对冠心病的诊断价值［J］. 实用检验医师杂志，2012，4（1）：28-30.
［5］Kapadia S，Dibbs Z，Kurrelmeyer K，et al. The role of cytokines in the failing human heart［J］. Cardiol Clin，1998，16（4）：645.
［6］刘巍 . 白细胞介素-6 与心血管疾病［J］. 国际免疫学杂志，2006，29（1）：37-40.
［7］孙芳毅，王书彩，郭丽敏 . 白细胞介素-10 与心血管疾病的关系［J］. 新医学，2007，38（8）：557-558.
［8］李焕铮，曹运长 . 单核细胞趋化蛋白 1 与动脉粥样硬化关系的研究进展［J］. 医学综述，2008，14（20）：3050-3052.

第7章　ACS斑块不稳定标志物

在大量研究的基础上，越来越多的生化标记物被用于识别心血管事件危险性较高的ACS患者，但这些标记物还需要更多的大样本队列研究验证。炎性标记物往往同时参与ACS病理生理过程且相互作用，并有多种炎症机制的参与，包括内皮功能障碍、白细胞迁移、细胞外基质降解和血小板活化等。细胞因子和急性期反应蛋白，如IL-6、MCP-1、TNF-α、IL-18、Hs-CRP和血清淀粉样蛋白都可能导致动脉粥样硬化斑块发生；内皮黏附分子和E选择素能促进单核细胞以及白细胞渗出到血管外间隙。MPO、$sPLA_2$-ⅡA的水平可以反映斑块中氧化应激的程度；斑块内的炎症还能刺激血管生长，导致斑块不稳定和斑块内出血；VEGF、PLGF和HGF可以强有力地刺激血管生长，易引起斑块不稳定。斑块内炎症引起单核-巨噬细胞活化，分泌基质金属蛋白酶，如MMP-1、MMP-2、MMP-9以及PAPP-A等。这些MMPs可以降解细胞外基质，使斑块的纤维帽变薄，斑块不稳定，最后导致斑块破裂和血栓形成，同时伴有血小板活化以及sCD40L、P选择素水平的升高。

在以上多种标记物中，MMPs、MPO、ICAM-1、VCAM-1、OX-LDL已经被研究证实与易损斑块有关，我们将分别进行阐述。

7.1　基质金属蛋白酶

基质金属蛋白酶（matrix metalloproteinases，MMPs）是一类依赖锌离子的内肽酶家族，能够降解细胞外基质（extracellular matrixc，ECM）中的多种蛋白成分，具有共同的结构单位，但具有不同的底物特异性，不同的细胞来源和不同的可诱导性。

7.1.1　基质金属蛋白酶的实验室检测

7.1.1.1　活性荧光定量检测试剂盒

基质金属蛋白酶的实验室检测可采用活性荧光定量检测试剂盒检测，通过显色底物硫环状多肽的水解所产生的巯基团，与二硫基-双 2 硝基苯甲酸（DTNB）反应后吸光峰值的增加测定细胞样品中酶活性的一种技术方法，MMP 活性单位定义为：在 37℃，pH7.5 条件下，每分钟内转化 100 微摩尔硫环状多肽所需的酶为一个活性单位。可对系列基质金属蛋白酶分别进行检测。

7.1.1.2 采用双抗体夹心 ABC-ELISA 法

用纯化的 MMP-8 抗体包被微孔板，制成固相载体，往微孔中依次加入标本或标准品、生物素化的 MMP-8 抗体、HRP 标记的亲和素，经过彻底洗涤后用底物（TMB）显色。TMB 在过氧化物酶的催化下转化成蓝色，并在酸的作用下转化成最终的黄色。颜色的深浅和样品中的 MMP-8 呈正相关。用酶标仪在 450nm 波长下测定吸光度（OD 值），计算样品浓度。

7.1.1.3 PCR 检测（MMP-2）

引物设计，上游为：5′-ACAAAGAGTGGCAGTGCAA-3′，下游为 5′-CACGAGCAAAGGCATCATCC-3′，扩增片断为 302dp。用常规方法提取标本 RNA。吸取 5μgRNA 样本在 20μL 反应体系中进行逆转录反应，体系包括 1mmol/L dNTP；10μRNasin，100mmol/L Tris-HCl pH8.4；50mmol/L KCl，2.5mmol/L $MgCl_2$；100mg/mL BSA；100pmol 随机六聚寡核苷酶及 MMLV 逆转录酶 100U。反应条件为 37℃1h 及 95℃5min。将 20μL 逆转录 cDNA 产物与 80μL PCR 缓冲液混匀，加 2μTaqDNA 聚合酶，PCR 扩增条件为：变性 95℃1min，复性 65℃1min 及延伸 72℃1min，共进行 35 个循环。取 10μL 扩增产物在 4% 琼脂糖凝胶中电泳，溴化乙锭染色，紫外光观察摄片，摄影负片用扫描仪测定吸光度值。

7.1.1.4 免疫组化法（MMP-2）

用常规 ABC 法。常规脱蜡切片，用 H_2O_2 去掉内源性过氧化物酶后，一抗用鼠抗人 MMP-2 单抗，二抗用生物素标记的兔抗鼠 IgG，用 DAB 显色。阴性对照用 PBS 代替一抗。每例组织切片随机观察 20 个高倍视野，胞浆呈棕色染色细胞数 >20% 为阳性，<20% 为阴性。

7.1.1.5 流式微球分析技术

流式微球分析技术（cytometric bead assay，CBA），可对非细胞性物质实现多参数分析，检测所需样本量更少，并大大缩短操作时间，同时其特异性强，灵敏度高，本书作者采用棋盘法，根据 PE 的平均荧光强度 MFI 选择最适的生物素标记抗体的工作浓度、加入二抗的免疫反应时间及加入 PE 标记的亲和素孵育时间等试验条件。以羧基化微球标记的不同的荧光素为定性基础，按优化的试验条件选择实验参数，建立流式微球联合检测 MMP-9、MPO、CD40L 和 t-PA 的分析技术，即可对待检血清标本进行检测[1]。

7.1.2 基质金属蛋白酶检测的影响因素

反复冻融：血清中基质金属蛋白酶反复冻融其浓度会降低。

肝素：肝素抗凝血浆标本的平均浓度低于血清标本的浓度，其差异的大小因时间的长短而不同。

枸橼酸盐：枸橼酸盐抗凝血浆标本的平均浓度低于血清标本的浓度，其差异的大小依赖时间的长短而不同。

无特别影响因素使血清中基质金属蛋白酶浓度升高。

7.1.3 基质金属蛋白酶检测的临床应用

7.1.3.1 MMPs与易损斑块

MMPs合成和活性的增加与血管壁的重构、粥样斑块的形成和破裂有关。动脉平滑肌的主要间质成分为Ⅰ、Ⅲ型胶原、弹力纤维、硫酸软骨素、硫酸皮肤素以及其他蛋白多糖。成年动脉中，每个细胞都由一层基膜围绕，这层基膜由Ⅳ型胶原、层黏蛋白、硫酸乙酰肝素蛋白多糖和巢蛋白（nidogen）等组成。MMPs具有降解这些间质成分的功能。在血管损伤因素作用下，VSMC发生增殖并迁移至内膜，形成有大量细胞外基质堆积的新生内膜。MMPs可降解所有基质成分而在VSMC的迁移和基质重构方面发挥着重要的促进作用。在VSMC的迁移与MMP的关系的研究中，对两种MMP的研究较多，即明胶酶B（MMP-9）和明胶酶A（MMP-2），MMP-9基因缺失不但有抗VSMC迁移作用，而且还能抗细胞增殖，从而抑制内膜增生。在新生内膜形成早期，MMP共同协调参与VSMC的增殖与迁移。血管损伤后发生的血管重构包括SMC增殖、迁移、凋亡和细胞外基质的改变，这些变化相当一部分由MMP介导，其中MMP-9在大鼠颈动脉模型中的过度表达促进VSMC迁移至基质，并通过增加血管周长、管腔面积和细胞核密度以及减少内膜基质含量来改变血管重构。动脉粥样硬化的形成中涉及广泛的血管基质重建，目前大量研究已证实ECM合成或降解失衡是AS形成过程中十分重要的环节，MMPs是调节ECM最重要的酶类，与AS的形成密切相关。近年的研究证实，与正常动脉组织相比，动脉粥样硬化中存在MMP-2、3、7、8、9、10、11、13、14和16表达的明显增多，并且MMPs的升高水平与斑块肩部区域的巨噬细胞有关。斑块易破裂的区域含有大量的巨噬细胞，而MMPs主要存在于巨噬细胞丰富的肩部区域，因此普遍认为这些细胞及它们释放的MMPs引起了斑块结构的破坏。在对动脉内膜切除术后的组织活检发现，MMP-2活性的增高主要与平滑肌细胞有关，推测其参与了斑块的稳定过程；MMP-8、9则与巨噬细胞的存在有关，也可以作为斑块易损和破裂的标记。

目前，有效可行的识别易损斑块的方法不多，冠状动脉内造影、冠状动脉内血管镜等有创检查费用高、难度大，临床应用受到限制；而临床症状、心电图及常规的实验室检查又不能很好地预测 ACS 患者的预后，因此探讨识别动脉粥样硬化斑块稳定性的血清检测指标，用于 ACS 患者的危险分层及预后评估，依此而拟定早期最佳治疗方案就显得尤为重要[2,3]。

7.1.3.2 MMPs 与心肌病

经过对扩张性心肌病（dilated cardiomy-opathy，DCM）终末期患者的研究发现，在左心室心肌中 MMP-3、MMP-9 活性增高，同时伴有心室壁变薄、心腔扩大、心功能降低。而心功能不全可引起多种 CK 的增多，后者是 MMP 的激活剂使得心功能进一步下降。通过临床实验也证实在 DCM 患者中存在心肌胶原的降解和 MMP 活动。对 DCM 末期出现心力衰竭的患者进行研究，用 Northern（RNA 转移）吸印技术测定出在 DCM 终末期患者 MMP-1mRNA 的表达增强，并且对应胶原降解的增多，出现 TIMP-1 水平的下降。但近年来，更多实验发现在 DCM 中 MMP-1 的活性具有时间依赖性，即 MMP-1 在实验性 DCM 早期增强，晚期则降低[4]。

7.1.3.3 MMPs 与病毒性心脏病

病毒性心脏病是指与病毒感染有关的心肌炎、心包炎等，都先有病毒感染先驱病史。早年的动物实验已表明，心肌炎小鼠存在心室重构，随炎症的加剧，MMPs 的活性增高，在时间上表现一致，提示 MMPs 的过度激活是炎症作用的结果。此外，MMP-2、MMP-9 活性升高与心功能下降密切关联，可能加强了心肌间质降解的生物学作用，引起间质结构紊乱从而导致心脏泵功能减退。TNF-α、IL-1β、IL-4、TGF-β1 等细胞因子通过诱导心肌组织 MMPs/TIMPs 比例失调而引起心肌胶原重构。在病毒性心肌炎的亚急性期，这些细胞因子的协同作用使 MMPS 的表达和活性升高、TIMPs 的表达和活性下降，使 MMPs/TIMPs 的平衡失调。若这种失衡持续存在，最终将导致 DCM 及心力衰竭的发生。

7.1.3.4 MMPs 与心力衰竭

HF 是一种常见的临床综合征，其发生发展的根本原因主要是神经内分泌长期激活导致的心肌重塑。不管病因如何，心力衰竭最终的结果是心肌纤维化、心室扩张和心肌收缩能力的丧失。MMPs 是目前 HF 的研究热点。MMPs 酶学活性的升高时间与心力衰竭进展时间有关，心力衰竭时心肌中 MMPs-2 的表达量和活性明显增加，降解正常胶原组织，使胶原网络发生重构，最终导致室壁变薄、心室扩张。在发生心力衰竭时，MMPs 活性增强有利于心肌外基质的降解，当维持正常心肌功能的胶原、明胶等物质降解后，其限制心肌细胞的过度拉长的作用丧失，便引起心肌细胞拉长、室壁变薄、左心室扩大，最终引起左心室泵功能下降。因此可以认为，MMPs 活性的增加可能是心力衰竭心室重构的始动因素，作为 MMPs 特异性抑制剂的 TIMPs 在心室重构中发挥着相反的作用。

7.1.3.5 MMPs 与心肌梗死

MI 会导致左心室扩张与梗死区变薄，可能产生心力衰竭、动脉瘤及心脏破裂等并发症，而 MI 后左室重构的决定因素之一是 MI 愈合过程中细胞外基质的损伤与丢失。因此，MMPs 在 MI 中的研究也非常活跃。实验表明，大鼠 MI 后间质内 MMPs 活性升高，之后继发胶原含量增加，Ⅰ/Ⅲ胶原比例升高，是心室重构的重要原因。MMP-9 与胶原代谢紊乱关系密切，直接或间接地介导室壁扩张和 HF。在 MI 早期，机体处于自我防护的反应，TIMP-2 表达升高，抑制 MMPs 的基质分解破坏活动，但是随着心室重构的加剧，MMPs/TIMPs 平衡系统以基质破坏表现为主。虽然 MI 后心肌内 MMPs 活性的具体时间曲线相差很大，但越来越多的实验表明，MMPs 活性表达开始很早。MMPs 调节的基质沉积和降解的变化可引起心肌 ECM 失调，即失适应性心肌间质重塑，从而引起心肌纤维化和心室扩张，导致心功能不全和心力衰竭的发生发展。

7.1.4 基质金属蛋白酶检测的参考范围

由于基质金属酶种类多，检测的方法多种多样，临床应用目的也各不相同，故未形成统一的正常参考值。各实验室应根据自己的情况，建立自己的正常参考值，供临床使用。

7.2 髓过氧化物酶

髓过氧化物酶（myeloperoxidase，MPO）又称过氧化物酶，是一种重要的含铁溶酶体，存在于髓系细胞（主要是中性粒细胞和单核细胞）的嗜苯胺蓝颗粒中，是髓细胞的特异性标志。MPO 是中性粒细胞的功能标志和激活标志，其水平及活性变化代表着嗜中性多形核白细胞（PMN）的功能和活性状态。MPO 基因多态性导致个体对一些疾病易感性的差异，与人类多种疾病的发生、发展密切相关，

7.2.1 髓过氧化物酶的实验室检测

7.2.1.1 采用毛细管电泳（CE）电化学检测法检测骨髓单个核细胞（BMMNC）中 MPO 的表达

实验方法：单个核细胞的分离：所有病例均在无菌条件下抽取骨髓 2mL 注入 EDTA 抗凝试管中，加入 4mL PBS（pH7.4）缓冲液稀释。采用淋巴细胞分离液密度梯度离心法分离单个核细胞。分离好的单个核细胞中加入 2mL PBS 液，混匀，制成悬浮液，用

细胞计数器计数并求出细胞的密度。

细胞提取液的制备：采用冷冻复融法和超声波溶膜法。将已计数的 1mL 在 PBS 溶液中的细胞悬浮液放到 20℃冷冻，在 37℃融化后，置于冰浴中在超声波中溶膜，得到细胞提取液。在实验时，直接将细胞提取液用 PBS 稀释一定倍数后使用。

细胞提取液中 MPO 的测定采用毛细管电泳电化学检测法，实验中以 PBS 为电泳缓冲液。将细胞提取液在 5.0 kV 进样 10 s 后，在 20 kV 的电压下运行 60s。再在毛细管中与底物氢醌（H_2Q）和过氧化氢（H_2O_2柱上孵育 10min，H_2Q 和 H_2O_2与 MPO 发生催化反应。生成的苯醌（BQ）又随着压力向检测端移动，到达检测器时，用碳纤维盘束电极检测。

由于过氧化物酶催化底物的反应为专一反应，电化学检测到的是 BQ，所以电泳峰便对应于细胞提取液中的 MPO 活性。细胞提取液中 MPO 的活性是根据已知的辣根过氧化物酶（horseradishperoxidase，HRP）的标准曲线定量的。不同浓度的标准 HRP 溶液在相同检测条件下进行毛细管电泳电化学检测，可以得到 HRP 的标准曲线。由于 MPO 和 HRP 都是过氧化物酶，在催化过氧化物的性能以及活性的表征和测量方面是相同的。而酶的活性大小，是用酶的活性单位（U）来度量。即使酶的来源不同，其活性测定方法是相同的，因为它们都是转化相同的过氧化物（底物）。所以可以用标准 HRP 的活性定量 MPO 的活性。

根据多次测定细胞提取液的结果计算得到细胞提取液中 MPO 的平均活性浓度（U/mL），再根据细胞悬浮液中细胞浓度（cell/mL），可以计算出每个细胞中 MPO 的平均含量。

7.2.1.2　ELISA 法

双抗体夹心法测定标本中髓过氧化物酶（MPO）水平。用纯化的髓过氧化物酶（MPO）抗体包被微孔板，制成固相抗体，往包被单抗的微孔中依次加髓过氧化物酶（MPO），再与 HRP 标记的髓过氧化物酶（MPO）抗体结合，形成抗体-抗原-酶标抗体复合物，经过彻底洗涤后加底物 TMB 显色。TMB 在 HRP 酶的催化下转化成蓝色，并在酸的作用下转化成最终的黄色。颜色的深浅和样品中的髓过氧化物酶（MPO）含量呈正相关。用酶标仪在 450nm 波长下测定吸光度（OD 值），通过标准曲线计算样品中髓过氧化物酶（MPO）浓度。

7.2.1.3　连续监测法

在酸性条件下，以四甲基联苯胺、邻甲氧基苯酚或 3，3′-二甲氧基联苯胺为底物，测定血液或组织中 MPO 活性。Bradley 等建立一种测定 MPO 活性的方法：在 pH 6.0 的条件下，以 H_2O_2及 3，3′-二甲氧基联苯胺盐酸盐为底物，MPO 催化底物生成橘黄色产物，在 460 nm 波长处连续监测，吸光度的增高速率与 MPO 的活性成正比。1U 的 MPO

指在25℃1 min内转化1μmol H_2O_2所需MPO量。这种方法具有快速、灵敏、成本低等特点，但易受其他过氧化物酶（例如嗜酸性粒细胞过氧化物酶）和某些血红素蛋白（例如血红蛋白、肌红蛋白）的干扰。

7.2.1.4 流式微球分析技术

见本章7.1.1“基质金属蛋白酶的实验室检测”部分。

7.2.2 髓过氧化物酶检测的影响因素

心脏病危险因子：例如，急性冠脉综合征的患者，当髓过氧化物酶浓度超过350μg/L时有增加心脏病的危险，作为预测患者6个月后发病的一个因子，其风险率为2.25。

吸烟：吸烟者MPO平均浓度较不吸烟者升高。

肝素：治疗剂量和抗凝管中的肝素，可能刺激血液标本中MPO的释放，引起检测结果的成倍升高。

7.2.3 髓过氧化物酶检测的临床应用

7.2.3.1 MPO与ACS斑块易损

ACS是指在冠状动脉粥样硬化基础上，斑块破裂，表面出现裂纹、溃疡，继而血管痉挛，血小板黏附聚集，并继发血栓形成，引起完全或不完全堵塞性血栓的急性血管病变。动脉粥样硬化斑块中脂质的沉积和氧化被认为是斑块失稳定性的中心事件，由细胞外基质构成的斑块纤维帽是动脉粥样硬化病变稳定的关键。此外，MPO氧化修饰的LDL可抑制平滑肌细胞合成胶原，并诱发平滑肌细胞凋亡，导致平滑肌细胞相对减少，纤维帽强度减弱。内皮细胞的凋亡在急性冠状动脉综合征中是冠状动脉内血栓形成的明显刺激因素。MPO衍生的次氯酸（HOCL）可导致冠状动脉内皮细胞的剥脱和血栓栓塞的发生[5]。

7.2.3.2 MPO与冠状动脉粥样硬化

活性氧簇（reactive oxygen species，ROS）的作用贯穿动脉粥样硬化从脂纹形成到ACS发生的全过程，其中MPO在冠状动脉粥样硬化的发生、发展及急性并发症的形成中发挥重要作用。免疫组织化学和生物化学的分析都能发现动脉粥样硬化处MPO和其氧化产物的集中。

（1）MPO参与冠状动脉粥样斑块形成。MPO可氧化修饰低密度脂蛋白：MPO催化产生的次氯酸（HOCL）等物质氧化LDL，成为容易被巨噬细胞摄取的形式，巨噬细胞通过清道夫受体CD36增加对OX-LDL的摄取并转化为泡沫细胞，而泡沫细胞的形成是早期动脉粥样硬化斑块形成的病理标志。OX-LDL具有致动脉粥样硬化的作用，增加单核细胞的聚集和对血管内皮细胞的黏附而促进管壁的血栓形成。

MPO 可氧化修饰载脂蛋白 A-1 和高密度脂蛋白：HDL 具有促进巨噬细胞内过量的胆固醇转运至血液循环中并促进其代谢、排泄的功能，而 MPO 氧化后的 HDL 出现功能障碍，造成胆固醇的逆向转运和摄取增多，它不仅丧失抗动脉粥样硬化的作用，且有进一步导致动脉粥样硬化的作用。

MPO 消耗一氧化氮，导致内皮功能障碍：内皮功能障碍是动脉粥样硬化的早期改变，而一氧化氮（nitric oxide，NO）生物效能的降低是内皮功能障碍的关键因素，NO 是 MPO 的反应底物，MPO 通过消耗 NO 造成内皮功能障碍，MPO 氧化修饰后的 HDL 能抑制 NO 的合成，MPO 产生的 HOCL 和活性氮可直接抑制一氧化氮合酶（nitric oxide synthase，NOS）的活性，且 MPO 和 HOCL 可降低正铁血红蛋白还原酶的活性，它是 NOS 的必要的辅因子，从而降低 NOS 的活性。近年来的研究结果表明，MPO 通过限制 NO 的生物效能在内皮功能障碍中发挥作用。动物模型以及人类临床研究结果提示，MPO 是有病变的冠状动脉血管中 NO 代谢的主要酶的证据.

（2）MPO 与冠状动脉疾病。冠心病是心血管系统中最常见的疾病，而 AS 又是形成冠心病的重要病理基础。AS 发病过程中通常出现氧化低密度脂蛋白，进而巨噬细胞吞噬脂质变成泡沫细胞，泡沫细胞的形成在 AS 的发生机制中起关键作用。研究发现 MPO 有促进 AS 病变形成的作用，MPO 通过产生自由基和多种反应性物质，促进斑块形成和不稳定性增加，加速 AS 进展，进而引起多种并发症如 ACS。检测患者血清中 MPO 水平有利于早期诊断 ACS，尤其是 cTn 阴性的 ACS 患者，MPO 的检测更具有重要意义，也是评估心血管疾病病情、危险分层、和预后的一个新指标。ESC/NACB 建议将 MPO 作为危险分层的生物标志之一。

7.2.4　髓过氧化物酶检测的参考范围

成人健康人群平均浓度：219.5±5.7ng/mL。

健康儿童平均浓度：347ng/mL（范围：142～859 ng/mL）。

健康婴儿平均浓度：453ng/mL（范围：153～1349 ng/mL）。

7.3　细胞间黏附分子

细胞间黏附分子-1（ICAM-1）是一种跨膜的单链糖蛋白，在 IL-1、TNF-a、IFN-Y、内毒素等刺激下，ICAM-1 可广泛表达于造血和非造血系统来源的多种细胞表面。目前发现 ICAM-1 的受体有 2 个：淋巴细胞功能相关抗原-1（LFN-1，又称 CD11a/CD18）和 Mac-1（CD11b/CD18，Mol 及 CR3），二者均属于整合素家族。ICAM-1/LFA-1、ICAM-1/Mac-1 主要介导单核细胞、淋巴细胞及中性粒细胞与内皮细胞黏附，促进淋巴细胞聚集。

7.3.1 细胞间黏附分子的实验室检测

ICAM-1 在细胞外以可溶性细胞间黏附分子（sICAM-1）形式存在，sICAM-1 是膜表面的 ICAM-1 的蛋白水解产物，检测血清中 sICAM-1 水平可反映局部 ICAM-1 的表达状况，因血清 sICAM-1 检测方法简便、易行，在临床试验中应用广泛。sICAM-1ELISA 试剂盒用于测定人血清，细胞上清及相关液体样本中细胞间黏附分子 1 的含量。应用双抗体夹心法，用纯化的人 ICAM-1 抗体包被微孔板，制成固相抗体，往包被单抗的微孔中依次加入细胞间黏附分子-1（ICAM-1），再与 HRP 标记的 ICAM-1 抗体结合，形成抗体-抗原-酶标抗体复合物，经过彻底洗涤后加底物 TMB 显色。TMB 在 HRP 酶的催化下转化成蓝色，并在酸的作用下转化成最终的黄色。颜色的深浅和样品中的 ICAM-1 呈正相关。用酶标仪在 450nm 波长下测定吸光度（OD 值），通过标准曲线计算样品中人 ICAM-1 浓度。

7.3.2 细胞间黏附分子检测的影响因素

7.3.2.1 血清中影响细胞间黏附分子浓度降低的因素

戒烟：吸烟者在停止吸烟后平均浓度升高。

枸橼酸盐：当以枸橼酸盐为抗凝剂时，浓度将低于血清标本的 20% ~30% 。

7.3.2.2 血清中影响细胞间黏附分子浓度升高的因素

性别：男性的中位数浓度明显高于女性。

绝经期：早期绝经后的妇女的中位数浓度高于晚期绝经妇女的中位数浓度。

7.3.3 细胞间黏附分子检测的临床应用

7.3.3.1 ICAM-1 与易损斑块

动脉粥样硬化形成是一个慢性炎症过程，这一过程包括脂质在内膜沉积，白细胞和平滑肌细胞在血管壁内膜层聚集以及细胞外基质合成沉积。当血液湍流、脂质代谢紊乱、高血压、糖尿病和吸烟等诸多危险因素使血管内皮细胞受损时，活化的内皮细胞就大量表达黏附分子，主要有 ICAM-1、VCAM-1、P-selectin、和 E-选择素。活化的内皮细胞表达的黏附分子 ICAM-1 和 VCAM-1 使血流中的单核细胞和 T 淋巴细胞在血管皮表面滚动、与内皮细胞黏附，并促使其穿过单层内皮细胞间的紧密连接。内皮功能有障碍时，血管内膜就不能有效地屏障循环脂蛋白进入动脉壁，LDL 血症促进 LDL 侵入至血管内皮下。一旦 LDL 进入动脉内膜，在高血压，高血糖等因素作用下，LDL 在内皮下间隙滞留且被修饰。被修饰 LDL（modified LDL，mLDL）作为化学趋化物亦使循环中的单核细胞聚集到血管内皮下，进入内皮下的单核细胞分化为巨噬细胞。

巨噬细胞摄取 mLDL 不受“负反馈抑制”的特性以及巨噬细胞表面清道夫受体摄取 mLDL 逃避负反馈抑制的机制使巨噬细胞成为饱含脂质的“泡沫细胞”，构成动脉粥样硬化的主要成分，即脂质条纹。泡沫细胞生成的血小板源生长因子、肿瘤坏死因子、白细胞介素-1 及转化生长因子-B 等调节平滑肌细胞从动脉中膜迁移至受损的内膜，在内膜中增殖并分泌细胞外基质，最终平滑肌细胞在内膜层增多增大，连同聚集的白细胞和泡沫细胞，被细胞外基质组织包埋，形成可以构成血管腔解剖学意义狭窄的纤维斑块。动脉粥样硬化的初始、发展和后来的斑块糜烂破裂、血栓形成，全部过程都有黏附分子的参与。

7.3.3.2　ICAM-1 与冠心病

TNF-a、IL-1、IL-13 和细胞外基质分子能诱导 ICAM-1 表达，通过促脂质摄取而使冠状动脉斑块不断扩大。同时，通过诱导 ICAM-1 表达，对单核细胞、淋巴细胞、嗜酸性粒细胞、嗜碱性粒细胞等白细胞的迁移起着相当重要的作用，在冠状动脉内膜增加上述各种白细胞的黏附，表明冠状动脉平滑肌细胞黏附是通过 VCAM-1 机制实现的。

7.3.3.3　sICAM-1 与冠状动脉粥样硬化

作为可代表局部炎症活动的可溶性黏附分子已经被证实与多种心血管危险因素有关，诸如吸烟、脂质代谢紊乱、糖尿病等主要危险因素对黏附分子的表达具有促进作用。有研究报道，冠心病患者吸烟后可导致血液中 sICAM-1 水平升高。sVCAM-1 和 sICAM-1 水平与颈动脉内膜、中膜的厚度有关，sICAM 是早期动脉粥样硬化的标志。大样本的普通人群检查发现 sICAM-1 的升高与颈动脉或股动脉存在的斑块明显相关。调整了吸烟等因素干扰后，进一步评定 sICAM-1 和 sVCAM-1 对于周围动脉粥样硬化疾病（atherosclerotic disease，PAD）各自的作用时，sVCAM-1 失去了意义，而 sICAM-1 仍可作为疾病存在和发展的较好指标。

7.3.3.4　sICAM-1 与急性冠脉综合征

ACS 是一种严重威胁生命的紧急状态，可以出现在冠状动脉粥样硬化疾病病程中的任何时期，斑块的破裂、血小板聚集、血栓形成造成冠脉闭塞是 ACS 的发病机制，其中斑块破裂被认为是 ACS 的启动环节。根据炎症是动脉粥样硬化的基本病理特征，研究者们尝试测定冠状动脉粥样硬化性心脏病患者的循环内炎症标志物水平来探讨动脉粥样硬化斑块炎症程度变化和 ACS 临床表现的相关性。有对照分析研究表明，血浆 sICAM-1 水平升高和与以后发生心肌梗死和冠状动脉性死亡的风险有关，也和发生心绞痛的风险有关，sICAM-1 可作为将来冠脉事件独立的危险预报因子，同时测定 CRP 水平，准确性更高。

7.3.4 细胞间黏附分子检测的参考范围

由于检测的方法多种多样，临床应用目的也各不相同，故未形成统一的正常参考值。各实验室应根据自己的情况，建立自己的正常参考值，供临床使用。

7.4 血管细胞黏附分子

血管细胞黏附分子（VCAM-1）表达于细胞因子活化的内皮细胞表面，也可被细胞因子诱导后表达于其他类型细胞。和 ICAM-1 一样，为跨膜糖蛋白，结构上亦相同。其主要功能为：参与单核—吞噬细胞和淋巴细胞向炎症部位浸润；参与 NK 细胞黏附和迁移；参与超敏反应中 IL-4 对嗜酸粒细胞的选择性趋化作用；参与造血细胞分化发育过程中细胞集落的形成。

7.4.1 血管细胞黏附分子的实验室检测

血管细胞黏附分子（VCAM-1）表达于细胞因子活化的内皮细胞表面，也可被细胞因子诱导后表达于其他类型细胞。随着 VCAM-1 的表达增加，血液中的可溶性形式的 VCAM-1 的含量也增加，产生可溶性的 VCAM-1 的确切机制目前还不很清楚，可能与蛋白酶的作用使 VCAM-1 的膜外部分劈裂下来而成为可溶性的 VCAM-1 有关，或者是由于在 mRNA 的水平上经拼接转录成蛋白质而直接分泌到细胞外面。测定组织中的 VCAM-1 现多用免疫组织化学、基因杂交技术、RT-PCR、Northern Blot，难于普遍开展，而可溶性血管细胞黏附分子存在于血液中测定较为易行，具有较大的临床实用价值。清晨空腹抽取肘静脉血，取血清，采用酶联免疫吸附分析法进行检测，试剂盒采用固相夹心法酶联免疫吸附实验，已知 VCAM-1 浓度的标准品、未知浓度的样品加入微孔酶标板内进行检测。先将 VCAM-1 和生物素标记的抗体同时温育。洗涤后，加入亲和素标记过的 HRP。再经过温育和洗涤，去除未结合的酶结合物，然后加入底物 A、B，和酶结合物同时作用。产生颜色。颜色的深浅和样品中 VCAM-1 的浓度呈比例关系。随着流式细胞仪在临床的应用不断普及，运用流式微球分析技术（cytometric bead assay，CBA）对 ICAM-1 进行检测，具有样本用量少、成本低、特异性强、灵敏度高等特点。本书作者通过对流式细胞仪检测系统检测血浆 VCAM-1 的分析性能进行评价，对建立一个完整的流式细胞术质量保证体系具有重要意义，对规范实验室管理，提高临床检验质量，推进检验结果互认，具有一定的指导作用[6]。

7.4.2 血管细胞黏附分子检测的影响因素

使血清中可溶性细胞黏附分子浓度升高的因素如下：

血液透析：接受血液透析治疗的慢性肾衰竭患者的可溶性血管细胞黏附分子的平均浓度显著高于健康供者平均浓度。

持续不卧床腹膜透析：接受连续不卧床腹膜透析治疗的慢性肾衰竭患者的可溶性血管细胞黏附分子的平均浓度显著高于健康志愿者平均浓度。

性别、衰老、绝经期等因素均对血清中可溶性细胞黏附分子浓度无特别影响。

7.4.3　血管细胞黏附分子检测的临床应用

冠心病的病理基础是冠状动脉粥样硬化，以及因此引起的心肌缺血、坏死的病理改变。以往，对上述各种机制在动脉粥样硬化发生、发展的各个环节中的作用不甚清楚，然而，目前对炎症反应的作用已日趋明了。动脉粥样硬化是一种炎症性疾病，而不是简单的脂质沉积，炎症反应无论是在动脉粥样硬化的进展中，还是在冠心病的发生中均起着重要作用。炎症反应可以导致内皮功能障碍、粥样硬化斑块的进展和破裂及血栓形成，反过来，内皮功能障碍、粥样硬化斑块的进展和破裂及血栓形成，又导致进一步的炎症反应和炎性介质的释放，从而使患者进入冠心病的恶性循环过程。这样的炎性介质，包括来自内皮的 VCAM-1 等。VCAM-1 在正常情况下主要以低水平表达于内皮细胞外周，但在体内炎症的病理条件下，炎症反应产生的细胞因子能诱导 VCAM-1 在血管内皮表达，但血管内皮细胞 VCAM-1 表达增高时，脱落也相应增加，导致血液中 VCAM-1 增加，VCAM-1 的增加与血管内皮细胞上的 VCAM-1 的表达增加相一致。有试验表明，急性心肌梗死患者 VCAM-1 明显升高，而且 VCAM-1 水平越高，病程发展也越严重，临床预后越差；同时，近来研究也发现 VCAM-1 与动脉粥样硬化的发生发展有关，VCAM-1 浓度在稳定型心绞痛、不稳定型心绞痛和心肌梗死时是逐渐增加的，显示不同类型的冠心病之间差异均有统计学意义，这对冠脉综合征的诊断具有一定临床应用价值。

7.4.4　血管细胞黏附分子检测的参考范围

同 ICAM-1 一样，由于检测的方法多种多样，临床应用目的也各不相同，故未形成统一的正常参考值。各实验室应根据自己的情况，建立自己的正常参考值，供临床使用。

7.5　氧化型低密度脂蛋白

氧化型低密度脂蛋白（OX-LDL）由肝脏合成的极低密度脂蛋白转化而来，其核心组分是甘油三酯和胆固醇酯，表面组分是载脂蛋白、游离胆固醇和磷脂。OX-LDL 通过与组织细胞表面的 LDL 受体结合，向组织细胞转运胆固醇。LDLR 的表达存在负反馈下调机制，水解产生的游离胆固醇可抑制 LDL 受体基因的转录，使细胞表面的 LDLR 合成减少，防止更多的 LDL 进入细胞，保持细胞内胆固醇水平相对恒定。

7.5.1 氧化型低密度脂蛋白的实验室检测

7.5.1.1 ELISA 法

OX-LDL 测定可用 ELISA 双抗体夹心法，用纯化的 OX-LDL 抗体包被微孔板，制成固相抗体，往包被抗原的微孔中依次加入 OX-LDL，再与 HRP 标记的氧化型低密度脂蛋白抗体结合，形成抗体-抗原-酶标抗体复合物，经过彻底洗涤后加底物 TMB 显色。TMB 在 HRP 酶的催化下转化成蓝色，并在酸的作用下转化成最终的黄色。颜色的深浅和样品中的 OX-LDL 浓度呈正相关。用酶标仪在 450nm 波长下测定吸光度（OD 值），通过标准曲线计算样品中 OX-LDL 浓度。

7.5.1.2 共轭双烯法

共轭双烯法是一种较为广泛使用的反映 LDL 氧化易感性的检测方法。该方法分离血浆中 LDL 后，在体外用氧化剂（常用 Cu^{2+}）诱导，使脂蛋白内多聚不饱和脂肪酸被氧化形成共轭双烯（CD）。CD 在 234 nm 有最大吸收峰，每隔 5 min 于波长 234 nm 测吸光度值，根据 LDL 氧化产生的 CD 量随时间变化绘制氧化曲线，以该段曲线斜率表示 CD 生成率（nmol CD /mg LDL · min^{-1}），反映 LDL 氧化程度。虽然该方法是在体外用氧化剂诱导氧化过程，并不能完全表达循环中天然存在的 OX-LDL 状态，但通过共轭双烯法检测可以探测循环中 LDL 的氧化易感性，对了解 LDL 的氧化过程和防治心脑血管疾病有参考价值。

7.5.1.3 硫代巴比妥酸反应物（TBARS）化学测定法

硫代巴比妥酸测定法是基于化学原理测定 OX-LDL 的方法。方法根据脂质过氧化过程中产生可与硫代巴比妥酸反应、生成在 532nm 处有最大吸收峰的硫代巴比妥酸反应物（TBARS）而建立。反应物经离心、正丁醇提取后测定 532 nm 波长处吸光度值，通过与以 1，1，3，3-四乙氧基丙烷配制的标准溶液所测得的吸光度值相比，相对定量反映 OX-LDL 的浓度。该方法操作简便、花费少、重复性好，不仅可以用于人血 OX-LDL 的测定，同时也可以用于动物实验，因此被广泛用于脂质过氧化程度的评价。方法的不足在于血清中共存的糖和氨基酸也会与硫代巴比妥酸发生反应，对测定结果有干扰，因此特异性较差。

7.5.1.4 相对电泳迁移率法

相对电泳迁移率法的原理是在脂质过氧化反应中，LDL 上的卵磷脂在卵磷脂酶的作用下生成溶血卵磷脂和多聚不饱和脂肪酸，后者在氧自由基的作用下被氧化产生丙二醛、4-羟基-2-壬烯醛等脂质过氧化物，同时发生磷脂水解、ApoB降解等反应使LDL结构发生变化，生成的醛类物质与ApoB中一些游离氨基如赖氨酸残基结合导致其负电荷增加，表现在琼脂糖凝胶电泳时电泳迁移率加快。在pH 8.6的巴比妥缓冲液中进行琼脂糖凝胶电泳，以天然未修饰的LDL作为基准对照（REM：110），OX-LDL与LDL的实际迁移距离之比即为OX-LDL的相对电泳迁移率（REM）。REM的增加程度可作为OX-LDL分析指标。该法常联合硫代巴比妥酸反应物化学测定法共同反映LDL的氧化修饰程度，以评价各种药物对LDL氧化修饰过程的影响。

7.5.1.5　抗OX-LDL自身抗体测定方法

LDL主要在血管内皮下发生氧化修饰，由于血浆中抗氧化物质较多，使OX-LDL存在时间很短且量少，加之直接测定血浆OX-LDL会受到体外氧化修饰的影响。因此，检测血浆中的OX-LDL往往并不能代表血管内皮下致动脉粥样硬化作用的OX-LDL水平。研究发现在人动脉粥样硬化病变中OX-LDL存在抗原决定簇，检测血清抗OX-LDL自身抗体滴度，不仅可以预测动脉粥样硬化冠心病，而且可以作为粥样硬化斑块的标志物，反映体内LDL的氧化修饰情况。

7.5.2　氧化型低密度脂蛋白检测的影响因素

LDL分离方法：由于LDL成分的分离方法不同，使OX-LDL测定产生本质上的差异；

血浆影响：使用全血浆测定不仅会检测到OX-LDL，可能还会检测到其他氧化修饰的脂蛋白及其化合物。

干扰：由于LDL是人血浆中主要的含ApoB的脂蛋白，所以氧化VLDL和氧化乳糜微粒对检测的干扰很小。

7.5.3　氧化型低密度脂蛋白检测的临床应用

7.5.3.1　影响斑块稳定性

动脉粥样硬化发展的后期，不稳定斑块破裂引发血栓形成，导致急性临床事件的发生。斑块内蛋白酶活性升高，细胞凋亡增加在导致影响斑块不稳定中发挥了重要的作用。在正常的动脉组织内几乎检测不到蛋白水解酶活性，但在动脉粥样硬化斑块特别是在不稳定斑块内MMPs等蛋白水解酶的活性显著升高，导致组成纤维帽的细胞外基质降解，强度减小，这被认为是斑块纤维帽变薄易破裂的主要原因。OX-LDL在体外可以诱导人冠状动脉平滑肌细胞表达MMP-1和MMP-2。OX-LDL还可以在诱导内皮细胞表达MMP-1的同时抑制TIMP-1的表达，TIMP-1是MMPs的内源性抑制剂，因此引起细胞基质的降解，在影响斑块稳定性方面发挥作用。

7.5.3.2 诱导血管内皮细胞损伤

血管内皮细胞覆盖在血管腔内表面，对于维持血管结构和功能的完整性具有重要的作用，另外还参与调节凝血、炎症过程中白细胞的黏附、血管的紧张性等。OX-LDL引起血管内皮细胞功能障碍和内皮细胞损伤这一作用是启动动脉粥样硬化发生的重要环节，近年来细胞凋亡检测手段的日益完善已经明确 OX-LDL 诱导内皮细胞凋亡是动脉粥样硬化发生的始动环节。OX-LDL 可通过其细胞毒性作用直接损伤内皮细胞，有研究发现与 OX-LDL 共培养 24 h 后，内皮细胞内参与细胞骨架构成的微丝明显破坏、断裂、稀疏、分布紊乱。这一作用可以导致内皮细胞间隙增大，通透性增加，从而有利于脂质成分通过内皮层进入内皮下，此作用可能是 OX-LDL 导致动脉粥样硬化形成的机制之一，目前研究认为钙离子浓度升高可能介导 OX-LDL 对内皮细胞的损伤作用。OX-LDL 可以抑制内皮细胞一氧化氮合酶基因的表达，从而抑制一氧化氮的合成和释放，引起内皮功能障碍。

7.5.3.3 诱导单核细胞与内皮细胞的黏附和向内皮下的趋化

单核细胞与动脉内皮黏附的增多是动脉粥样硬化的早期表现之一。OX-LDL 可以通过刺激诸多介导单核细胞向内皮细胞黏附的细胞因子的基因表达，如细胞间黏附分子 1、血管细胞黏附分子 1、P-选择素、E-选择素等，使单核细胞、中性粒细胞、淋巴细胞与内皮的黏附数量增多。OX-LDL 可以刺激单核细胞趋化蛋白 1 的表达，而单核细胞趋化蛋白 1 是单核细胞向内皮下趋化穿越的最重要的转运蛋白。OX-LDL 还能促使内皮细胞和血小板产生一种分子质量为 140×10^3 的颗粒膜蛋白，这种颗粒膜蛋白能在细胞激活的基础上快速翻译到细胞膜上，结合中性粒细胞和单核细胞。

7.5.3.4 参与泡沫细胞的形成

OX-LDL 由于表面的抗原决定簇的改变，可以被巨噬细胞及血管平滑肌细胞表面的清道夫受体 A1 识别结合，这种结合速度快，数量大，同时又不受细胞内胆固醇浓度的负反馈调节限制，而且 OX-LDL 能抵抗溶酶体酶和组织蛋白酶对它的降解，造成细胞内脂质大量聚集而转变为泡沫细胞。巨噬细胞吞噬 OX-LDL 后，由于 OX-LDL 的细胞毒作用，可刺激巨噬细胞分泌产生一种特定的巨噬细胞集落刺激因子（macrophage colony stimula-ting factor，M-CSF）。M-CSF 负责介导巨噬细胞的激活、分泌、增殖、聚集、退化，并进一步转变为泡沫细胞，同时 M-CSF 还能诱导巨噬细胞表面清道夫受体的表达，使 OX-LDL 摄取增多。OX-LDL 又可诱导通过刺激单核细胞趋化蛋白而引起巨噬细胞及血管平滑肌细胞表达清道夫受体 A，也可使巨噬细胞 CD36 表达上调，增加对 OX-LDL 的摄取，进一步为泡沫细胞的形成提供了条件。OX-LDL 还可以作为一种抗原刺激机体产生抗体后与之结合形成循环免疫复合物，促进巨噬细胞通过清道夫受体、Fc 受体及非特意性吞噬等多种途径摄取 OX-LDL，从而促进巨噬细胞向泡沫细胞的转变。OX-LDL 还可抑制血管平滑肌细胞 caveolin-1 表达，导致细胞胆固醇代谢障碍，从而在诱导平滑肌源性泡沫细胞形成方面发挥作用。OX-LDL 引起平滑肌细胞从血管中膜移行入内膜，并通过诱导巨噬细胞、血管内皮细胞及血小板细胞产生血小板源性生长因子和碱性成纤维细胞生长因子，促进平滑肌增生，而且碱性成纤维细胞生长因子诱导血管平滑肌细胞表面清道夫受体表达，导致血管平滑肌细胞内吞 OX-LDL，吞噬大量 OX-LDL 后形成平滑肌源性泡沫细胞。

7.5.4　氧化型低密度脂蛋白检测的参考范围

ELISA 法：0.43±0.14mg/L。

对于其他检验方法的正常参考值，各实验室应根据自身情况建立正常参考值供临床应用。

主要参考文献

[1] 黄山，张程，陈艳，等. 流式微球分析技术联合检测血清 MMP-9、MPO、CD40L 和 t-PA 的方法学建立及评价［J］. 贵州医药，2012，36（4）：291-294.

[2] 黄山，陈艳，张程，等. 自建流式微球分析技术联合检测动脉粥样硬化破裂标志物对急性冠脉综合征诊断价值的评价［J］. 重庆医学，2012，41（3）：211-213.

[3] 冯勤颖，黄山，陈艳，等. ELISA 法检测动脉粥样硬化破裂标志物 MMP-9、MPO、CD40L 和 t-PA 对急性冠脉综合征的诊断价值［J］. 贵州医药，2012，36（2）：99-102.

[4] Bradley P P，Priebat D A，Christensen R D，et al. Measurementof cutaneous inflammation：estimation ofneutrophil contentwith an enzyme marker［J］. J InvestDermato，1982，78：206-209.

[5] Baldus S，Eiserich J P，Brennan M L，et al. Spatial mapping of pulmonary and vascular nitrotyrosine reveals the pivotal role of myeloperoxidase as a catalyst for tyrosine nitration in inflammatory diseases［J］. Free Radical Biol Med，2002，7（33）：1010-1019.

[6] 黄山，孟宪辉，许健，等. 流式细胞术检测 VCAM-1 的方法学性能评价［J］. 贵州医药，2010，34（10）：871-873.

第 8 章　ACS 斑块破裂标志物

急性冠状动脉综合征（acute coronary syndrome，ACS）是冠心病的特殊疾病谱，它包括不稳定心绞痛、急性心肌梗死和猝死，是导致冠心病以及心血管病死亡的重要原因。有关急性冠状动脉综合征的发生与发展机制尚不十分清楚，现多认为，在冠状动脉粥样硬化但并非冠状动脉十分狭窄的基础上，粥样斑块破裂（plague rupture）、血管痉挛和随之发生的血小板黏附、聚集及继发性血栓形成是急性冠状动脉综合征发生的主要病理生理机制。其中，动脉粥样斑块破裂又视为急性冠状动脉综合征的发生中最重要的始动环节。因此，有关粥样斑块破裂的防治研究成为人们关注的热点，研究斑块破裂的机制及探索稳定斑块的方法具有重要临床应用。

尽管有多种方法和技术可以识别斑块，但在临床上适用的并不多见，而血清中的生化标志物的检测是识别斑块最实用的方法，除了前面章节介绍的 C 反应蛋白外，本章将介绍 CD40L、胎盘生长因子、PAPP-A、磷脂酶 A_2、血清淀粉样蛋白 A、热休克蛋白等生化标志物，以供临床参考。

8.1　可溶性 CD40 配体

CD40L 也称 CD154，是一种跨膜蛋白，含 261 个氨基酸残基，其三维结构类似于肿瘤坏死因子。CD40L 属于 TNF 超家族中的细胞因子，CD40L 主要表达于成熟的活化 $CD4^+T$ 细胞。体内及体外研究提示，CD40 信号通路参与了 AS 内各种细胞的炎症反应调节。在 CD40 信号途径中，CD40L 与 CD40 相结合产生一系列反应，包括促进 AS 内平滑肌细胞、血管内皮细胞和巨噬细胞产生黏附分子、细胞因子、生长因子、基质金属蛋白酶和促凝血物质等。这些物质参与了 AS 的发生与发展，促进了 ACS 的发生。

8.1.1　可溶性 CD40 配体的实验室检测

8.1.1.1　ELISA 法

可溶性 CD40L 测定可采用酶联免疫吸附法测定血浆可溶性 CD40L（sCD40L），其检测灵敏度可达到 0.10ng/mL 左右。此外，还可用间接免疫荧光流式细胞术来进行测定。

8.1.1.2　流式微球分析技术

具体参见本书 7.1.1“基质金属蛋白酶的实验室检测”部分。

8.1.2　可溶性 CD40 配体检测的影响因素

8.1.2.1　使血清中可溶性 CD40 配体浓度降低的影响因素

标本稳定性：离心后分离血清中可溶性 CD40 配体浓度在室温中或 4～8℃储存 1.5 和 3h 均保持稳定，但 24h 后下降。

枸橼酸盐：枸橼酸盐抗凝血血清可溶性 CD40 配体浓度的中位数为明显低于血清可溶性 CD40 配体浓度。

EDTA：EDTA 抗凝血血清可溶性 CD40 配体浓度的中位数明显低于血清可溶性 CD40 配体浓度。

8.1.2.2　使血清中可溶性 CD40 配体浓度升高的影响因素

标本处理不及时：患者的标本延迟处理测定后血清可溶性 CD40 配体浓度的中位数增加，与基值比较有所增高。

血小板：血清可溶性 CD40 配体的浓度与全血血小板计数相关；

胸痛：急性胸痛患者中可溶性 CD40 配体浓度增高。

8.1.3　可溶性 CD40 配体检测的临床应用

CHD 是有免疫系统参与的慢性炎症反应，免疫介质 CD40L 及其受体（CD40）贯穿于 AS 发生、发展乃至斑块破裂的全过程。急性冠状动脉综合征（ACS）是指 AS 斑块破裂或溃疡的基础上，继发出血或血栓形成的一组临床综合征，它包括不稳定性心绞痛、急性心肌梗死和心源性猝死。近年研究发现 CD40L-CD40 广泛存在于 AS 斑块的各种细胞（内皮细胞、平滑肌细胞、单核/巨噬细胞），其相互作用显著影响 AS 相关细胞的功能，并且与斑块的稳定性密切相关，阻断这一系统的相互作用可以防止 AS 的发生与发展。这些研究的深入为 AS 与 ACS 的临床防治提供了新的思路。

生理情况下，CD40L-CD40 在 T 细胞和 B 细胞的活化及其介导的体液免疫过程中起重要作用。激活 B 细胞 CD40 受体可以避免其凋亡，并诱导其表达共刺激因子。同时 T 细胞也在此过程中被活化并产生免疫调节因子如 IL-4、IL-6 和 INF-γ。在冠心病动脉粥样硬化形成过程中，CD40L 与 CD40 相互作用与 AS 的发生发展密切相关，尤其在 ACS 发生、发展中更为明显。近年来的研究表明，ACS 患者血清中 CD40L 明显升高，且它与 IL-1、IL-6、TNF、TNF-γ 等因子呈一致性。CD40L 信号系统对 AS 形成的作用可从三阶段予以阐述，即斑块的形成、进展和斑块的不稳定、破裂。

8.1.3.1 CD40L-CD40 与 AS 的形成和发展

CD40L 与 CD40 结合可诱导内皮细胞、平滑肌细胞表达产生 VCAM-1、E 选择素和 ICAM-1，在 TNF-γ 的参与下，亦增加了 T 辅助 1（THl）的免疫应答。这些因子可吸引 T 淋巴细胞和单核细胞向 AS 斑块聚集，并维持其慢性炎症，这有利于加速 AS 的形成。动脉粥样斑块进展主要涉及平滑肌细胞的迁移和增殖、新生血管的生成以及纤维帽增厚。此阶段内皮细胞和平滑肌细胞进一步表达化学因子，例如 CCR-1（MIP-l 受体）、CCR-2（MCP-1 受体）。这些因子与 MCP-1 和 MIP-1 结合，进一步促进平滑肌细胞的迁移和增殖，并使平滑肌细胞由收缩型向分泌型转变，这有利于加速 AS 的发展。

8.1.3.2 CD40L-CD40 与 AS 斑块的不稳定、破裂

动脉粥样斑块主要由血管平滑肌细胞和炎症细胞以及细胞外脂质所组成，可分为稳定斑块和不稳定斑块。稳定斑块纤维帽较厚，炎症细胞少，不易破裂；不稳定斑块炎症细胞浸润较重，斑块基底部有大量新生微血管，斑块质地软，脆性大，易发生破裂，形成血栓，引发 ACS 的发生。基质金属蛋白酶（MMP）在破坏斑块组织的完整性以致斑块破裂的过程中起重要作用。MMP 降解细胞外基质和斑块纤维帽使斑块不稳定。CD40L 通过调节斑块中巨噬细胞、血管平滑肌细胞产生大量的 MMP，影响斑块的稳定性。CD40L-CD40 的相互作用可以抑制单核细胞凋亡，促进 AS 斑块中 COX-2 的高表达，而后者的产物前列腺素 E2 能促进 T 细胞 MMP 的合成以及组织重塑。因此，在 CD40L-CD40 及其相关因子的作用下，AS 斑块内平滑肌细胞、基质、胶原和纤维组织减少，纤维帽变薄、破裂，凝血增强而纤溶降低，最后导致 ACS 的发生发展。

8.1.3.3 CD40L 与冠心病的预后有关

CD40-CD40L 的相互作用可促进动脉粥样硬化的形成，在急性冠脉综合征患者中 sCD40L 和膜结合的 CD40L 水平升高，然而不能肯定的是，在急性心血管系统症状出现之前是否就已存在 CD40L 水平的升高。有研究表明：血清中高水平的 CD40L 与发生心血管事件的危险性有关，sCD40L 对于那些具有不稳定性冠脉疾病患者的预后判定具有重要价值，随 sCD40L 水平的升高，在接受冠脉成形术后 3 天、30 天及 6 个月内患者发生死亡或非致死性心肌梗死的比例明显增加，并且，sCD40L 的这种预测价值并不取决

于是否存在心肌的坏死，在肌钙蛋白阴性而 sCD40L 水平较高的患者中，发生心血管事件的危险性依然增加。

8.1.3.4　CD40L 和再狭窄有关

冠状动脉介入术能损伤血管内皮，促进血小板的黏附、激活和聚集，局部高浓度的 CD40L 即来源于这些富含血小板的血栓。升高的 CD40L 又可稳定体内血小板的聚集，增加血小板和血小板之间的黏附，从而能稳定富含血小板的栓子而促使血栓形成。CD40L 也可通过抑制受损血管内皮的再愈合而促进再狭窄过程。CD40L 或 sCD40L 能抑制生长因子诱导的人脐静脉内皮细胞的迁移，刺激平滑肌细胞的增生，从而促进再狭窄。

8.1.4　可溶性 CD40 配体检测的参考范围

ELISA 法：(1.9±1.0) μg/L。

各实验室应根据自身情况，建立参考范围。

8.2　胎盘生长因子

胎盘生长因子（placenta growth factor，PLGF 或 PIGF）是血管内皮生长因子（VEGF）家族中的一员，是一种分泌性二聚体糖蛋白，其碱基序列与 VEGF 基因有高度同源性，53% 的蛋白质氨基酸组成与 VEGF 相同，是 VEGF 家族中一个新成员。通过 mRNA 的选择性拼接，PLGF 可产生 4 种不同的蛋白亚型，即 PLGF-1、PLGF-2、PLGF-3及 PLGF-4。PLGFm-RNA 的 4 种亚型由人类滋养细胞和脐静脉内皮细胞分泌产生。PLGF 通过自分泌和旁分泌作用调节滋养细胞和血管内皮细胞的功能。

8.2.1　胎盘生长因子的实验室检测方法

8.2.1.1　外周血和脐静脉血 PLGF 用 ELISA 法检测

用纯化的抗体包被微孔板，制成固相载体，往包被抗该指标抗体的微孔中依次加入标本或标准品、生物素化的抗该指标抗体、HRP 标记的亲和素，经过彻底洗涤后用底物 TMB 显色。TMB 在过氧化物酶的催化下转化成蓝色，并在酸的作用下转化成最终的黄色。颜色的深浅和样品中的该指标浓度呈正相关。用酶标仪在 450nm 波长下测定吸光度（OD 值），计算样品浓度。

8.2.1.2　胎盘和蜕膜组织 PLGF 可用免疫组化法测定

用 PLGF 单克隆抗体，配合免疫组化试剂盒，按说明书操作即可进行检验。

8.2.1.3 胎盘和蜕膜组织 PLGF mRNA 用 RT-PCR 法检测

引物设计，上游为：5′-ACGTGGAGCTGACGTTCTCT-3′，下游为：5′-CAGCAG-GAGTCACTGAAGAG-3′，扩增片段为241dp。其他步骤参照试剂盒说明书操作。

8.2.2 胎盘生长因子检测的影响因素

8.2.2.1 使血清中 PLGF 浓度升高的因素

妊娠：在妊娠期，PLGF 浓度自始至终逐渐增加，3 个月后显著增加。

8.2.2.2 使血清中 PLGF 浓度降低的因素

分娩：产后 PLGF 浓度显著下降。

8.2.3 胎盘生长因子检测的临床应用

8.2.3.1 PLGF 与动脉粥样硬化斑块的关系

PLGF 在早期动脉粥样硬化斑块形成中发挥着重要作用。其促进动脉粥样硬化斑块增长和导致斑块不稳定的作用机制可能为：①通过趋化作用使单核细胞黏附聚集；②通过巨噬细胞产生蛋白溶解酶，促使纤维帽破裂；③促进斑块内新生血管形成造成斑块内出血；④通过促进组织因子分泌而形成血栓。

8.2.3.2 PLGF 同冠心病的关系

血浆 PLGF 水平可以作为 ACS 患者近远期预后的预测因子，对 ACS 患者近远期心脏不良事件具有独立预测价值。基础研究已经证实在病理情况下，PLGF 同受体 VEGFR-1结合后可以促进缺血组织新生血管生成和侧支循环建立，并且 PLGF 的这种作用同 VEGF-A 相比更稳定和持久。

8.2.4 胎盘生长因子检测的参考范围

在一项针对 PLGF 对急性冠脉综合征的诊断价值的调查显示，使用 27ng/L 作诊断阈值，急性冠脉综合征患者在急症患者中的诊断敏感性为 63%，特异性为 74%。

8.3 妊娠相关血浆蛋白 A

妊娠相关血浆蛋白 A（pregnancy-associated plasma protein A，PAPP-A）是一种与胰岛素样生长因子（insulin growth factors，IGFs）相关的金属螯合蛋白酶，在血清中以结合嗜酸主要碱性蛋白前体的异源四聚体（即 PAPP-A/proMBP 复合体）形式存在。PAPP-A 主要存在于人成纤维细胞、巨噬细胞、成骨细胞、骨髓基质细胞、血管平滑肌细胞以及动脉粥样硬化的不稳定斑块中。妊娠妇女血浆中的 PAPP-A 相对分子质量为 700000，ACS 患者体内的 PAPP-A 相对分子质量为 530000，可见，ACS 患者体内的 PAPPA 与妊娠妇女的不同。

8.3.1 妊娠相关血浆蛋白 A 的实验室检测方法

目前 PAPP-A 检测的方法很多，如免疫电泳法、放射免疫法、酶联免疫法、时间分辨荧光免疫法、化学发光免疫法等。由于妊娠妇女 PAPP-A 和非妊娠妇女血浆中 PAPP-A 的结构不同，检测妊娠妇女 PAPP-A 的试剂盒不一定适用于检测 ACS 患者的 PAPP-A，需要注意试剂盒中抗体的结构。使用总 PAPP-A 检测试剂盒在心血管疾病诊断方面的作用也没有使用非妊娠妇女 PAPP-A 试剂盒的作用大。

8.3.2 妊娠相关血浆蛋白 A 检测的影响因素

8.3.2.1 影响血浆中妊娠相关血浆蛋白 A 降低的因素

吸烟：筛查表明吸烟者妊娠相关血浆蛋白 A 浓度比不吸烟者低。

8.3.2.2 影响血浆中妊娠相关血浆蛋白 A 升高的因素

血液透析：长期接受血液透析患者平均浓度高于健康者。

妊娠：正常妊娠早在 SP1 期 28 天就可检测到，之后浓度缓慢，30 周后浓度快速增高直至分娩。

肝素：治疗剂量和抗凝管中的肝素可使妊娠相关血浆蛋白 A 浓度显著升高。

8.3.3 妊娠相关血浆蛋白 A 检测的临床应用

8.3.3.1 PAPP-A 在粥样斑块中的表达及其外周血水平

通过病理组织学研究证实：PAPP-A 在不稳定斑块中大量表达，并且主要集中在炎症反应区域（包括参与炎症反应的细胞及细胞外基质），而在稳定斑块中仅有微量表达或不表达。同时，研究还发现，对于 ACS 患者，无动脉粥样硬化的对照组外周血 PAPP-A 水平与 SAP 组无显著性差异。在 UAP 组 PAPP-A 水平显著高于对照组，急性心肌梗死（AMI）组 PAPP-A 水平也显著高于对照组与 SAP 组，但与 UAP 组比较无显著性差异，从而证实 PAPP-A 在不稳定斑块中大量表达，并引起外周血 PAPP-A 水平升高[1]。

8.3.3.2 PAPP-A 与 ACS

ACS 是一组冠状动脉粥样硬化斑块破裂或糜烂、血栓形成或血管痉挛导致急性或亚急性心肌缺血的临床综合征，斑块破裂、继发血栓形成是引起 ACS 的关键环节，早期识别、早期诊断 ACS 并进行危险分层对制定正确有效的治疗措施及改善预后有重要的临床应用价值[2,3]。

（1）PAPP-A 与 ACS 的诊断。有研究结果显示，在 ACS 患者中，PAPP-A 诊断不稳定性心绞痛和心肌梗死的敏感性分别为 85% 和 94. 1%，诊断 ACS 的敏感性和特异性分别为 89. 2% 和 81. 3%，这表明 PAPP-A 在诊断不稳定冠状动脉病变方面有一定临床应用价值。

（2）PAPP-A 与 ACS 的危险分层及预后判断。尽管 cTn 阴性的患者短期和中期复发心血管事件的危险显著低于 cTn 阳性患者，但随着目前 cTn 阴性的 ACS 患者病例数增多，对这些患者进行危险分层和评估预后也至关重要。研究结果显示：循环中的 PAPP-A 水平可为 ACS 患者提供简单有效的危险和预后评估。即使是只有入院时测定的一次 PAPP-A 值也能很好预测总心血管事件，而且入院后 24h 内连续测定的最高值可以预测 6 个月内 75% 的不良事件。由此可见，循环中 PAPP-A 水平对评估 ACS 预后有重要的临床价值。

8. 3. 4　妊娠相关血浆蛋白 A 检测的参考范围

妊娠相关血浆蛋白 A 主要用于妊娠状况的评价和监测，免疫散扩法显示的正常值范围如下（血清）：母体<320mg/L，妊娠血清浓度逐渐升高，于第 40 周均值约为 200mg/L，在分娩后迅速降低，于 3 ~ 5 周不能测出，羊水中的水平与母血平行。血清含量高于相应正常孕妇水平的见于双胎妊娠、妊高症、糖尿病孕妇、子痫、各种恶性肿瘤，口服避孕药。尽管妊娠相关血浆蛋白 A 在冠状动脉粥样硬化，特别是中硬化斑块破裂或糜烂、血栓形成等方面有着重要的价值，但未见这方面的正常值报道，各实验室应根据自身情况，建立自己的正常参考值，以供临床使用。

8. 4　脂蛋白相关磷脂酶 A_2

脂蛋白相关磷脂酶 A_2（lipoprorein-assoeiated phosPhohPaseA_2，Lp-PLA$_2$）又称血小板活化因子乙酰水解酶（PAF-AH），是一种炎性细胞分泌的能促使氧化磷脂水解的磷脂酶，是磷脂酶 A_2（PLA$_2$）超家族中的一员，相对分子质量为 45. 4kD（441 个氨基酸）。Lp-PLA$_2$的基本功能是催化多种氧化磷脂 Sn-2 位上醋键水解，产生游离脂肪酸和溶血磷脂。此外，Lp-PLA$_2$还能水解血小板活化因子等致炎因子。

8. 4. 1　脂蛋白相关磷脂酶 A_2的实验室检测方法

Lp-PLA$_2$的检测有活性法和浓度法两种。有关 Lp-PLA$_2$活性测定方法，目前国内外主要采用高效液相色谱法、放射活度测定法和酶水解底物法等。高效液相色谱法灵敏度低，易受到血液中各种成分的干扰。放射活度测定法存在试剂的放射性污染、准确度低、重复性差等问题；酶水解底物法主要依靠进口试剂，存在成本高等问题。现在在临床上主要采用检测浓度的方法为 ELISA 法。ELISA 法采用固相夹心法试验，已知 Lp- PLA_2浓度的标准品、未知浓度的样品加入微孔酶标板内进行检测。先将 Lp- PLA_2和生物素标记的抗体同时温育。洗涤后，加入亲和素标记过的 HRP。再经过温育和洗涤，去除未结合的酶结合物，然后加入底物 A、B，和酶结合物同时作用。产生颜色。颜色的深浅和样品中 Lp- PLA_2的浓度呈正相关。

8.4.2　脂蛋白相关磷脂酶 A_2检测的影响因素

8.4.2.1　使血清中磷脂酶 A_2浓度升高的因素

白细胞介素-6：相关病患者重组体白细胞介素-6 治疗后，磷脂酶 A_2活性有明显变化；

术后情况：相关病患者术后磷脂酶 A_2浓度增加；

妊娠：在正常妊娠早期（6-14 周）血清 PLA_2-Ⅱ浓度升高而不是 PLA_2-Ⅰ升高，但在妊娠 37 周时恢复正常。血清中 PLA_2-Ⅱ浓度升高会在妊娠期诱发高血压，并导致胎儿早产。

8.4.2.2　其他因素

性别、年龄等均对血清中磷脂酶 A_2浓度无明显影响。

8.4.3　脂蛋白相关磷脂酶 A_2检测的临床应用

8.4.3.1　Lp-PLA_2与动脉粥样硬化斑块

Lp-PLA_2存在于破裂易斑块，Lp- PLA_2是从这些斑块释放进入循环的，这可能提示 Lp-PLA_2 在斑块的形成及破裂过程中发挥了一定的作用，也许是一种特别的标志物及潜在的介质。冠状动脉和颈动脉的组织染色表明 Lp- PLA_2在薄纤维帽或易损斑块的存在，但不是在斑块的早期阶段。更重要的是，冠状动脉和颈动脉组织的 Lp- PLA_2在薄的纤维帽粥样斑的易损边角的聚集度非常高。此外，组织病理学染色表明，Lp- PLA_2在粥样硬化的冠状动脉和颈动脉斑块的分布区域与巨噬细胞及氧化的低密度脂蛋白是相同的。

8.4.3.2　Lp-PLA_2在 AS 中的作用机制

Lp- PLA_2作为一种新的炎性反应标志物，在 AS 的几个主要阶段中均起着作用。流行病学研究和临床前瞻性研究发现，发生心血管事件者 Lp- PLA_2浓度或活性显著高于对照组。血浆 Lp- PLA_2浓度或活性升高是心血管事件的独立危险因子，Lp-PLA_2浓度、活性与心血管疾病风险正相关。大多数关于 sPLA_2和 Lp-PLA_2的研究显示，冠心病患者血循环中的这两种标志物水平的升高与冠心病的病情加重相关。一些小规模的随访试验表明，循环 sPLA_2水平的升高可导致心血管事件的发生率升高 3～5 倍，而且独立于已建立的危险因素。

8.4.4 脂蛋白相关磷脂酶 A_2检测的参考范围

健康儿童磷脂酶 A_2浓度低于 10U/L，健康成人参考范围：1.3～10.8μg/L。

8.5 血清淀粉样蛋白 A

血清淀粉样蛋白 A（SAA）是同一簇基因编码的一组多形性蛋白，由肝细胞合成分泌，天然状态时相对分子质量为 12000～14000。在急性和许多慢性炎性反应时，血浆 SAA 水平明显升高。SAA 是淀粉样变组织中沉积的淀粉样蛋白 A 的前体，与淀粉样疾病的发病有关。

8.5.1 血清淀粉样蛋白 A 的实验室检测方法

8.5.1.1 血清淀粉样蛋白 A（SAA）比浊法定量检测

采用乳胶增强速率散射比浊法，用全自动生化分析仪或特种蛋白检测仪测定，SAA 的测定范围为 3～1000.00 mg/L。

8.5.1.2 SAA 酶联免疫吸附实验（ELISA）检测

已知 SAA 浓度的标准品、未知浓度的样品加入微孔酶标板内进行检测。先将 SAA 和生物素标记的抗体同时温育。洗涤后，加入亲和素标记过的 HRP。再经过温育和洗涤，去除未结合的酶结合物，然后加入底物 A、B，和酶结合物同时作用。产生颜色。颜色的深浅和样品中 SAA 的浓度呈比例关系。

8.5.2 血清淀粉样蛋白 A 检测的影响因素

8.5.2.1 使血清中淀粉样蛋白 A 浓度升高的因素

炎症：在试验性炎症反应过程中，淀粉样蛋白 A 的平均浓度在经过 8h 的停滞期后明显增高。在炎症损伤应答过程中，血清中淀粉样蛋白 A 的浓度增高数百倍。

遗传易感性：血清淀粉样蛋白 A 在单卵双胎比双卵双胎中有更显著的相关性（基础遗传度为 59%，范围 49%～67%）。

白细胞介素-6：白细胞介素-6 参与淀粉样蛋白 A 的合成，可引起 SAA 浓度升高。

病毒感染：病毒感染时 SAA 浓度升高的水平明显高于细菌感染时。

肾脏移植排斥反应：SAA 浓度的测定对于肾移植急性排异反应的诊断比血清 Cr 更为敏感，在排除感染的情况下，SAA 的异常的升高对肾移植急性排异反应具有很大的诊断价值。

8.5.2.2　使血清中淀粉样蛋白 A 浓度降低的因素

标本的稳定性：血清标本于 4℃放置一夜可使检测结果明显下降 10% ~20%。

8.5.2.3　其他因素

200mg/L 以下浓度的胆红素、5g/L 以下的血红蛋白、反复冻融、肝素抗凝剂、类风湿因子对检测结果无影响。

8.5.3　血清淀粉样蛋白 A 检测的临床应用

8.5.3.1　血清淀粉样蛋白 A 与斑块破裂

SAA 作为游离蛋白进入血浆后，迅速与 HDL 结合，抑制卵磷脂胆固醇酰基转移酶的活性，减缓胆固醇外流及清除，抑制胆固醇逆转运，增加脂质在斑块部位沉积，导致斑块脂质池中胆固醇脂和游离胆固醇的含量增高，脂质硬度降低，斑块不稳定性增大，随着病程的发展而产生破裂。同时，SAA 可刺激巨噬细胞基质金属蛋白酶的分泌和平滑肌细胞内胶原酶的分泌，降解胶原、细胞外基质及基质蛋白，削弱粥样斑块结构，使纤维帽变薄而更为脆弱，产生破裂的可能性增大。

8.5.3.2　血清淀粉样蛋白 A 与冠心病的关系

已知动脉粥样硬化是一个涉及脂质代谢、免疫炎症反应的病理过程，而且是冠心病发病的核心。在冠心病时，许多炎症标志物的水平明显升高，并且与病情的严重程度一致，常可作为冠心病的预测因素。对健康男性的研究发现，SAA 与冠心病的流行有明显正相关性，SAA 和 Hs-CRP 与 CHD 的许多危险因素有相关性，SAA 水平与冠脉造影确定的 CHD 有独立的相关性。

8.5.3.3　血清淀粉样蛋白 A 与在心血管领域的应用

SAA 的应用可能在于以下几个方面：①应用于临床作为筛选工具对健康人群的心血管疾病危险进行评价和预测。②对于冠心病治疗疗效的评价。许多研究发现冠心病者血清 SAA 水平在进行他汀类降血脂治疗与未行降血脂治疗相比有显著性下降，并且大剂量治疗时下降更为显著，不仅证实了降血脂药物有抗炎作用的假说，同时对于急性冠脉综合征早期使用他汀类药物提供了依据。③对冠心病预后的判断。有研究结果发现，急性期 SAA 与急性心梗后患者的临床进程，如心功能减退、心衰、心性死亡有很强的相关性。SAA 既作为一种急性期反应蛋白，又是一种载脂蛋白，在炎症、脂质代谢、动脉粥样硬化中充当了桥梁作用。它可能是一种冠心病的危险因素，在冠心病的一级预防中有一定前景，但尚需进一步研究和发现[4]。

8.5.4 血清淀粉样蛋白 A 检测的参考范围

正常人血清 SAA 浓度平均值为 2.33mg/L。

ELISA 法检测正常值：<7mg/L。

8.6 热休克蛋白

热休克蛋白（heat shock proteins，HSPs），是在从细菌到哺乳动物中广泛存在一类热应激蛋白质，是生物体对外界刺激发生反应而产生的应激蛋白，进化上高度保守，因而不同种属间可发生交叉免疫反应，同时，它具有抗原性，可被免疫系统视为外源分子，从而触发自身免疫反应。

8.6.1 热休克蛋白的实验室检测方法

8.6.1.1 ELISA 法

目前，HSPs 主要用固相夹心法酶联免疫吸附实验（ELISA）进行检测。已知 HSP 浓度的标准品、未知浓度的样品加入微孔酶标板内进行检测。先将 HSP 和生物素标记的抗体同时温育。洗涤后，加入亲和素标记过的 HRP。再经过温育和洗涤，去除未结合的酶结合物，然后加入底物 A、B，和酶结合物同时作用，产生颜色，颜色的深浅和样品中 HSP 的浓度呈比例关系。

8.6.1.2 其他方法

mRNA 原位杂交法、Western blot 法，均有商品试剂盒供应。

8.6.2 热休克蛋白检测的影响因素

HSP 不仅能为热损伤所诱导，而且能为许多其他损伤因素及应激刺激，包括物理、化学因素乃至机械刺激（如葡萄糖缺乏、缺血、寒冷、创伤、中毒、重金属、饥饿、缺氧、氧自由基）所诱导，以及其他因素如感染（包括细菌、病毒和寄生虫感染）、恶性肿瘤等所诱导。在这些情况下，HSP 都有可能升高。

8.6.3 热休克蛋白检测的临床应用

8.6.3.1 HSP 可导致粥样斑块的不稳定

根据 AS 斑块内组成成分和分子生物学反应程度，将斑块分为稳定和不稳定斑块。

不稳定斑块主要由富含脂质的粥样物质与覆盖其上的纤维帽组成。脂质核心由胆固醇结晶、富含脂质的泡沫细胞和细胞碎片等组成。斑块核心的大小、成分和纤维帽的厚度是决定斑块稳定性的重要因素。稳定性斑块大多为向心性斑块，纤维帽较厚，脂质核心小及炎性细胞较少，胶原含量在>70%，不易发生破裂。斑块由稳定变为不稳定时，斑块内的 3 种成分发生改变：充满脂质的泡沫细胞死亡崩解，坏死脂质池变大；纤维帽中的平滑肌细胞死亡使得纤维帽变薄弱；内皮细胞功能异常、损伤，斑块出现糜烂，最终破裂，引发临床血栓栓塞事件。不稳定斑块表面糜烂形成、破裂及继发血栓形成，是急性冠状动脉综合征的主要病理基础[5]。

8.6.3.2　热休克蛋白与 AS 的相关性

内皮损伤是 AS 发病的起因，有报道表明：内皮损伤时可将所受血流切应力变换成一定细胞内信号，从而引起细胞发生一系列改变。HSP 是内皮损伤后的一个重要改变，多种因素可导致内皮损伤。动脉壁长期受到高血压、毒素、高脂血症和氧化型低密度脂蛋白（OX-LDL）、活性氧等因素的刺激，血管内皮细胞和平滑肌细胞不能对这些刺激产生相应防御反应，血管壁就会受损。血管壁受到这些应激因素刺激，就会产生 HSP。HSP 由一组蛋白组成，就 AS 来说，HSP60 和 HSP70 是目前被人们研究得最多的两种。

（1）HSP60。HSP60 是一种自身抗原，研究者在人类 AS 病灶内同时检出了具有 α/β或者 γ/δ 受体的 T 淋巴细胞和 HSP60，认为对 HSP 的免疫识别可能由具有特殊抗原受体 γ/δ 的淋巴细胞所介导，后者的免疫识别可能不受主要组织相容复合物（MHC）的限制，从而避免正常耐受性的发生。他们的研究还发现，自身 HSP 的表达主要发生在较大血管的内皮细胞，因为这些部位比小血管承受的压力更大，因而这些部位易于发生 AS。有学者新近对随机选择的 867 例居民（40～79 岁）检查了血清抗 HSP65（与 HSP60 有交叉反应）抗体、血胆固醇、血糖及血压水平、吸烟习惯和体重等指标，首次提供了 HSP65 抗体单独与人类 AS 严重性呈正相关的证据，提示 HSP65/60 及其诱发的免疫反应可能参与了人类 AS 的发病过程。有调查表明，在 60～79 岁 AS 患者体内血清抗 HSP65 的滴度与 AS 损伤呈明显独立相关。对此，有些学者甚至认为体内抗 HSP65 的滴度可以作为诊断和判断预后的一项指标。

（2）HSP70。HSP 同时存在于未受影响的血管壁和已有 AS 损伤处。人颈动脉免疫染色显示：HSP70 在正常内膜处呈均一分布，而在 AS 损伤处则分布不均，免疫组化分析发现 HSP70 主要位于坏死和脂质蓄积区。精确分析表明，内膜平均增长厚度与 HSP70 的分布方式有关，并且只与 HSP70 有关。因为其他一些蛋白，如 HSP65、HSP90 等均无改变。破损粥样硬化斑块上血栓形成可导致血管阻塞、急性心肌缺血等致命损害，而细胞凋亡可能在斑块脂质核心血栓形成中起重要作用，可能导致斑块破裂，进而导致血栓形成，甚至通过释放凋亡细胞和微颗粒进入血流直接影响血栓形成。有学者认为 HSP70 可通过影响细胞凋亡，而影响血栓形成，从而促进 AS 发生。

8.6.3.3 HSP 的炎性反应与 AS

HSP60 和人 HSP60 都可诱导巨噬细胞表达 TNF-α、MMP-9，而且它们可激活血管内皮细胞、平滑肌细胞、单核细胞来源的巨噬细胞，诱导产生 IL-6，其诱导内皮细胞产生的 E_2选择素、ICAM-1 及 VCAM-1 的水平不亚于脂多糖的诱导效果。这些促炎因子在 AS 的形成过程中发挥重要作用。进一步研究发现，自体同源的 HSP60 可作为危险信号刺激免疫系统，产生 TNF-α、IL-12、IL-15 等炎性细胞因子；而外源性 HSP70，可作为细胞因子刺激单核细胞上调 IL-1，IL-6、TNF-α 的表达。这些炎性因子又加剧了免疫应答。研究发现，单核细胞是通过白细胞分化抗原 CD_{14}介导而黏附在血管内皮上 HSP60 覆盖处，CD_{14}能识别 HSP60 并与之高亲和力结合，病原微生物感染宿主后通过 HSP 诱发机体产生自身免疫应答，从而导致血管壁的炎性反应。

8.6.3.4 HSP 的免疫反应与 AS

血清流行病学研究发现，患有 AS 的患者为抵抗分枝杆菌 HSP65 免疫显性抗原而表达出高水平的抗体效价，并提示有可能激活 Th2 反应。致 AS 的抗 HSP65 抗体并没有起到抗感染的作用，相反它们通过抗原模拟对心血管系统造成攻击。被分枝杆菌感染的宿主发生免疫竞争，通过 Th1 细胞介导免疫防护起到对抗 HSP65 的作用，从而抑制分枝杆菌的感染。因此，宿主对 HSP65 反应的免疫机制将使 Th1 反应转变成 Th2 反应，这可能促成了 AS 的病原学转变。当再次感染时，Th1 介导的正常内皮组织损伤的细胞介导免疫反应将转变成促进斑块形成的 Th2 反应。研究发现，机体中 HSP 抗体的产生可能与下面几个因素有关：①病原体与宿主的 HSP 存在交叉抗原；②外源性 HSP 的产生；③自身 HSP 在基因水平及蛋白合成过程中发生异常。由于病原体和宿主的 HSP 具有相同的抗原表位，可逃避宿主的免疫耐受机制；另一方面，病原体 HSP 可结合病原体抗原、连接主要组织相容性抗原复合物 I 类或抗原复合物 Ⅱ 类分子而成为免疫优势抗原，提呈给自身免疫反应性 T 细胞而不受抑制，从而诱导机体产生免疫应答，导致血管壁细胞损伤，促进 AS 的发生。

8.6.4 热休克蛋白检测的参考范围

由于 HSP 种类多，检测的方法多种多样，临床应用目的也各不相同，故未形成统一的正常参考值。各实验室应根据自己的情况，建立自己的正常参考值，供临床使用。

8.7 内脂素

在内脏脂肪组织中存在着高度表达的脂肪因子，与前 B 细胞集落增强因子（pre-B

cell colony-enhancing factor，PBEF）具有相同的基因序列，因其 cDNA 片段在内脏脂肪组织中特异性表达，将其命名为内脂素。内脂素除在内脏脂肪表达外，尚可在肝脏、肌肉组织、骨髓基质细胞、巨噬细胞、心脏、胎膜、胰腺和大脑及活化的淋巴细胞中表达。内脂素的分泌受脂多糖、IL-1β、TNF-α、生长激素等多种因素的影响。

8.7.1　内脂素的实验室检测方法

8.7.1.1　ELISA 法

用纯化的 visfatin 抗体包被微孔板，制成固相载体，往微孔中依次加入标本或标准品、生物素化的 visfatin 抗体、HRP 标记的亲和素，经过彻底洗涤后用底物（TMB）显色。TMB 在过氧化物酶的催化下转化成蓝色，并在酸的作用下转化成最终的黄色。颜色的深浅和样品中的 visfatin 浓度呈正相关。用酶标仪在 450nm 波长下测定吸光度（值），计算样品浓度。

8.7.1.2　分子生物技术

运用反转录聚合酶链反应技术分析检测内脂素基因表达，已有相应的试剂盒供应。

8.7.2　内脂素检测的影响因素

糖尿病：2 型糖尿病患者空腹和葡萄糖负荷后 2 h 血浆内脂素水平显著低于健康人群，糖调节异常组内脂素水平介于 2 型糖尿病患者和健康人群之间；且血浆内脂素水平与腰臀比呈正相关，与糖负荷后 2 h 血糖和糖化血红蛋白呈负相关。

胰岛素：随着胰岛 β 细胞功能进行性恶化，血清内脂素水平升高，并且血清内脂素的浓度是随着胰岛 β 细胞的不断衰竭而逐渐增加的。

脂代谢及肥胖：内脂素与腰臀比呈正相关，并且腰臀比可以成为血浆内脂素水平的独立相关因素，而与 BMI 无关，这也提示内脂素与内脏脂肪之间存在紧密联系，内脏脂肪的数量随着内脂素水平的增高而增多。

炎性反应：由于内脏白色脂肪组织中的内脂素主要来源于巨噬细胞，而且巨噬细胞是参与炎性反应的主要细胞之一，因此认为内脂素与炎性因子密切相关。

8.7.3　内脂素检测的临床应用

近来研究证实内脂素在心血管疾病的发生、发展中发挥着重要的作用。多个临床试验发现，血液循环中内脂素水平在多种心血管疾病时显著增加。内脂素致动脉粥样硬化的机制分析如下：①损伤内皮功能。血管内皮功能障碍是动脉粥样硬化形成过程中的一个早期事件；②诱导炎性因子生成。内脂素在内皮细胞间黏附分子和血管黏附分子生成过程中发挥诱导作用，可诱导单核细胞-内皮细胞黏附，并且内脂素能诱导内皮细胞合成 TNF-α；③促进过度的血管新生。内脂素具有加速新生血管生成的作用，在内皮细胞中可激活细胞外信号调节激酶 1/2 信号途径，并能通过激活依赖活性氧簇核因子 κB 途径来刺激炎性因子细胞间黏附分子-1 和血管细胞黏附分子-1 等的表达。同时，内脂素在冠心病患者的粥样硬化泡沫细胞和巨噬细胞中均有高表达，而且它还可能介导了斑块的趋不稳定性及急性心肌梗死的发生。血管内膜的过度增生是动脉粥样硬化斑块形成的一个关键病理过程[6]。

8.7.4 内脂素检测的参考范围

180～700 pmol/L。

主要参考文献

[1] 林乐清，朱建华．妊娠相关血浆蛋白 A 与冠心病关系研究进展 [J]. 医学研究杂志，2008，36 (80)：7-9.

[2] Qin Q P，Wittfooth S，Pettersson K. Measurement and clinical significance of circulating PAPP-A in ACS patients [J]. Clin Chim Acta，2007，380 (1-2)：59-67.

[3] Lund J，Qin Q P，Ilva T，et al. Circulation pregnancy associated plasma protein A predicts out come in patients with acute coronary syndrome but not troponin I elevation [J]. Circulation，2003，108：1924-1926.

[4] Johnson B D，Kip K E，Marroquin O C，et al. Serum amyloid A as a predictor of coronary artery disease and cardiovascular outcome inwomen：the NationalHeart，Lung，and Blood Institute - Sponsored Women's Ischemia Syndrome Evaluation (WISE) [J]. Circulation，2004，109 (6)：726-732.

[5] 黄恩泽，陈新山．热休克蛋白与冠状动脉粥样硬化斑块稳定性的研究 [J]. 医学综述，2008，14 (6)：877-879.

[6] Dahl T B，Yndestad A，Skjelland M，et al. Increased expression of visfatin in macrophages of human unstable carotid and coronary atherosclerosis：possible role in inflammation and plaque destabilization [J]. Circulation，2007，115 (8)：972-980.

第9章　纤溶系统分子标志物

粥样斑块破裂和血栓形成是大多数 ACS 的主要病理生理基础，纤溶系统活性降低与 ACS 的发生、发展有极为密切的联系。纤溶系统包括纤溶酶原转变成为纤溶酶，以及纤溶酶降解纤维蛋白（原）过程中有关的作用物、底物、激活物和抑制物[1]。纤溶过程涉及两个基本阶段：①在纤溶酶原激活剂作用下，纤溶酶原激活成为纤溶酶。②纤溶酶水解纤维蛋白（原）。对以上两个阶段，体内还存在一些相应的抑制物。纤溶酶使凝血过程中形成的纤维蛋白凝块及时得以清除，对维持血液的流体性和保证血管的通畅性，都具有重要意义。

9.1　组织纤维溶酶原激活物

组织纤维溶酶原激活物（t-PA）一种丝氨酸蛋白酶，天然 t-PA 系单链蛋白质，分子质量约 68×10^3。游离型 t-PA 的酶活性不强，与纤维蛋白结合后，t-PA 活性增加约 1500 倍。主要由血管内皮细胞合成、分泌，不断释放入血液，广泛存在于机体的各种组织内，肝脏是组织纤溶酶原激活物灭活的主要场所。它对纤维蛋白有高度亲和力，然后将酪氨酸纤溶酶原形成纤溶酶，降解纤维蛋白（原）和部分凝血因子，是纤溶系统的关键物质。t-PA 产生不受昼夜节律调控，且昼夜波动极小。

9.1.1　组织纤维溶酶原激活物（t-PA）的实验室检测方法

9.1.1.1　抗原检测

酶联免疫双抗体夹心法。将纯化的 t-PA 单克隆抗体包被在固相载体上，然后加含有抗原的标本，标本中的 t-PA 抗原与固相载体上的抗体形成复合物，此复合物与辣根过氧化物酶标记的 t-PA 单克隆抗体起反应，形成双抗体夹心免疫复合物，其中的辣根过氧化物酶可使邻苯二氨底物液呈棕色反应，其反应颜色深浅与标本中 t-PA 含量呈正比。

9.1.1.2 活性检测：发色底物显色法

原理：在组织型纤溶酶原激活剂（t-PA）和共价物作用下，纤溶酶原转变为纤溶酶，后者使发色底物 S_{2251} 释放出发色基团对硝基苯胺（PNA），PNA 显色的深浅与 t-PA 活性呈正比关系。

9.1.1.3 流式微球分析技术

具体参见本书 7.1.1“基质金属蛋白酶的实验室检测”部分。

9.1.2 t-PA 检测的影响因素

9.1.2.1 t-PA 抗原/活性增高

纤溶活性亢进，可引起 t-PA 抗原/活性增高，常见于原发性及继发性纤溶症，如弥散性血管内凝血；也见于应用纤溶酶原激活剂类药物，以及先天性 t-PA 含量增高症。t-PA 含量随年龄、剧烈运动和应激反应而增高，静脉滞留、分娩也可导致 t-PA 含量增加。

9.1.2.2 t-PA 抗原/活性减低

表示纤溶活性减弱，见于高凝状态和血栓性疾病。高血脂、肥胖症、口服避孕药、动脉血栓形成、缺血性中风等 t-PA 含量减低。

9.1.3 t-PA 检测的临床应用

大量资料证实，t-PA 抗原水平升高是急性心血管事件的标志。t-PA 增高有利于促进纤溶及冠状动脉内血栓的稳定及清除。如果严重持久地减少，可使纤溶过度抑制，导致冠状动脉闭塞及心肌梗死。目前认为 t-PA 抗原水平增高是发生血栓栓塞性疾病的预兆，同时还是动脉粥样硬化的早期临床标志。

9.1.4 t-PA 检测的参考范围

抗原检测：1～12μg/L。

活性检测：0.3～0.6U/mL。

9.2 血浆纤溶酶原激活物抑制剂-1

血浆纤溶酶原激活物抑制剂（PAI）有两种：PAI-1 和 PAI-2，其中在维持血浆纤溶活性方面起主要作用的是 PAI-1。PAI-1 是一种由 379 个氨基酸组成的丝氨酸蛋白酶抑制物，是一种单链球形糖蛋白，相对分子质量约50000。组织型纤溶酶原激活物（t-PA）和PAI-1是调节纤溶活性的一对关键物质，均由血管内皮细胞合成并释放入血。

9.2.1　血浆纤溶酶原激活物抑制剂-1（PAI-1）的实验室检测

9.2.1.1　血浆纤溶酶原激活物抑制剂-1抗原检测：酶联免疫吸附法

原理：双抗体夹心法，预包被鼠抗人纤溶酶原激活物抑制剂-1的IgG抗体，以过氧化物酶标记的羊抗人纤溶酶原激活物抑制剂-1的IgG抗体为二抗，以PAI-1血浆标准品作标准曲线进行定量。

9.2.1.2　血纤维溶酶原激活物抑制剂活性检测：发色底物显色法

原理：过量的纤溶酶原激活物（t-PA）加入到待测血浆中，部分与血浆中的纤维溶酶原激活物抑制剂（PAI）作用，形成无活性的复合物，剩余的t-PA作用于纤溶酶原，使其转化为纤溶酶，后者水解发色底物S_{2251}，释放出对硝基苯胺（PNA），生色强度与PAI活性成反比。

9.2.2　PAI-1检测的影响因素

9.2.2.1　使PAI-1抗原含量增高的因素

见于深静脉血栓、心肌梗死和败血症等。在正常妊娠后期，PAI-1：Ag含量可呈3～6倍增高。危急重病人、分娩PAI-1抗原含量增高，绝经后相对绝经前PAI-1抗原含量增高。

9.2.2.2　使PAI-1抗原含量减低的因素

见于原发性和继发性纤溶，高浓度含量血标本在室温条件下存放2天，平均浓度下降24%，正常浓度含量血标本在室温条件下存放无变化。

9.2.2.3　使PAI-1活性增高的因素

见于高凝聚状态和血栓性疾病。分娩、妊娠PAI-1活性增高。

9.2.2.4　使PAI-1活性减低的因素

见于原发性和继发性纤溶。高活性血标本在室温条件下存放5h，平均活性下降21%，1天后平均活性下降46%，正常活性含量血标本在室温条件下存放无变化。

9.2.3　PAI-1检测的临床应用

PAI-1的升高导致纤溶系统的失衡，成为众多代谢性疾病和心血管疾病的致病基础，可作为独立的CHD危险因素来预测心血管病事件的发生。大量流行病学调查表明，PAI-1升高可作为心肌梗死的预测因子。PAI-1升高不仅与动脉粥样硬化发展的已知危险因素之间呈正相关关系，还参与 AS 性血栓形成和易损 AS 斑块的形成。血浆纤溶活性具有昼夜节律性，血浆 PAI-1 水平夜间较高，在清晨达到高峰。因此，纤溶活性在清晨处于最低点，这与缺血性心血管事件发生的峰值相一致。这一发现为监测血浆中 PAI-1 的水平来预测 CHD 发生、发展奠定了理论上的基础[2]。

PAI-1 主要通过以下途径导致冠状动脉粥样硬化的发生、发展：①PAI-1 表达和活性增加，t-PA 表达下降，纤溶系统功能失衡，导致血管局部纤溶蛋白分解的活性降低，使纤维蛋白易于沉积，微血栓不断集聚，最终形成血栓；②在 AS 增厚的内膜中，PAI-1 表达的增高，降低了局部纤溶酶活性和基质金属蛋白酶的启动，从而抑制基质的降解，基质的大量沉积增加了内膜的厚度，从而使管腔变窄；③PAI-1 持续升高，使机体处于低纤溶状态，使成纤维细胞侵入纤维蛋白基质，导致胶原沉积并和大量堆积的基质蛋白共同促进组织的纤维化及管壁僵硬，加速 AS 的进程；④PAI-1 活性与低密度脂蛋白胆固醇颗粒大小呈负相关，小而致密的低密度脂蛋白胆固醇更容易被氧化修饰，也更易于被巨噬细胞、平滑肌细胞摄取，变成泡沫细胞。

PAI-1 是抑制纤溶活性的主要调节物，它与 t-PA 结合形成不可逆的复合物，对 t-PA 发挥灭活作用。PAI-1 水平升高抑制内源性纤溶系统，使纤维蛋白在体内沉积，后者刺激血管 t-PA 抗原水平升高，刺激平滑肌细胞增生并与低密度脂蛋白，尤其是脂蛋白 a 结合促进动脉粥样硬化斑块的形成和发展，是动脉粥样硬化的危险因子之一。

9.2.4 PAI-1 检测的参考范围

9.2.4.1 血浆纤溶酶原激活物抑制剂-1 抗原检测

参考范围：4 ~43ng/mL。

9.2.4.2 血纤维溶酶原激活物抑制剂活性检测

参考范围：0.1 ~1AU/mL。

9.3 纤维蛋白原

纤维蛋白原（Fg，因子Ⅰ）为一分子量约 34 万的糖蛋白，是由两个完全相同的亚基所组成，每一亚基又含有三条肽链，即 α、β、γ 链，彼此通过二硫键相互连接。Fg 由肝脏合成，肝脏每日合成大约 2 ~5g，是血液凝固密切相关的血浆蛋白质，也是急性期反应蛋白，在感染和炎症时合成增加，明显增加血黏度，促进血液高凝状态，促进血栓形成。Fg 不但通过影响血小板聚集、血流动力学和损伤内皮细胞而促进血栓形成和动脉硬化，而且还参与不稳定斑块的炎症活动。Fg 及其降解产物也通过刺激平滑肌增殖和迁移而损伤血管壁，加速动脉粥样硬化的病理进程。

9.3.1　纤维蛋白原（Fg）的实验室检测

9.3.1.1　免疫透射比浊法

本试剂盒由 R1、R2 双试剂组成。主要组成成分：R1：Tris 缓冲液、聚乙二醇和适量叠氮钠等；R2：羊抗人纤维蛋白原特异性血清及适量防腐剂等。按免疫透射比浊法在半自动或全自动生化分析仪上进行检测。

9.3.1.2　凝血酶法

根据纤维蛋白原与凝血酶作用最终形成纤维蛋白的原理，标准品为参比血浆制作标准曲线，用凝血酶来测定血浆凝固时间，所得凝固时间与血浆中纤维蛋白原浓度呈负相关，从而得到纤维蛋白原的含量。

9.3.1.3　酶联免疫分析法

双抗体夹心法，预包被纤溶酶原 IgG 单克隆抗体，以辣根过氧化物酶标记的纤维蛋白原单抗为二抗，以纤维蛋白原标准品作标准曲线进行定量。

9.3.2　Fg 检测的影响因素

凝固时间延长：查得纤维蛋白原浓度降低可有以下几种情况：①血浆纤维蛋白原浓度真正降低；②血浆纤维蛋白原浓度假性降低，即由于血浆中出现肝素、纤维蛋白原降解产物（FDP）或罕见的异常纤维蛋白原血症所致。出现以上情况应进一步用其他实验方法证实或检测纤维蛋白原抗原浓度。

纤维蛋白原增高：见于糖尿病或糖尿病酸中毒、动脉血栓栓塞（急性心肌梗死急性期）、急性传染病、结缔组织病、急性肾炎和尿毒症、放射治疗后、灼伤、骨髓瘤、休克、外科大手术后、妊娠晚期和妊高症、轻型肝炎、败血症、急性感染和恶性肿瘤等。

9.3.3　Fg 检测的临床应用

目前证实 Fg 是冠心病的独立危险因素之一，并对冠心病发病有一定预测价值。高水平的 Fg 可以反映冠心病患者冠状动脉病变的严重程度，Fg 在粥样斑块破裂和微血栓形成中扮演了重要角色，病灶内 Fg 的代谢、降解与血浆纤维蛋白原存在着密切联系。研究表明，随着 Fg 水平增加，血液处于高凝状态，血栓形成危险性增加，同时影响斑块的稳定性，是 ACS 患者冠脉血栓形成的主要原因之一。血浆 Fg 水平亦是中年男性冠心病、中风、短暂性脑缺血发作和老年男性病死率的独立预测因素，调整其他心血管病危险因素后仍显著相关。

血浆 Fg 增高导致 CHD 的病理机制可能有以下几点：①Fg 带正电荷，Fg 增多使红细胞表面负电荷减少，亲和力增加，聚集加速，血沉加快，致使全血黏度升高；同时，Fg是一种长链大分子蛋白质，其含量增加及纤维蛋白的桥联作用提高血液黏性，血液处于一种高凝状态，增加血栓发生的危险性。②Fg通过与血小板表面的糖蛋白GPⅡb/Ⅲa受体结合将血小板聚集，加速AS损伤及血栓形成。③Fg直接整合进入AS性损害部位，转变为纤维蛋白或Fg降解产物，与低密度脂蛋白连接并吸附更多的Fg，从而加速AS的进程。④Fg长期刺激内皮细胞合成、分泌纤溶酶原抑制物1，导致局部微血栓形成不能及时清除，造成内皮细胞损伤，有利于胆固醇浸润，从而促进AS的发生与发展。⑤Fg及其降解产物在早期AS形成过程中能刺激血管平滑肌细胞增生、迁移的作用。在CHD发生、发展过程中，血浆Fg主要参与血管内梗阻性血栓形成，并在动脉血栓形成的最后阶段起增强作用[3]。

Fg在体内可转变为纤维蛋白（Fb）及不溶性降解产物，它们过度蓄积后，在血管内膜沉积参与动脉粥样硬化斑块的形成。对不稳定型心绞痛和稳定型心绞痛的冠脉粥样硬化斑块标本进行免疫组化检查发现，斑块发展的不同阶段，平滑肌细胞和Fg有特殊的分布，提示Fg与血管平滑肌细 胞的活化、迁移及增殖之间存在联系。

Fg还与炎性反应有关，已经发现ACS患者血浆内同时存在较高水平的CRP和Fg。AMI时，CRP即与Fg均明显增高，二者相关性强，随着病情缓解，若二者同时下降预后良好；当CRP回到基线水平，而Fg持续在高水平时，一旦CRP再次升高，患者重新发病的概率大大增加。所以密切监测Fg的变化，可以作为预测急性冠脉事件的重要依据。

Fg与斑块的稳定性有关，研究证明，ACS患者Fg水平显著高于非ACS患者，提示检测Fg水平对识别斑块稳定性有一定价值。

Fg与AS性血栓形成的发生、发展关系密切。大量流行病学调查发现，Fg作为重要的凝血因子，可导致血黏度升高，血小板聚集性增强，冠状动脉血栓发生率增高，促进冠状动脉粥样硬化的进展，直接影响纤维斑块的稳定性及急性冠状动脉事件的发生。

9.3.4 Fg检测的参考范围

免疫透射比浊法和凝血酶法：2～4g/L。

酶联免疫分析法：（3.0±0.82）g/L。

9.4 组织因子途径抑制物

组织因子途径抑制物（tissue factor pathway inhibitor，TFPI）是控制凝血启动阶段的一种体内天然抗凝蛋白，它对组织因子途径（即外源性凝血途径）具有特异性抑制作用，曾称为外在途径抑制物。TFPI 主要由小血管的内皮细胞合成，但巨核细胞、血小板、单核细胞、巨噬细胞与肾间质细胞亦有少量表达。

9.4.1　TFPI 的实验室检测

TFPI 主要采用双抗体夹心酶标免疫分析法进行标本检测，用纯化的抗体包被微孔板，制成固相抗体，往包被单抗的微孔中依次加入含 TFPI 抗原的标本、生物素化地抗人 TFPI 抗体、HRP 标记的亲和素，经过洗涤后用 TMB 底物显色，颜色的深浅与标本中 TFPI 浓度呈正相关，用酶标仪比色，与标准品比较计算浓度。

9.4.2　TFPI 检测的影响因素

血浆标本应以 EDTA 或肝素作抗凝剂，避免反复冻融。

溶血对检测结果有严重影响，溶血标本不宜作此项目检测。

冠状动脉造影术后患者血液中浓度升高，可能是使用造影剂后，与肝素化有关。

9.4.3　TFPI 检测的临床应用

AMI 患者 TFPI 活性水平均明显高于健康对照组和稳定性心绞痛组，提示 AMI 患者的高凝状态，组织因子触发的外源性凝血途径，在冠脉内血栓形成上发挥重要作用。

TFPI 对维持机体正常凝血功能起着积极作用，这可能是 ACS 患者心绞痛反复发作及血栓形成的原因之一。冠状动脉内血栓形成是 ACS 和经皮腔内冠状动脉成形术（PTCA）术后急性闭塞的主要原因。研究发现，PTCA 术后急性闭塞患者血浆组织因子（tissuefactor–TF）、TFPI 活性明显升高。TF、TFPI 活性明显升高者 6 个月后再狭窄发生率高，可能与自发性和成形术引起粥样斑块破裂释放的 TF 触发了血栓形成有关。检测 ACS 患者 TF、TFPI，能够反映高凝状态，预测 PTCA 后再狭窄[4]。

9.4.4　TFPI 检测的参考范围

ELISA 法：8.14±4.42ng/mL。

9.5　组织因子途径抑制物–2（TFPI–2）

TFPI–2 也称为胎盘蛋白–5（placenta protein 5，PP5）或细胞基质联合丝氨酸蛋白酶抑制物（matrix associated serine protease inhibitor，MSPI）。TFPI–2 由脉管系统细胞（内皮细胞、平滑肌细胞、成纤维细胞）合成，并沉积在这些细胞的细胞外基质里。TFPI–2 为广谱丝氨酸蛋白酶抑制剂，能有效地抑制 MMPs、纤溶酶、胰蛋白酶、糜蛋白酶、组织蛋白酶等多种蛋白水解酶的活性，在维持 ECM 结构完整、抑制肿瘤细胞浸润转移方面起着重要作用。TFPI-2 分布广泛，在人肝脏、肾脏、心脏、骨骼肌等正常组织中有着高度表达，而在肿瘤组织中也有一定程度的表达。

9.5.1 组织因子途径抑制物-2（TFPI-2）的实验室检测

9.5.1.1 ELISA 法

原理与检测 TFPI 相同，见本章 9.4.1。有商品化试剂盒供应。

9.5.1.2 时间分辨荧光免疫测定方法

蒋林芳[5]等以兔抗人 TFPI-2 多克隆抗体作为固相抗体，单克隆抗体 3C8 作为第一抗体，原核表达的人 TFPI-2 作为标准品，Eu3+标记的羊抗鼠单克隆抗体作为检测抗体，采用双抗体夹心法建立了 TRFIA 分析系统。其线性范围为 0.1 ~50 ng/mL，灵敏度为 0.048 ng/mL，批内和批间变异系数均≤8.39%，灵敏度好，定量检测结果能够敏感准确地反映血液内 TFPI-2 的浓度变化，特异性和稳定性均符合要求。

9.5.2 组织因子途径抑制物-2 检测的影响因素

与 TFPI 检验的影响因素基本相同（见本章 9.4.2）。

9.5.3 组织因子途径抑制物-2 的临床应用

TFPI-2 具有多种生物学特性，可强烈抑制包括纤溶酶、胰蛋白酶、MMPs 等在内的多种蛋白酶。以往研究证实，由合成和分泌的纤溶酶、基质金属蛋白酶对细胞外基质（ECM）中胶原蛋白、蛋白多糖、层粘连蛋白和纤维结合素等成分具有强大的降解能力，从而在 AS 斑块的发生发展中有着至关重要的作用。因此，TFPI-2 作为一种广谱的蛋白酶抑制物，可以明显减弱这些酶的活性，从而维持 ECM 结构完整和调控血管平滑肌细胞增殖和移行。在动脉粥样硬化发展过程中，TFPI-2 主要有三种保护作用：①TFPI-2 可以直接抑制特定 MMPs 的活性；②TFPI-2 通过抑制纤溶酶，间接抑制 MMPs。而 MMPs 参与降解 ECM，促进动脉粥样化斑块不稳定并趋向破裂的过程；③TFPI-2抑制 TF：活化的Ⅶ因子（FⅦa）复合物的活性，减少凝血酶的生成。

9.5.3.1 TFPI-2 直接抑制基质金属蛋白酶（MMPs）的活性，维持细胞外基质结构完整

细胞外基质的降解贯穿于动脉粥样硬化发生发展的整个过程中，降解基质的酶主要是基质金属蛋白酶（MMPs），MMPs 从初始内膜增厚到最终斑块破裂相等动脉粥样斑块病变各时期中都扮演了重要角色。而巨噬细胞分泌的多种 MMP 降解纤维帽，是斑块破裂的重要原因。在体内，MMPs 与其天然特异性抑制物——基质金属蛋白酶组织抑制剂（TIMP）相互作用。在生理状态下，MMP 与 TIMP 之间保持着一种动态平衡，协调

ECM 降解与重建，维持组织结构的完整、内环境的稳定。TFPI-2 可以直接抑制间质胶原酶 MMP-1 和 MMP-13 的活性，减少其降解纤维胶原的三螺旋结构的能力。同时，TFPI-2 也可抑制明胶酶 MMP-2 和 MMP-9 的活性。正常 VSMC 主要位于中膜层，周围为基底膜所包绕。血管损伤后，VSMC 增殖并从中膜移至内膜，形成新生内膜，从而触发 AS 的发生。体外试验表明，损伤血管局部释放的 IL-1、TNF-α 可刺激 VSMC 使活化 MMP-2 和 MMP-9 的表达增高，从而有利于 VSMC 的移行，TFPI-2 作为 MMP-2 和 MMP-9 的抑制剂，可调节 VSMC 的增殖和移行。

与只有胶原酶抑制作用的 TIMP 相比，TFPI-2 对基质金属蛋白酶抑制谱更广，抑制能力更强，因而在维持细胞外基质结构完整、延缓其降解方面有着至关重要的作用。

9.5.3.2　TFPI-2 是血纤维蛋白溶解酶的主要抑制剂，TFPI-2 通过抑制纤溶酶，间接抑制 MMPs 活性

血纤维蛋白溶解酶可以降解细胞外基质的某些成分，在动脉硬化血管的损伤处，可以检测到血纤维蛋白溶酶原激活物，凝血酶和 MMPs，它们在细胞的移动和细胞外基质的更新上发挥重要作用。体内 MMPs 酶原主要由纤溶酶活化，MMPs 是以无活性的酶原形式分泌的，只有被活化后才能降解基质蛋白，MMPs 的活化是控制细胞外基质降解的重要的调节机制。纤溶酶可部分激活间质胶原酶和基质分解素原，活化的基质分解素可导致间质胶原酶的完全活化和超活化。

血纤维蛋白溶酶原在动脉硬化的地方可以更容易透过血管壁、内皮细胞释放组织型纤溶酶原激活剂（t-PA）使之活化成血纤维蛋白溶解酶。在血管壁，血纤维蛋白凝血酶可以和细胞外基质以相对低的亲和力结合，但通过赖氨酸的降解，血纤维蛋白溶酶可以降解细胞外基质成分，纤溶酶同时激活 MMP-3，后者又可激活 MMP-1、MMP-8、MMP-9 等，如此形成级联放大的瀑布效应。TFPI-2 是个有效的血纤维蛋白溶酶的抑制物。TFPI-2 不仅可以抑制游离的血纤维蛋白溶解酶，也可以抑制与细胞外基质结合的血纤维蛋白溶解酶。TFPI-2 通过抑制纤溶酶、血纤维蛋白溶解酶，调控纤溶酶/MMP-3 级联激活系统，从而抑制 MMPs 活化。

9.5.3.3　TFPI-2 可以通过抑制 TF：FⅦ复合物的活性，从而减少凝血酶的生成

凝血酶通过多种方式参与了动脉粥样硬化的发生和发展过程：它是介导血管病变处凝血及血栓形成的关键因子；促进病变处血管壁平滑肌细胞、内皮细胞、成纤维细胞等细胞成分的增殖；活化血小板，促血小板释放颗粒；凝血酶可以促进多种基质金属蛋白酶的表达；调节炎症反应细胞如巨噬细胞、单核细胞的趋化、浸润等。

TFPI-2 对凝血酶没有直接的抑制作用，但 TFPI-2 可以通过抑制 TF：FⅦa 复合物的活性，从而减少凝血酶的生成，TFPI-2 对 TF-FⅦa 的抑制作用不依赖于 FXa。凝血酶作用于凝血酶受体（PAR-1），通过 MAPKs 信号传导途径，促进环氧合酶（COX-

2）的表达，进而促进 TFPI-2mRNA 的表达和 TFPI-2 蛋白的生成，在人类肝脏肌纤维母细胞和 ECV304 细胞群中，凝血酶可以增加 TFPI-2 的表达，同时可以促进 TFPI-2 在基质中沉积。另一方面，凝血酶可以促进多种基质金属蛋白酶的表达，并可提高 MMP-2 活性，因此 TFPI-2 可以调节由凝血酶引起的基质的降解过程。另外，TFPI-2 通过抑制 TF：FⅦa 复合物的活性可以减少血管平滑肌细胞的增殖和移行能力。

9.5.4 组织因子途径抑制物-2 检测的参考范围

时间分辨荧光免疫测定方法：（8.53±2.32）ng/mL

9.6 von Willebrand 因子

von Willebrand 因子（von Willebrand factor，vWF），又称因子Ⅷ相关抗原，是一系列多聚糖蛋白。相对分子质量 5×10^3（二聚体）至 20000×10^3（多聚体），基本构型为二聚体。血管内皮细胞和单核细胞是合成成熟型 vWF 的部位。vWF 同时可以作为因子Ⅷ的运输蛋白，与因子Ⅷ的相互作用对血液循环中正常的因子Ⅷ的功能是密不可分的，vWF 可通过血小板膜上特定的糖蛋白和外露的结缔组织成分结合，介导血小板黏附于血管损伤部位。

9.6.1 von Willebrand（vWF）因子的实验室检测

9.6.1.1 ELISA 法

纯化的兔抗人 vWF：Ag 抗体包被聚苯乙烯反应板，加入稀释的待检标本，标本中的 vWF：Ag 结合于固相的抗体上，然后加入酶标记兔抗人 vWF：Ag 抗体，与其定量相结合，洗去多余抗体后，加底物显色，通过查标准曲线，即可计算出 vWF：Ag 抗体的含量。正常混合血浆 vWF 浓度为 100% 或 1U/mL，以其 6 个稀释度的吸光度和浓度作标准曲线。也可以用线性回归方程计算浓度。

9.6.1.2 vWF：Rco 比浊法

在瑞斯托霉素（ristocetin）存在的条件下，vWF 通过与血小板膜糖蛋白Ⅰb 相互作用可使正常血小板发生凝聚，洗涤并固定正常的血小板，加入瑞斯托霉素和待检样品中，可从血小板凝聚的程度来计算样品中 vWF：Rco，此值反映 vWF 的活性。正常混合血浆 vWF：Rco 活性为 100%，用血小板凝集仪测定血小板凝聚程度，各稀释度的凝聚强度和稀释度作标准曲线，进行定量。

9.6.2 vWF 检测的影响因素

用 ELISA 方法进行检验，凡 ELISA 法应注意的事项均应重视。

在比浊法中，实验中试管和注射器均应涂硅，或使用塑料制品，否则，EDTA抗凝血检测结果不准。

vWF：Ag浓度减低，是诊断vWD的重要指标，大部分vWD患者实验结果降低，表明vWF功能减低，若vWF、Ag和vWF、Rco同时测定，对vWD的诊断更有价值。

vWF浓度增高，见于周围血管病变，心肌梗死、心绞痛、糖尿病、肾小球疾病、尿毒症、肺部疾病、肝脏疾病、妊娠高血压综合征、大手术后和剧烈运动。

9.6.3 vWF检测的临床意义

vWF是血管内皮细胞损伤标志物。循环血浆内的vWF全部来源于内皮胞，是内皮细胞功能异常的标志物。它的增高能够促进血小板黏附，通过介导血小板释放血小板源生长因子，刺激平滑肌细胞迁移增殖，加速动脉粥样硬化进程。

有文献报道，AMI早期再灌注可以抑制vWF的促凝活性。AMI发病后4～6h内溶栓成功患者，vWF值在梗死前3天内无明显波动，vWF随内皮破裂释放并很快达高峰；溶栓开通后vWF水平很快下降，提示内皮修复并稳定。

纤溶功能异常、血小板活化及内皮损伤在ACS的发病机制中发挥重要作用。临床实践中联合检测纤溶标志物，能够对ACS的早期诊断、判断病情、抗凝、溶栓及预测预后提供重要的客观依据。

9.6.4 vWF检测的参考范围

ELISA法：(107.5±29.6)%。

vWF：Rco比浊法：50%～150%。

9.7 D-二聚体

D-二聚体是纤维蛋白单体经活化因子XⅢ交联后，再经纤溶酶水解所产生的一种特异性降解产物，是一个特异性的纤溶过程标记物。D-二聚体来源于纤溶酶溶解的交联纤维蛋白凝块。

9.7.1 D-二聚体的实验室检测

9.7.1.1 胶体金法

用胶体金标记D-二聚体的单克隆抗体，建立了免疫过滤金标测定法。本法将单抗吸附在多孔薄膜并黏放在有多层吸收垫的塑料盘上，被检标本加入后即与该抗体相结合，然后加入胶体金标记的抗体，在薄膜上产生红色斑点。通过肉眼观察或用折射仪读数，与提供的标准色价或者测定标准品的折射读数，可计算出标本中 D-二聚体的含量。该法即具有胶乳凝集法的操作简单、快速，适用于急诊测定的优点，又具有 ELISA 能够准确定量的特点，线性范围达到 10mg/L，与 ELISA 比较具有显著的相关性，不受胆红素、Hb、纤维蛋白原、可溶性的纤维蛋白及 FDP 等干扰，但类风湿因子、肝素及脂血等有一定的干扰。

9.7.1.2 乳胶凝集法

方法简单、快速，成本低廉，但灵敏度和稳定性较差。

9.7.1.3 ELISA 法

现在临床上普遍采用的方法，在诊断深静脉血栓的阴性判断上与静脉造影法相比，结果一致性与灵敏度接近 100%。

原理：试剂盒应用双抗体夹心法测定标本中人 D-二聚体水平。用纯化的人 D-二聚体抗体包被微孔板，制成固相抗体，往包被单抗的微孔中依次加入 D-二聚体，再与 HRP 标记的羊抗人抗体结合，形成抗体-抗原-酶标抗体复合物，经过彻底洗涤后加底物 TMB 显色。TMB 在 HRP 酶的催化下转化成蓝色，并在酸的作用下转化成最终的黄色。颜色的深浅和样品中的 D-二聚体浓度呈正相关。用酶标仪在 450nm 波长下测定吸光度（OD 值），通过标准曲线计算样品中人 D-二聚体浓度。

样本处理及要求：血清在室温血液自然凝固 10～20min，离心 20min 左右（2000～3000rpm）。仔细收集上清，保存过程中如出现沉淀，应再次离心。血浆应选择 EDTA 或柠檬酸钠作为抗凝剂。尿液用无菌管收集，离心 20min 左右（2000～3000rpm）后收集上清，保存过程中如有沉淀形成，应再次离心。胸腹水、脑脊液参照尿液标本进行收集。细胞培养上清用无菌管收集，离心 20min 左右（2000～3000rpm）后收集上清。检测细胞内的成分时，用 PBS（pH7.2～7.4）稀释细胞悬液，细胞浓度达到 100 万/毫升左右，通过反复冻融，以使细胞破坏并放出细胞内成分，离心 20min 左右（2000～3000rpm），仔细收集上清，保存过程中如有沉淀形成，应再次离心。标本采集后尽早进行实验，若不能马上进行试验，可将标本放于-20℃保存，但应避免反复冻融。不能检测含 NaN3 的样品，因 NaN3 抑制辣根过氧化物酶的（HRP）活性。

9.7.1.4 基于酶免疫法的荧光抗体检测法

该方法检测 D-二聚体在 VIDAS 免疫分析仪上进行，它在酶免疫法基础上与荧光检测相结合。利用现成的单剂量试剂和分析仪中储存的校准系统，对单份样本进行检测。现成试剂由包被了鼠抗 D-二聚体单抗的固相移液装置和一试剂条组成，后者包含了其他所需试剂：结合剂（碱性磷酸酶标记的鼠抗 D-二聚体单抗）、洗涤剂、样品稀释剂和底物。将 200μL 血浆吸入试剂条后，所有步骤由分析仪完成。除需将血样常规离心 15 min 外，结果可在 35 min 内得到。结果以纤维蛋白原等价单位表示，其检测上限为

1000μg/L，下限为 50μg/L，低于正常参考值下限（68μg/L～494μg/L）。对 DVT 的敏感性和 NPV 分别为 96%～99% 和 95%～99%。VIDAS 检测 D-二聚体是目前研究最多的一种检测方法，敏感性很高，与经典 ELISA 法有很好的一致性，最有希望取代经典 ELISA 法而成为深静脉血栓（DVT）诊断的首选筛选试验。

9.7.2　D-二聚体检测的影响因素

9.7.2.1　造成 D-二聚体升高的因素

胸主夹层病人：确诊为胸主夹层的病人 D-二聚体都明显升高，升高的程度与发病到实验室检查的时间、夹层的大小相关，但和病人的预后没有关系。

系统性红斑狼疮：活动期 SLE 患者血浆 D-二聚体明显高于稳定期及健康对照组，稳定期 D-二聚体显下降，活动期患者随着病情的好转和稳定，其血浆 D-二聚体水平逐渐呈下降趋势。可能由于活动期患者处于高凝状态和纤溶活化因而造成 D-二聚体水平升高。提示 D-二聚体可以作为判断 SLE 疾病活动性和临床疗效的指标。

肾病：不同肾病患儿血 D-二聚体值均高于正常组，在无临床栓塞表现的儿童肾脏病测定 D-二聚体可间接预测高凝状态存在，并可作抗凝药物治疗的依据和预后估计。

其他生理性因素有：运动、妊娠、分娩、手术、类风湿因子干扰、高胆红素和血红蛋白血浆等。

9.7.2.2　造成 D-二聚体降低的因素

EDTA 抗凝剂血浆适合于 D-二聚体检测，其他枸橼酸钠、肝素抗凝剂可使其浓度降低；反复冻融、长时间标本保存也可使其结果降低。

9.7.3　D-二聚体检测的临床应用

9.7.3.1　深静脉血栓（DVT）诊断

D-二聚体在深静脉血栓（Deep venous thrombosis DVT）中总的诊断价值和在肺栓塞（PE）中的诊断价值类似：阴性的 D-二聚体可以基本排除 DVT 形成的可能；阳性的结果意义不大，特异性不够强，很多疾病可以引起 D-二聚体的升高，但并不能确诊 DVT，只是 DVT 发病过程中可能的表现指标。其临床应用是检测阴性时可排除 DVT，阳性时并不能确诊该病。从它的临床应用来看，D-二聚体这一指标在 DVT 发病中意义不大，它不像 AFP 在原发性肝细胞癌中这么强有力的超强表达，具有诊断意义，而且，DVT 诊断通过病史、临床表现及彩超等检查可以确诊。从这一角度来看，D-二聚体甚至在 DVT 诊断过程中可以忽略，并非必检指标。另外，联合应用静脉超声检查安全有效，能够大大减少有创的顺行静脉造影检查（曾被认为诊断 DVT 的金标准）。但是，单一的 D-二聚体检查并非全无用处，它可以排除门诊 1/3 怀疑为 DVT 的病人，从而大大节约医疗费用和时间。ELISA D-二聚体在诊断深静脉血栓的阴性判断上与静脉造影法相比，结果的一致性与灵敏度接近100%。

9.7.3.2 D-二聚体在肺动脉栓塞中的应用价值

随着研究的开展和深入，临床工作者对D-二聚体在肺动脉栓塞中的意义认识日益深刻。用一些敏感性高的检测方法，阴性的D-二聚体值对于肺动脉栓塞具有理想的阴性预告作用，阴性的结果可以基本排除肺动脉栓塞，从而可以减少有创的检查，如通气灌注扫描和肺动脉造影；避免盲目的抗凝治疗。但是临床医生必须清楚的它的局限性和应用的指证。抗凝治疗后，D-二聚体的值会发生改变，因而影响D-二聚体作为诊断指标的准确性，D-二聚体的浓度和血栓的位置有关，在肺动脉干主要分支的浓度较高，而在次要分支的浓度较低。在大分支的敏感性为93%，小分支的敏感性为50%。虽然D-二聚体对于小分支血栓的诊断意义不够明显，然而其他检查对于小的血栓同样不明确，如肺动脉造影等。对于这些小的血栓，只要D-二聚体是阴性的，在患者心肺储备功能比较好的情况下，可以不采取抗凝治疗。临床随访的结果表明这样做是安全的。

9.7.3.3 D-二聚体和心梗的关系

有研究发现，D-二聚体含量在AMI患者中较正常组明显升高，使用尿激酶溶栓后，心梗组48h后D-二聚体含量均较前下降。同时，也有研究发现：D-二聚体和缺血性心肌病密切相关，后者的发生率随着D-二聚体浓度的升高而增加。升高的D-二聚体预示着未来有较高的心梗的风险，但不是一个独立的预测因子。

9.7.3.4 D-二聚体和脑梗的关系

凝血的激活是脑梗中的一个独立因素，D-二聚体的水平和脑梗的程度线性相关，不管是在入院时还是在出院后，都可以用来判断脑梗患者的预后。血浆D-二聚体水平高的患者，再次发作脑梗的概率也相对较高。

9.7.3.5 溶栓疗效监测和评价

国外已将D-二聚体检测应用于溶栓药物疗效的监测和评价，即在使用溶栓药物后，通过ELISA等方法检测血中D-二聚体的含量。随着血栓的溶解，D-二聚体水平明显升高，如溶栓药已达到疗效，则D-二聚体迅速升高后很快下降，如D-二聚体含量升高后维持在一定高水平或无明显升高，则提示溶栓药物用量不足。

9.7.3.6 血栓导向示踪剂

诊断体内血栓的方法有多种，但存在着特异性不强、敏感性不高等问题，能够定位的诊断大多数是有创性的。因此有学者利用D-二聚体只存在于交联纤维蛋白及其分解产物中、而不见于非交联纤维蛋白和纤维蛋白原中的原理，将抗D-二聚体单抗标记放射性核素，在抗体与抗原特异性结合过程中，可将放射性核素携带到血栓局部，再用放射性核素检测仪监测体内放射性核素的分布，从而达到利用导向示踪剂定位诊断血栓的目的。该法对静脉血管诊断敏感性和特异性强，而且能够定位诊断。

9.7.4　D-二聚体检测的参考范围

胶体金法：正常值<0.5mg/L。

ELISA：正常范围<300μg/L。

荧光抗体检测法：68μg/L～494μg/L。

主要参考文献

[1] 马圣庭，姜婕，贾如意．纤溶系统与急性冠状动脉综合征［J］. 医学综述，2007，13（5）：396-398.

[2] Collet J P，Montalescot G，Vicaut E，et al. Acute release of plasminogen activator inhibitor-1 in ST-segment elevation myocardial infarction predicts mortality［J］. Circulation，2003，108（4）：391-394.

[3] Keavney B，Danesh J，Parish S，et al. Fibrinogen and coronary heart disease：test of causality by Mendelian randomization［J］. Int J Epidemiol，2006，35（4）：935-943.

[4] Lorena M. Perolin S，Cassazzaf P，et al. Fluvastatin and tissue factor pathway inhibitor in type Ⅱa and IIb and hyperlipidemia and in acute myocardial infarction［J］. Thromb Ras，1997，87（4）：397-403.

[5] 蒋芳林，刘静，王慧君，等．组织因子途径抑制物-2 的时间分辨荧光免疫测定方法的建立及评价［J］. 复旦学报（医学版），2011，38（1）：54-59.

第10章　血栓形成标志物

10.1　P-选择素

P-选择素（P-selectin）是细胞黏附分子选择素家族的重要成员，其介导的细胞黏附在机体炎性反应和血栓形成的初期起着主导作用。近年的研究表明，P选择素与心血管疾病的发生发展密切相关。

10.1.1　P-选择素的实验室检测

10.1.1.1　ELISA法

采用ELISA测定sP-选择素水平，检测原理是用抗人sP-选择素包被于酶标板上，标准品和样品中的sP-选择素与单抗结合，加入生物素化抗人sP-选择素抗体，形成免疫复合物连接于板上，辣根过氧化物酶标记的亲和素与生物素结合，加入酶底物显色剂，然后加入终止液，用酶标仪在450nm波长下测定吸光度（OD值），通过绘制标准曲线求出标本中的sP-选择素水平。

10.1.1.2　流式微球分析技术[1]

采用P-选择素试剂盒流式检测，在流式细胞仪上按仪器和试剂说明书进行操作。本书作者对流式细胞术（FCM）检测P-选择素进行了方法学性能评价。参考美国临床和实验室标准化协会（CLSI）系列文件设计验证方案，对BD Aria流式细胞仪检测系统测定血浆VEGF的精密度、准确度、分析灵敏度、分析测量范围和生物可参考区间5大分析性能进行验证和评价，P-selectin含量在39.06和10000.00 ng/L时，批内变异系数分别为4.23%和9.00%；批间变异系数分别为4.63%和11.00%；准确度相对偏倚分别为2.71%　和5.28　%；检测灵敏度为7.88ng/L，分析测量范围为7.88～103928.00ng/L，生物参考区间验证为4512.20～10250.00ng/L。

10.1.2　P-选择素检测的影响因素

10.1.2.1　血清中使之降低的因素

内皮素-1：注射内皮素-1 的 6h 后的平均浓度以 0.4pmol/（kg・min）的速率呈现非显著性的下降，从 35ng/mL 下降到 29ng/mL。

10.1.2.2　血清中使之升高的因素

心脏病危险因子：个体 P-选择素浓度增高导致以后的心脏病发的高风险。

10.1.3　P-选择素检测的临床应用

10.1.3.1　P-选择素与高血压

血小板机能亢进在动脉粥样硬化的形成和发展中起重要作用。一些研究者已经展示了血小板机能与高血压的一些联系。老年高血压患者在无其他动脉粥样硬化危险因素下，通过降压使血压达到正常后，可明显促使已增高的血小板活性下降，随着高血压的严重程度加大，P-选择素显著升高。高血压患者中，血浆纤维蛋白原、P-选择素和血管性假血友病因子（vWF）显著升高，且它们与舒张期血压有显著相关性，故认为高血压患者有高血浆纤维蛋白原、内皮细胞损害和血小板功能的异常，进一步解释了高血压患者多伴有比较危险的动脉粥样硬化及高血压患者易发生所有的动脉粥样硬化性心血管事件[2]。

10.1.3.2　P-选择素与冠状动脉粥样硬化性心脏病

冠心病发生发展中的细胞黏附机制日益受到重视。黏附分子是介导细胞黏附的分子基础，因而在冠心病的发生发展中具有重要作用，P-选择素是黏附分子的一种，存在于动脉粥样硬化斑块中。有实验证明血中 P-选择素浓度在冠心病患者的表达增加，与血中甘油三酯、组织纤维蛋白溶酶原激活剂（t-PA）、血栓素 A2（TXA2）水平相关，且在不稳定心绞痛和心肌梗死患者的表达高于稳定性心绞痛患者[3,4]。急性心肌梗死是严重危害中老年人身体健康的常见病、多发病，早期溶栓或急诊经皮穿刺腔内冠状动脉成形术（PTCA）可使梗死的相关冠状动脉再通。但越来越多的证据显示，缺血心肌再灌注后一段时间内心肌损伤加重。而 P-选择素始动了心肌的缺血再灌注损伤，因它始动了白细胞与血小板、内皮细胞间的相互作用，并造成了机体的损伤。所以抗黏附治疗已成为防止心肌缺血再灌注损伤的新策略。

10.1.3.3　P-选择素与房颤

房颤时由于心房内血流紊乱，流速降低，引起血小板聚集和频繁撞击，这导致血小板功能的明显激活，提示血小板活化可能与房颤栓塞或栓塞前状态有关联，所以房颤患者需要抗凝治疗。但由于抗凝剂所带来的出血不良反应及监测等问题，使其应用受到一定的限制。因此，检测 P-选择素等血栓前状态等分子标志物对于指导抗凝治疗、降低栓塞事件发生率及减少抗凝剂所带来的出血不良反应方面都有一定的临床作用。

10.1.3.4 P-选择素与高胆固醇血症

脂质代谢异常与冠心病密切相关的事实早已确定。以往许多大型临床实验都证明降低血浆胆固醇可以减少冠心病事件。高胆固醇水平与动脉粥样硬化和血管闭塞后心血管事件的发展息息相关。而血浆胆固醇水平增高而无其他心血管疾病的患者血浆 P-选择素增高，是动脉粥样硬化性血管损伤的一个标志。P-选择素是内皮细胞机能障碍和血小板激活的标志物。抗氧化治疗能降低高胆固醇血症患者发生心血管事件的危险性。

10.1.3.5 P-选择素与心力衰竭

P-选择素参与介导活化的内皮细胞或血小板与中性粒细胞的黏附，在早期炎症、血栓形成等过程中起重要介导或参与作用。心力衰竭患者有炎症反应及血小板功能的异常，而 P-选择素是充血性心力衰竭患者血小板激活的一个标志物。一些心力衰竭患者血小板膜 P-选择素高于正常健康人，且差异有显著性。目前对心力衰竭与血小板活化之间的因果关系及血小板活化的机理仍不十分清楚，推测心力衰竭时，交感神经亢进，儿茶酚胺释放增加，通过 α 肾上腺素能受体激活血小板。另外心力衰竭时缺氧引起的血管内皮细胞损伤及多种细胞因子释放也会导致血小板活性增加。

10.1.4 P-选择素检测的参考范围

ELISA 法：血浆中 P-选择素含量为 9.4～20.8ng/mL。

10.2 血栓前体蛋白

血栓前体蛋白（thrombus precursor protein，TpP）是一种可溶性纤维蛋白的多聚体，是血栓中不溶性纤维蛋白的直接前体，它在血浆中的浓度反映循环中凝血酶的活性。血栓形成的关键是血液中可溶性纤维蛋白原转变成不溶的相互交联的纤维蛋白多聚体，TpP 是该过程中的一个重要产物，人体血浆中 TpP 水平的升高表明有急性血栓形成的危险。因此，血浆 TpP 水平检测对心血管疾病的诊断与治疗监控有一定的价值。

10.2.1 血栓前体蛋白（TpP）的实验室检测

采用酶联免疫吸附试验（ELISA）测定血清或血浆 TpP 的水平。TpP 试剂盒是固相夹心法酶联免疫吸附实验。已知 TpP 浓度的标准品、未知浓度的样品加入微孔酶标板内进行检测。人血清中的 TpP 与生物素化的抗人 TpP 单抗结合，并且生物素化的抗人 TpP 单抗上的生物素与酶标板上 Streptavidin 结合；加入辣根过氧化物酶标记的抗人 TpP，它将与人 TpP 结合而形成免疫复合物。加入 TMB 显色。人 TpP 的浓度与 450nm 波长下的吸光度（OD 值）成正比。

10.2.2　血栓前体蛋白检测的影响因素

标本保存：室温（20～25℃）下保存标本不要超过 8h。2～10℃保存血清，不超过 48h。如需长期保存标本，应在-20℃或更低的温度下保存。标本避免多次冻融，这样可能会损失蛋白活性，产生错误结果。

10.2.3　血栓前体蛋白检测的临床应用

10.2.3.1　急性心肌梗死与 TpP 之间的关系

有研究发现，TpP 在 AMI 发病早期（血栓形成阶段和心肌缺血阶段）就明显升高，认为可以作为诊断极早期 AMI（6 h 以内）的生化指标。有研究还发现，TpP 峰值的出现较其他标志物（CK-MB、肌球蛋白、肌钙蛋白等）早 2～4h。

10.2.3.2　心绞痛与 TpP 之间的关系

经过对 UAP 的病人进行了研究，发现 UAP 病人的血 TpP 浓度在正常范围内，而发展为 AMI 的 UAP 病人的 TpP 浓度显著升高。由于约 10%～15% 的 UA 病人会发展为 AMI，因此 TpP 试验也可作为一种筛选试验，为需要行溶栓的 UA 病人提供依据。同时，TpP 对鉴别 AMI 和 UAP 有一定的价值。

10.2.3.3　瓣膜置换术后血栓形成与 TpP 之间的关系

心脏机械瓣膜置换术后，抗凝监测非常重要，主要监测指标是血浆凝血酶原时间（PT）和国际标准化比值（INR）。目前，INR 作为抗凝治疗的剂量控制指标已相当普遍，但其在抗凝早期（2～3 天）的可靠性不高；小剂量口服抗凝药时，INR 不够敏感；PT 试剂的活性和检测方法也直接影响 INR 的准确性。对机械瓣膜置换术后病人进行抗凝监测时，如有条件，应同时检测 INR 和 TpP，血浆 TpP 浓度低于 6μg/mL、无出血，可能是心脏机械瓣置换术后抗凝治疗的理想选择。如 INR 与血浆 TpP 浓度的检测结果不符时，可先根据血浆 TpP 浓度调整抗凝药物剂量，同时加强 INR 及血浆 TpP 浓度的监测及对临床症状的观察。瓣膜置换并冠脉搭桥术 TpP 含量在术后 2h 和第 1 天不仅高于术前，且明显高于单纯瓣膜置换术，说明瓣膜置换并冠脉搭桥术后早期形成血栓危险性较大。这种潜在危险不仅影响瓣膜本身，而且可能提示搭桥吻合口和病变冠脉内的血栓形成。故此类病例抗凝方案应有别常规，抗凝时间需提早，且强度加大。还有学者在对机械瓣膜置换术后病人进行抗凝监测时，采用 TpP 作为观察指标。认为血浆

TpP 浓度在 2.84～6mg/L，可能是心脏瓣膜置换术后抗凝治疗的理想状态。

10.2.3.4 心房颤动与 PTS 之间的关系

心房颤动（房颤）患者易发生血栓栓塞并发症与其存在血栓前状态（PTS）有密切关系，房颤时心房失去有效收缩，导致血流缓慢，瘀滞及血液流变学发生改变；其次，房颤时心房和肺静脉内膜受损，以及血液成分发生改变。因此，从理论上讲，房颤可能存在血栓前状态。有研究表明：房颤患者血浆 TpP 浓度显著升高（$P<0.01$），风心病患者与冠心病患者之间血浆 TpP 浓度差异无显著性（$P>0.05$）。房颤患者血中 TpP 水平升高与房颤有关，而与房颤的基础心脏病可能关系不大，说明房颤存在血栓前状态。

10.2.4 血栓前体蛋白检测的参考范围

正常人血浆中 TpP 浓度为 0～3.8mg/L。

10.3 溶血磷脂酸

溶血磷脂（lysophospholipid，LPL）是近年来脂类研究的一个热点。其中最重要的是溶血磷脂酸（lysophosphatidic acid，LPA）和神经鞘氨醇 1－磷酸（sphingosine－1－phosphate，S－1－P）。它们在空间结构上相似，生物学功能既有相同处，也有不同。溶血磷脂酸有 3 种受体，S－1－P 有 5 种。溶血磷脂酸是一种多功能的“磷脂信使”。在多种重大的疾病中，特别是心脑血管病的发生中的作用主要有两个方面：一个是诊断学方面，由于溶血磷脂酸的释放特点，它有可能作为一个分子标记物，标示血小板等细胞的活化，预警血栓形成的危险性。另一个是病理机制方面，溶血磷脂酸具有致动脉硬化和血栓形成的作用。

10.3.1 溶血磷脂酸的实验室检测

10.3.1.1 ELISA 法

溶血磷脂酸常采用 ELISA 方法检测。溶血磷脂酸的试剂盒采用双抗体两步夹心酶联免疫吸附法。将标准品、待测样本加入到预先包被 LPA 单克隆抗体透明酶标包被板中，温育足够时间后，洗涤除去未结合的成分，再加入酶标工作液，温育足够时间后，洗涤除去未结合的成分。依次加入底物 A、B，底物（TMB）在 HRP 催化下转化为蓝色产物，在酸的作用下变成黄色，颜色的深浅与样品中 LPA 浓度呈正相关，450nm 波长下测定 OD 值，根据标准品和样品的 OD 值，计算样本中 LPA 含量。

10.3.1.2　循环酶法

现在，许多厂家已生产循环酶法检测溶血磷脂酸（LPA）的试剂盒，直接应用全自动生化分析仪上机检测，方法根据循环酶法原理结合 LPA 的特点建立。

10.3.2　溶血磷脂酸检测的影响因素

在 ELISA 试验中，样本不能含叠氮钠（NaN_3），因为叠氮钠（NaN_3）是 HRP 的抑制剂；标本采集后尽快进行实验。若不能立即试验，可将标本放于-20℃保存，但应避免反复冻融；样本应充分离心，不得有溶血及颗粒。试剂盒应在保质期内使用，不同批号的试剂不得混用。底物对光敏感，避免长时间暴露于光下。

10.3.3　溶血磷脂酸检测的临床应用

10.3.3.1　溶血磷脂酸与动脉粥样硬化

LPA 从激活的血小板释放，具有生长因子样作用，可促进成纤维细胞和血管平滑肌细胞的增殖，可激活内皮细胞和血小板，具有对巨噬细胞的趋化性，因此推测 LPA 与动脉粥样硬化的形成有关。有研究发现，从人血清中提取的不饱和 LPA 可通过激活细胞外信号调节激酶（ERK）和 p38MApK 途径诱导血管平滑肌细胞表型的转变，促使细胞移行和增殖，诱发动脉粥样硬化病变。在对人颈总动脉的动脉粥样硬化斑块的研究中也发现，适度氧化的低密度脂蛋白和微弱氧化的 LDL 可以产生具有生物活性的 LPA，并发现 LPA 在斑块的脂质核心及其临近处含量最高，LPA 可刺激血管内皮细胞增加通透性，使血浆蛋白在内皮下积聚，同时 LPA 激活血小板黏附至受损的内皮细胞处形成附壁血栓，产生动脉粥样硬化的早期病变。有学者发现 LPA 具有对巨噬细胞的趋化性，因此内皮下脂质斑块中的 LPA 可能吸引巨噬细胞进入血管壁，促进动脉粥样硬化的发展。

10.3.3.2　溶血磷脂酸与心肌梗死

LPA 在动脉粥样硬化斑块的核心及邻近处的含量最高，斑块破溃后可使脂质核心处的 OX-LDL、LPA 暴露，LPA 可使血小板激活，激活的血小板可释放大量的 LPA，在体外 LPA 是可引起血小板聚集的强效促进因子，可以认为这是血小板释放 LPA 的一个潜在性的危害。其另一个潜在性的危害是，LPA 的释放可以激活内皮细胞，促使其与单核细胞和中性粒细胞黏附，因此可加重心肌缺血时的炎症反应，促进心肌梗死的发展。

10.3.3.3　溶血磷脂酸与血管再狭窄

冠状动脉内介入治疗是目前治疗冠心病特别是心肌梗死的一个有效方法，但大约

20% ~40%的患者于术后6~12个月内发生血管再狭窄，其机制目前仍不十分清楚，但临床研究表明再狭窄至少与血栓形成和血管壁的增厚有关。进行PTCA和冠状动脉内支架术时，由于病变血管管壁僵硬，弹性下降，机械张力的牵拉可使局部血管壁撕裂，造成血管损伤，LPA是一种强效促有丝分裂原，可引起损伤处血管平滑肌细胞和成纤维细胞的增殖，参与血管损伤的修复。同时LPA还可以刺激局部黏附聚集、促进应力纤维形成及增加纤维粘连蛋白结合，激活血小板聚积于血管受损处，引起支架内血栓形成。被LPA激活的血小板释放各种血管活性物质，这些因素可能共同参与了PTCA术后再狭窄的发生，其确切机制和作用途径需进一步研究证明。

10.3.3.4 溶血磷脂酸明显地促进血小板聚集

虽然血浆溶血磷脂酸增高本身不一定都是血小板激活来源的，但是溶血磷脂酸增高会导致血小板的激活，最终结果都反映了血小板被激活的事实，这就使得用溶血磷脂酸作为预警分子更加有力、适用范围更宽。同时因为血小板激活是形成血栓的基础，这种正反馈的作用也扩大了溶血磷脂酸促进血栓形成的作用。

LPA作为一种活跃的细胞间磷脂信号分子，在神经系统、心血管系统、肿瘤细胞等多种组织和细胞中发挥着广泛的生物学功能，而目前对于LPA与心血管系统的关系研究主要集中于体外培养的细胞，它在正常机体内的功能如何，在整体如何调节心血管系统的活动，以及LPA和LPA受体拮抗剂和激动剂是否具有临床病理价值都需进一步的研究证实。

10.3.4 溶血磷脂酸检测的参考范围

健康人群浓度中位数为：0.1μmol/L。

10.4 血栓烷 B_2

血栓烷 B_2（thromboxane B_2，TXB_2）由在人体内极不稳定的血栓烷 A_2（TXA_2）和前列环素（PGI_2）降解而来。TXA_2可促进血小板聚集和血管收缩，而PGI_2可抑制血小板聚集和扩张血管。血浆内血小板活化因子的增加对促进TXA_2合成增加，促进血小板聚集释放，导致血栓形成起着非常重要的作用，可能是诱发冠心病、脑梗塞等心脑血管疾病的重要机制之一。TXA_2是血小板花生四烯酸代谢产物之一，亦属血小板活化的标志物。

10.4.1 血浆血栓烷 B_2的实验室检测

TXB_2常用ELISA法检测，以血浆血栓烷 B_2-牛血清蛋白包被酶标反应板，加入受

检血浆和 TXB_2 抗体。包被的 TXB_2 与受检血浆中的 TXB_2 或标准品中的 TXB_2 竞争性与 TXB_2 抗体结合，包被的 TXB_2 与抗体结合的量与受检血浆中 TXB_2 的含量负相关。加入过量酶标记第二抗体，再加底物显色，根据吸光度 A（OD 值）即可从标准曲线上计算出 TXB_2 含量。

10.4.2　血栓烷 B_2 检测的影响因素

10.4.2.1　血浆中使之降低的影响因素

运动：运动包括体能训练可使其平均浓度降低。

药物治疗：稳定型冠心病患者治疗后，血栓烷 B_2 浓度显著降低。

其他：见于环氧酶或 TX 合成酶缺乏症、服用抑制环氧酶或 TX 合成酶的药物如阿司匹林、苯磺唑酮、咪唑及其衍生物等。

10.4.2.2　血浆中使之升高的影响因素

血液透析：透析可使患者血浆浓度急速升高。

戒酒：酗酒者戒酒后明显升高。

其他：见于血栓前状态和血栓性疾病，如心肌梗死、心绞痛、糖尿病，动脉粥样硬化、妊高症、深静脉血栓形成、肺梗死、肾小球疾病、高脂血症、大手术后等。

10.4.3　血栓烷 B_2 检测的临床应用

血栓烷 A_2（TXA_2）是血小板花生四烯酸的代谢产物，血栓烷 A_2（TXA_2）是很强的血小板聚集激活剂，但其半衰期仅 30s，故采用检测其稳定水解产物 TXB_2 来推测 TXA_2 的含量。有人报道原发性血小板减少性紫癜使 TXA_2 减低，冠心病、血栓性疾病使 TXA_2 增高。增高见于血栓前状态和血栓性疾病，如心肌梗死、心绞痛、糖尿病、动脉粥样硬化、妊高症、深静脉血栓形成、肺梗死、肾小球疾病、高脂血症、大手术后等。减低见于环氧酶或 TXA_2 合成酶缺乏症，服用抑制环氧酶或 TXA_2 合成酶的药物，如阿司匹林等。

10.4.4　血栓烷 B_2 检测的参考范围

酶标法：（76.3±48.1）ng/L。

主要参考文献

[1] 令狐颖，郑金鼎，黄山，等. 冠脉综合征患者 P 选择素的 FCM 测定与应用效果评价［J］. 临床检验杂志，2011，29（1）：43-44.

[2] Davi G，Romano M，Mezzetti A，et al. Increased levels of soluble P–selectin in hypercholesterolemic patients [J]. Circulation，1998，97：953–957.
[3] 黄山，许健，令狐颖，等. 流式细胞术检测 P–选择素在急性冠状动脉综合征诊断中的应用 [J]. 中国热带医学，2010，12（10）：1514–1515.
[4] 郑金鼎，令狐颖，黄山，等. 流式细胞术联合检测 P–选择素、VCAM–1 和 VEGF 在急性冠状动脉综合征诊断中的应用 [J]. 贵州医药，2011，35（1）：8–10.

第 11 章　心肌缺血标志物

缺血性心脏病是心脏病中最常见的疾病，近年 AMI 发病率逐步上升，早期诊断对治疗十分重要。心肌缺血指 ACS 形成心肌坏死前的短暂时间段，也称为心肌梗死前阶段，经过认真的分析研究，我们把肌红蛋白、碳酸酐酶Ⅲ、脂肪酸结合蛋白和缺血修饰白蛋白等定义为心肌缺血标志物[1]。准确把握和应用此阶段的特征性标志物，有助于早期心肌缺血的明确诊断，避免漏诊、误诊或某些患者盲目住院；有助于避免其他更昂贵的检查，从而可以减少医疗资源的浪费。

11.1　肌红蛋白

肌红蛋白（Myoglobin，Mb）是一种小分子蛋白，由珠蛋白与正铁血红素（Heme）结合而成。它能可逆地与氧结合，形成 MbO_2，在肌细胞内起着转运和贮存氧的作用。MbO_2称为氧合肌红蛋白，Mb 称为脱氧肌红蛋白。肌红蛋白只存在于心肌及横纹肌内，其他组织包括平滑肌内都不含有此种蛋白。

11.1.1　肌红蛋白的实验室检测

11.1.1.1　传统比色法

Mb 最早的测定方法，主要是利用肌红蛋白的物理特性和所含的正铁血红素进行测定，采用盐分部沉析，柱层析，或电泳等方法分离肌红蛋白，然后用比色法或分光光度计对其进行定量测定。这些方法灵敏度较差，要用较大容量或浓度的样品才能测出，在一般临床实验室不易推广。后来引进免疫学方法，应用多种免疫方法如免疫扩散、免疫电泳、血凝抑制试验和补体结合方法，改进了灵敏度和特异性，然而这些方法仍不能定量测出血清中或尿标本中正常水平或稍高于正常水平的肌红蛋白的含量，一直不能有效应用到临床。

11.1.1.2 放射免疫法

到 1973 年，Lwebuga Mukasa 报告了一种肌红蛋白放射免疫测定法，可测定毫微克/毫升水平，不仅灵敏度大大提高了，而且可以正确定量。但是，要建立肌红蛋白放射免疫侧定，最初遇到的困难是制备合适的同位素标记抗原。Reichlm 氏曾试用氯胺 T 法标记人肌红蛋白，没有成功，后来改用^{131}I 标记马肌红蛋白。1975 年，修改了标记方法，先合成^{125}I-N-琥琥珀酰亚胺-3-（4-经苯基）丙酸醋，以后再与人肌红蛋白反应，制成^{125}I 标记的肌红蛋白抗原，获得了满意的结果。但是所用的方法测定周期太长，需要 24h 以上，这对于急性心肌梗死的早期诊断，显得太迟了。后来，经过对方法进行了改进，采用聚乙二醇分离结合抗原与游离抗原，总测定时间缩短到 4h，这才使肌红蛋白放射免疫测定成为心肌梗死早期诊断的有价值的方法。

11.1.1.3 快速床旁检测法

目前，快速检测肌红蛋白的方法主要有全血肌红蛋白床旁荧光定量测定法和胶体金法。全血肌红蛋白床旁荧光定量测定仪配套有专用试剂卡，其临界值为 99.3μg/L。采用床旁干式荧光定量测定全血肌红蛋白是一种快速简便的技术，它不需分离血清即可进行检测，可以在心肌梗死发病初期即检测到肌红蛋白的显著升高，而且可作为判断梗死扩展或再梗死及预后的指标。但因为肌红蛋白既存在于心肌又存在于骨骼肌，因此凡能引起这两种肌细胞病变损伤及肾排泄功能障碍的疾病均可引起血清肌红蛋白升高，可造成 AMI 诊断的假阳性。POCT 是目前研究的热点，由于该方法的检测原理是将红细胞固定后利用毛细作用将血浆与滤膜中附着的荧光抗体颗粒结合，因此要求操作过程中要保证血液量要足够，以避免出现误差，并且红细胞的含量也会影响检测结果的准确性。

胶体金试剂为一种手工操作试剂，现国内有多家公司可生产此类产品，定性检测血清或血浆中的肌红蛋白水平。有单人份和多人份包装，已获国家药监局器械准字号，其主要组成成分包括：单克隆肌红蛋白抗体，羊抗鼠抗体，氯金酸，硝酸纤维素膜，玻璃纤维，无纺布，粗纤维吸水纸，塑料板，单双面胶带，塑料外壳组成。产品应储存于室温（4～30℃）、避光、干燥处，禁止冷冻，长期贮存应置于 2～8℃ 为宜，有效期为 12 个月。胶体金法操作简单，不需要仪器设备，但由于是定性试验，在临床上使用受到一定的限制。

11.1.1.4 酶联免疫吸附试验

采用抗人肌红蛋白抗体进行包被，试剂盒组成包括酶标记人肌红蛋白抗体、抗人肌红蛋白抗体、抗人肌红蛋白抗原抗体复合物抗体的 ELISA 试剂盒在临床科研上已开始了一定的应用，在使用时应注意以下事项：

（1）收集标本前必须清楚要检测的成分是否足够稳定。对收集后当天进行检测的标本，储存在 4℃ 备用，如有特殊原因需要周期收集标本，将标本及时分装后放在 -20℃ 或 -70℃ 条件下保存，避免反复冻融。标本 2 ~ 8℃ 可保存 48h，-20℃ 可保存 1 个月，-70℃ 可保存 6 个月。部分激素类标本需添加抑肽酶。

(2) 标本必须为液体，不含沉淀。包括血清、血浆、尿液、胸腹水、脑脊液、细胞培养上清、组织匀浆等。

(3) 血清标本最好为室温血液自然凝固 10 ~ 20min 后形成，离心 20min 左右（2000 ~ 3000rpm），收集上清，如有沉淀形成，应再次离心。

(4) 血浆标本应选择 EDTA、柠檬酸钠或肝素作为抗凝剂，加入 10%（v）抗凝剂（0.1M 柠檬酸钠或 1% heparin 或 2.0% EDTA. Na_2）混合 10 ~ 20min 后，离心 20min 左右（2000 ~ 3000rpm）。仔细收集上清。如有沉淀形成，应再次离心。

(5) 尿液、胸腹水、脑脊液：用无菌管收集。离心 20min 左右（2000 ~ 3000rpm）。仔细收集上清。如有沉淀形成，应再次离心。

(6) 细胞培养上清：检测分泌性的成分时，用无菌管收集。离心 20min 左右（2000 ~ 3000rpm）。仔细收集上清，检测细胞内的成分时，用 PBS（pH 7.2 ~ 7.4）稀释细胞悬液，细胞浓度达到 100 万/mL 左右。通过反复冻融，以使细胞破坏并放出细胞内成分。离心 20min 左右（2000 ~ 3000rpm）。仔细收集上清。保存过程中如有沉淀形成，应再次离心。

(7) 组织标本：切割标本后，称取重量。加入一定量的 PBS，缓冲液中可加入 1μg/L 蛋白酶抑制剂或 50U/mL 的 Aprotinin（抑肽酶）。用手工或匀浆器将标本匀浆充分。离心 20min 左右（2000 ~ 3000rpm）。仔细收集上清置于 -20℃ 或 -70℃ 保存，如有必要，可以将样品浓缩干燥。分装后一份待检测，其余冷冻备用。

11.1.1.5　免疫比浊法

使用特异抗体结合于胶乳颗粒表面，标本与胶乳试剂在缓冲液中混合，标本中的 Mb 与胶乳颗粒表面的抗体结合，使相邻的胶乳颗粒彼此交联，在 500 ~ 600 nm 附近测量溶液浊度，其的强度与标本中的 Mb 浓度成正相关。现已有成套商品试剂盒供应，可在半自动或全自动生化分析仪上应用，可对检测标本进行严格的质量控制，进行大批样品分析。

标本处理：用血清或血浆标本（肝素抗凝），在 4h 内测定。标本于使用前离心，4000rpm，15min。2 ~ 8℃ 贮存的标本应在 24h 内测定，如标本存放超过 24h，应于 -20℃ 以下冻存，融化后必须离心，避免反复冻融。标本避免溶血及黄疸。血清分离胶有明显负干扰，使用时应注意。慎用其他抗凝剂。胶乳试剂避免冰冻，避免影响其反应效果。方法学特性：其方法灵敏度可达 ng 级，线性范围为较宽，批内及批间变异系数较小。

11.1.1.6 蛋白芯片检测法

现在，已有公司生产了心血管疾病诊断和预测多指标蛋白芯片检测试剂盒。这种试剂盒涉及心血管疾病的诊断和预测的多项指标，集成检测反应板和蛋白芯片试剂盒。试剂盒反应孔板包括基板和位于基板上的反应孔，其中，每一反应孔的底部有固相载体，且在固相载体上包被着抗 Mb（肌红蛋白）等抗体的微点阵。本试剂盒可简便、快速、准确地实现多人心血管疾病的诊断和多项指标的同时检测。

11.1.1.7 化学发光分析法

光激化学发光免疫测定技术（light induced chemilum inescent immunoassay，LICI）是一种定量检测血清 Mb 的化学发光分析方法。其主要方法为：用 0.02mol/L PBS 作样品稀释液，配制 Mb 系列校准品，将抗体包被发光微粒，对抗体进行生物素标记。检测时，将生物素化的抗体与抗体包被的发光微粒等量混合，再加入校准品或待测样品并充分混匀，37℃孵育 15min，然后加入包被有链霉亲和素的感光微粒 37℃孵育 15 min 后，在化学发光检测仪中检测光信号，根据光信号的强度计算待测样品中 Mb 的浓度。使用该方法，分析灵敏度高，线性良好，抗干扰性强。

LICI 是一种通过化学发光检测微粒间的结合，进而检测分析物含量的方法。在 680 nm 的光照下，感光微粒中的光敏物质受到激发产生单线态氧，单线态氧扩散至发光微粒，与其中的发光物质反应，即产生化学发光。由于单线态氧在溶液中维持活性的时间很短（约 4μs），只有那些通过待测物连接在一起的发光微粒和感光微粒才能产生化学发光。因此，LICI 是均相免疫测定法，避免了 ELISA、RIA 等检测方法中繁琐的分离和洗涤步骤。同时，由于微粒表面积的增加，也提高了检测的灵敏度。

11.1.1.8 肌红蛋白的检测标准化

为促进心脏标志物检测标准化，IFCC 设立了心脏标志物标准化委员会，其工作目标之一是促进肌红蛋白检测标准化。2004 年发表了评价候选肌红蛋白次级参考物（cRM）的实验报告。实验试图选择合适的参考物以利于减少不同肌红蛋白检测系统之间测定值的差异。候选的 cRMs 共 5 种，4 种是人心肌组织提取的含肌红蛋白亚型的参考物质，1 种是重组形式的。实验还采用了新鲜的或冷冻的混合人血清样品。7 家厂商的 12 种不同的分析系统参与了实验。实验时，每种 cRM 和血清都按照各厂商的要求作系列稀释，稀释比例为 100%、80%、60%、40%、20%、10% 和 5%。评价内容包括线性、与人血清的平行性、不精密性、准确性等。线性实验和不精密性实验要求 cRM 与人血清（新鲜的或冷冻的）相似。各种候选的 cRMs 检测结果基本相似。尽管比较难以完全定量，但其中的 cRM2、cRM4 和 cRM5 相关性更佳。平行性实验中在标准化后计算斜率并与人血清（新鲜的或冷冻的）相比较（以 CV 表示）。cRM1 和 cRM3 的 CV 分别为 26% 和 29%，而 cRM2、cRM4 和 cRM5 的平行性较好，CV 都<20%（分别

为 16%，15% 和 19%）。批内不精密性实验中，稀释 20% ~100% 的样品的不精密性大致相同，但稀释 10% 和 5% 的样品 CV 较高。cRMI – cRM4 的 CV 均<7%，但 cRM5 的 CV 达 11%。回收实验中，cRMI 和 cRM3 的回收率仅约 60%。从实用性考虑，理想的参考物应均相、易于储存和运输、稳定。实验提示，cRM2 和 cRM3 优于其他 cRMs。综合实验结果，cRM2 各项实验结果最好，其次为 cRM4 和 cRM5，校正前不同检测系统之间的检测值差异为 32%，以 cRM2 或冷冻血清重新校正后减少到 13%。cRM2 的特性与新鲜的或冷冻的人血清差异最少，符合各项要求。当然，参考物质的认定还需制定参考测量程序，认定后还需进行更大规模的实验。

11.1.2　血清肌红蛋白检测的影响因素

11.1.2.1　使血清中浓度降低的影响因素

EDTA：与血清浓度相比，EDTA 抗凝的血浆浓度明显低些。

类风湿因子：标本中增高的类风湿因子可能导致假性降低结果。

人抗鼠抗体：标本含有人抗鼠抗体时，用贝克曼免疫系统测量肌红蛋白会导致结果假性增高或降低。

血液储存：在浓度开始降低之前，血液只能在室温下储存 1h。

荧光素：标本中含有荧光素，特别是来自视黄醛血管造影，在操作进行 48h 后仍存留于体内，当视黄醛缺乏的时候存留时间更长，用贝克曼免疫系统测量肌红蛋白时，可导致假性的增高或者降低结果。

11.1.2.2　使血清中浓度升高的影响因素

抗链霉素亲和素抗体：当使用罗氏分析系统进行肌红蛋白检测，尽管在试剂中含有的添加剂能最小化影响作用，但是少见的极高滴度的抗链霉素亲和素抗体可对个别的标本产生干扰。

类风湿因子：当用贝克曼免疫系统测量肌红蛋白时，标本中增高的类风湿因子可能导致假性增高结果。

乳糜微粒：甘油三酯餐后乳糜颗粒（颗粒大小为 200 ~ 1000nm）可导致假性增高结果。

11.1.3　血清肌红蛋白检测的临床应用

因为 Mb 是个较小分子的球蛋白，心肌或骨骼肌损伤时 Mb 可以从肌肉组织漏到循环血中去，而且能通过肾小球滤过，出现在尿中。因此血清和尿中 Mb 测定可用于某些肌病和心脏病的诊断，如急性肌损伤、急慢性肾衰竭、严重的充血性心力衰竭、长时间休克，神经肌肉病如肌营养不良、肌萎缩、皮肌炎，及各种原因引起的肌病。血清

Mb 在心梗早期明显升高，它比血清肌酸激酶同工酶升高的灵敏度还要高。但由于心肌和骨骼肌 Mb 的免疫学性质相同，目前还不能区分血清中心肌来源 Mb 和骨骼肌来源的 Mb。如果排除了骨骼肌疾病后，血清和尿 Mb 测定可作为心肌梗死的早期诊断指标。人血清 Mb 的参考范围在 16～87ng/mL，其含量因性别、年龄、种族而有变化。通常男性高于女性，黑人男性明显高于白人男性，而女性不存在这种种族差异。除黑人外，其他种族高年龄者 Mb 都较高。

肌红蛋白广泛分布于心肌和骨骼肌中，正常人的血中含量很低，当心肌和骨骼肌损伤时，血中 MB 明显增高，因此 MB 测定有利于急性心肌梗死的诊断。同时，要把握异常结果的分析，心肌梗死发病后 4～12h 内，血清中肌红蛋白含量可达高峰，48h 恢复正常，是诊断心肌梗死的早期指标。但有骨骼肌疾病、休克、手术创伤、肾功能衰竭患者血清肌红蛋白也可升高，注意鉴别；假性肥大型肌病，急性皮肌炎，多发性肌炎等患者血液中肌红蛋白与肌酸磷酸激酶呈平行性升高。

心脏疾患中，血清或尿中肌红蛋白的升高是心肌受损的可靠指标。心绞痛、急性冠状动脉供血不足和陈旧性心肌梗死患者，如果无急性心肌梗死者肌红蛋白均属正常。急性心包炎、非心肌梗死所致的心力衰竭和心律不齐患者血清肌红蛋白亦属正常范围

11.1.4 肌红蛋白检测的参考范围

定性试验：阴性。

ELISA 法：50～85μg/L。

RIA 法：6～85μg/L，诊断临界值为>75μg/L。

免疫比浊法：健康成年人小于 70μg/L。

11.2 碳酸酐酶Ⅲ

碳酸酐酶（carbonic anhydrase，CA）是一种含锌的金属蛋白酶家族。至今在哺乳动物体内已发现至少 11 种碳酸酐酶同工酶和 3 种与 CA 相关的蛋白质以及 1 种受体型蛋白酪氨酸磷酸酶。CAⅢ主要存在于人与动物骨骼肌Ⅰ型肌纤维的胞浆中，约占胞质可溶性蛋白的 20%，Ⅱ型肌纤维中含量甚微。它也存在于包括唾液腺、输尿管平滑肌细胞、红细胞、前列腺、肺、肾、结肠和睾丸等组织中，但表达量很低。

11.2.1 碳酸酐酶Ⅲ的实验室检测

CAⅢ的检验方法不多，目前主要采用 ELISA 法进行 CAⅢ抗体检测，以推断 CAⅢ含量。首先要选用纯化的 CAⅢ蛋白，可按蛋白质纯化的方法进行制备，或从生物制品公司采购，然后将纯化的 CAⅢ蛋白以 10μg/mL 的浓度包被，4℃放置过夜，然后用

10% 小牛血清封闭 2h。PBS 洗涤 3 次后−4℃冰箱保存备用，试验分两步法进行，先加入血清标本，37℃放置 2 h。PBS 洗涤后，加入 HRP 标记的羊抗人二抗（1∶1000 稀释），37℃放置 1 h。PBS 洗涤后，用 DAB−H_2O_2显色液显色，终止反应后在酶联免疫检测仪 490 nm 波长处测定各样品吸光度值（OD）。

11.2.2　碳酸酐酶Ⅲ检测的影响因素

妊娠：随着妊娠进程血清中碳酸酐酶Ⅲ浓度逐步增加。

运动：运动使碳酸酐酶Ⅲ在血液中浓度显著升高。

11.2.3　碳酸酐酶Ⅲ检测的临床应用

目前，临床上主要应用肌红蛋白/碳酸酐酶Ⅲ比值对急性心肌梗死时心肌损伤进行早期诊断。AMI 发生后，碳酸酐酶Ⅲ和肌红蛋白/碳酸酐酶Ⅲ比值均具有较高的阴性预测价值和检验效率，但以 Mb/CA，比值最高。

11.2.4　碳酸酐酶Ⅲ检测的参考范围

由于检测方法、试剂不统一，未建立碳酸酐酶Ⅲ的参考范围。

11.3　脂肪酸结合蛋白

脂肪酸结合蛋白（FABP）是一组多源性的小分子细胞内蛋白质，相对分子质量为 $12\times10^3\sim16\times10^3$，广泛分布于哺乳动物的小肠、肝、脂肪、心、脑、骨骼肌等多种细胞中。人们已经将其分为不同的类型，如小肠型（I−FABP）、心型（H−FABP）、肝脏型（L−FABP）、肾脏型（K−FABP）等。H−FABP 是一种酸性蛋白质，是关键的脂肪酸载体蛋白，可将脂肪酸从细胞质膜向发生酯化和氧化的部位运输，从而进入线粒体的能量代之中，使脂肪酸在此氧化分解并最终生成三磷酸腺苷，为心肌收缩提供能量。

11.3.1　脂肪酸结合蛋白的实验室检测

关于心肌型脂肪酸结合蛋白（H−FABP）的测定方法，进展很快。最早报道定量检测 FABP 的是放射免疫法，但此法缺乏实效性。后来人们采用竞争性酶免疫测定法对血浆中的 H−FABP 进行了测定，但是由于其测定时间超过 16h，样品数量受离心机能力限制等缺点，通过改进研制了一种夹层酶联免疫吸附测定法。后来相继发展起来的快速测定 H−FABP 的方法，如微粒子增强的免疫比浊测定、免疫传感器方法等也需特殊的仪器设备，应用于急救室中并不很理想。为了克服这些不足，最近有人研制了一种简易的全血板测定方法，即在一步免疫层析的基础上，采用具有两种相同单克隆抗体的夹层酶联免疫吸附测定法来测定血浆中的 H-FABP。

11.3.1.1 夹心酶免法

采用 FABP 单克隆抗体和鸡多克隆抗体联合 HRP 标记的鼠抗鸡 IgG 单克隆抗体，建立的双抗体夹心 ELISA 测定 HFABP 方法，批内 CV<15%，最低检出线 0.5μg/L，与其他心肌、骨骼肌蛋白、肌红蛋白、肌浆球蛋白、肌钙蛋白无交叉反应。

11.3.1.2 时间分辨免疫荧光测定法（TRIFMA）

采用人 HFABP 单克隆抗体研制出快速而敏感的双抗体夹心一步时间分辨免疫荧光测定法，以 F31 型单克隆抗体作为捕获抗体，用 Eu 螯合物标记 F12 型单克隆抗体作为标记抗体。血清标本和 Eu 标记抗体依次加入包被有 F31 单抗的板孔中，于室温培育 30 min 后洗涤，然后加入 LANFLA 增强液混匀，于时间分辨荧光计上测定荧光强度，其强度值与血清中 H-FABP 含量成正比。本法最低检出线为 1μg/L，线性范围 1～300μg/L。用本法检测 AMI 患者血清 H-FABP，发现在 AMI 发作 2～4 h 内血清 H-FABP 水平就明显增高。

11.3.1.3 在线流动替换免疫试验

采用标准流动置换免疫测定分析系统，通过固化抗体以特异结合样本中的抗原而置换标记抗原，借助测定下游标记物的含量即可完成定量测定。利用该系统测量 HFABP，置换系统采用反向测定法即利用固化抗原联合酶标记 HFABP 单克隆抗体系统，以样品中的 HFABP 置换固定抗原，通过检测酶标记抗体量，即可达到 HFABP 的快速测定，该法的检测范围为 2～2000μg/L。

11.3.1.4 光栅耦合传感器技术

采用重组牛 H-FABP 制备单克隆抗体，并使其共价结合与光栅耦合传感器，制备出新型免疫光栅耦合传感器，进行 H-FABP 特异性免疫反应的动力学分析，测定结果准确可靠，但需特殊设备。

11.3.1.5 胶体金免疫层析法

现已有该类商品试剂盒供应，临界浓度为 6.5 ng/mL 左右。方法简单：撕开封装袋，取出检测板，正确取手指血 2 滴滴入血样孔中（或加入血清），平放 15 min（血清则为 3min）左右，待检测窗的“C”处有红色条带出现时，读结果。若“C”处、“T”处各有一红色条带为“阳性”（“T”处红色较浅时为“弱阳性”）；若“C”处有红色条带而“T”处无时为“阴性”，若“C”处无红色条带则实验无效。该法同时还兼有简便、快捷、灵敏度和特异性较高的特点，适用于急诊检验，从技术则弥补了 ELISA 等方法的不足。

11.3.1.6　其他检测方法

现在，一些新的检验方法开始应用于临床检验，如微粒增强免疫浊度测定法和免疫传感器测定法等，方法灵敏度和特异性较高，但因为需要特殊的仪器设备，推广有一定的难度。

11.3.2　脂肪酸结合蛋白检测的影响因素

11.3.2.1　使血清中脂肪酸结合蛋白浓度升高的影响因素

衰老：血清中脂肪酸结合蛋白含量随着年龄有轻微上升，41～51 岁的男性和女性平均含量比 20～30 岁的男性和女性分别高 60% 和 50%。

性别：健康男性的平均含量轻微高于健康女性的平均含量。

11.3.2.2　对血清中脂肪酸结合蛋白浓度无影响的因素

标本稳定性：在 4℃ 放置 1 周，–20℃ 以及–70℃ 放置 12 个月后，血清脂肪酸结合蛋白浓度没有变化。

反复冻融：在多次反复冻融后，血清脂肪酸结合蛋白浓度没有变化。

11.3.3　脂肪酸结合蛋白检测的临床应用

11.3.3.1　早期 AMI 的诊断

早期 AMI 患者经常表现出非典型的症状，也没有有诊断意义的心电图表现，胸痛发作 6 h 内血清酶学常在正常范围。H–FABP 是早期检测急性心肌梗死的良好指标，在 AMI 早期，由于心肌细胞对缺氧、缺血的敏感，动员脂肪酸提供能力，导致心肌细胞内 H–FABP 大量增加；由于心肌细胞缺氧、缺血导致心肌细胞膜的通透性增加；而且 H–FABP 分子量小，从而使 H–FABP 透过细胞膜迅速释放入血。与传统标志物相比，H–FABP在心肌梗死早期具有较 cTnT、CK–MB 敏感性强，较肌红蛋白（Mb）特异性更高的特点。因此，HFABP 是一种比 MB 和 CKMB 更为敏感和特异的早期 AMI 的诊断标志，较 cTnI、CK2MB、MB 对早期 AMI 具有更好的诊断价值[2,3]。

11.3.3.2　AMI 复发的监测

H–FABP 在 AMI 发作后 3h 内超过阈值显著升高，然后由肾脏在 12～24h 内完全排出，因此，可用血浆 HFABP 早期监测第二次心肌梗死。Glatz 发现一名病人首发 AMI 10h 后再次发生心肌梗死，复发 AMI 表现可从血浆 HFABP 曲线图上清楚地反映出来，而另外两项标志 CK–MB 和 α–HBDH 无明显改变[4]。

11.3.3.3　H–FABP 与心肌梗死（MI）面积的相关性

AMI 后评估心肌梗死面积对于预测随后的病程进展很重要，因为它能反映心室功能的减弱和发生室性心律失常的危险性。H-FABP 分子量小，在心肌梗死发作后快速入血，血浆 HFABP 浓度的检测可评估梗死面积的大小。

11.3.3.4 应用于 AMI 再灌注的判断

在再灌注疗法广泛应用的今天，一个有价值的 AMI 生化标志物的作用之一是判断已梗塞的动脉是否疏通和推测其梗死面积。已闭塞的动脉血流一经疏通，会产生一种被称为 Wash-out 效应的现象。即从损伤的部位一过性释放大量的心肌蛋白入血，使血中的 AMI 生化标志物浓度一过性升高。实验表明，再灌注疏通时血液 H-FABP 的浓度也同样产生一过性升高，并且由于 H-FABP 是存在于细胞浆内的低分子可溶性蛋白，可早于 Wash-out 效应而迅速、准确的判断再灌注疏通。

11.3.3.5 H-FABP 与心力衰竭

对充血性心衰患者的研究发现，充血性心衰患者血浆 H-FABP 浓度较对照组明显增高，且血浆 H-FABP 浓度随着纽约心脏病协会（NYHA）分级的增加而升高，血浆 H-FABP 浓度升高组患者心源性事件较正常对照组明显增加，多元回归分析显示升高的血浆 H-FABP 浓度是心源性事件的独立预测因素。同时，严重心衰患者血浆 H-FABP 在治疗前平均浓度较正常组和常规治疗后均明显增高，进一步发现血浆中 H-FABP 的浓度下降与脑钠素的下降呈相关性，血浆 H-FABP 的绝对浓度与脑钠素的浓度有肯定的相关性[5,6]。

11.3.4 脂肪酸结合蛋白检测的参考范围

健康人群 H-FABP 参考范围：3.2 ~ 6.0μg/L。

11.4 缺血修饰白蛋白

血清白蛋白（HSA）是人体血液循环中含量最多的一种蛋白质，在肝脏中合成，HSA 氨基末端序列为人类所特有，是过渡金属包括铜、钴和镍离子主要的结合位点，组织缺血时释放的产物使循环血液中流经该处的部分 HAS 氨基末端结合位点改变，与金属离子结合能力下降，这部分发生了改变的 HAS 就称为缺血修饰白蛋白（Ischemia modified albumin，IMA）或称钴结合蛋白，在发生心肌缺血后的数分钟就开始升高而且可检测到，持续存在时间越 6 ~ 12h。IMA 的这一特性，与现有的心肌缺血损伤指标如 cTn、Mb 和 CK-MB 等相比，明显具有时间上的优势。这对于急性心肌缺血及 24h 内再发心肌缺血的诊断至关重要。其结构示意图如图 11-1 所示。

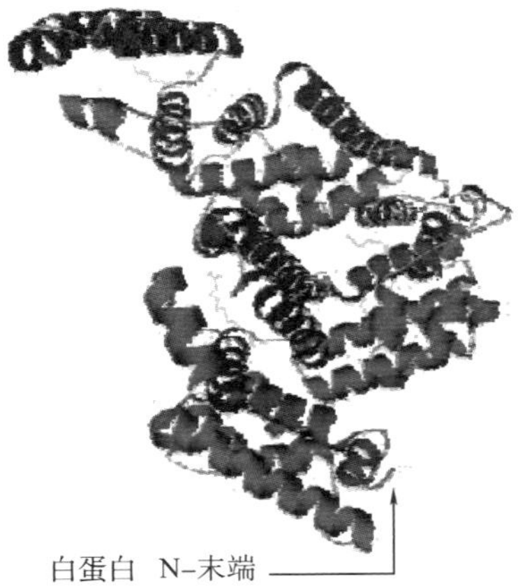

图 11-1　缺血修饰白蛋白结构示意图

11.4.1　缺血修饰白蛋白的实验室检测

11.4.1.1　分光光度比色法

（1）ACB 手工法。正常白蛋白以活性形式存在，加入钴试剂后，Co^{2+}与白蛋白 N-末端结合，溶液中存在的游离 Co^{2+}浓度较低，而急性心肌缺血患者血清标本中含有较多的 MIA，加入同等量的钴试剂后，由于 IMA 与 C^{2+}的结合能力降低，溶液中存在较高浓度的游离 Co^{2+}，显色剂二琉基苏糖醇（DTT）加入后可与游离 Co^{2+}反应产生使样本变色的结合物，这种结合物生成越多，溶液用分光光度计测定的吸光度单位越大，吸光度单位高者表示血清中存在较多的 IMA。第一代比色测定法由 Bar-Or 建立[7]，手工操作，结果以吸光度单位表示，整个测定过程仅需要 12min 左右。具体测定步骤是：取待测血清 200μL，加入 0.1% 氯化钴（$CoC1_2 \cdot 6HZO$）水溶液 50μL，混合后搁置 10min。然后加入 0.15% DTT 水溶液 50μL，2min 后再加入 0.9% NaCI 溶液 1.0mL。使用分光光度计，在 470nm 处读取吸光度单位，空白管除不加 DTT 改加蒸馏水外，余同测试管。此法又称为 ACB 手工法，实验操作简便、实用性强、所用试剂来源简单、廉价，适合于基层单位使用和大规模的流行病学调查。

标本的稳定性：在室温或 4℃下，血清标本中的 IMA 浓度至少稳定 2h，4h 时分别升高 30% 和 21%。血清标本置于凝胶分离管比置于聚苯乙烯试管更稳定。目前认为，用于 IMA 测定的标本需尽快（<2h）完成测定，否则，应在采血后 2h 内分离血清，置于-20℃或更低的温度下冰冻保存，至少 8 周内对测定结果无影响。

（2）ACB 国产上机试剂检测法。采用 ACB 试验。ACB 试验利用 IMA 结合过渡金属 Co^{2+}能力减弱的性质进行定量测定。正常对照的血清标本中白蛋白以活性形式存在，加入氯化钴溶液后，Co^{2+}即可与白蛋白 N-末端结合，溶液中存在的游离 Co^{2+}浓度较低；而缺血个体的血清标本中含有较多 IMA，加入同样浓度的氯化钴溶液，由于 IMA 与 Co^{2+}结合的能力弱，溶液中存在较高浓度的游离 Co^{2+}。利用二硫苏糖醇（DTT）可以与游离 Co^{2+}产生红色反应，该方法以白蛋白为定标品，IMA 含量与颜色程度呈反比，在 505nm 处检测吸光度，可间接对 IMA 进行定量测定。

11.4.1.2 全自动生化分析仪分析法

新一代的白蛋白-钴离子结合试剂盒由美国 Ischemia Technologies 公司生产供应，可在 CobaSMIARPLUS、CobaSFARA、KoneLab20、日立等多种分析仪上进行，结果用 U/mL 或 kU/mL 表示。本法线性范围分别在 6～200U/mL 之间，特异性高，Co^{2+}与免疫球蛋白（1～89/dL）、血红蛋白（2～109/dL）、a-巨球蛋白（0.1～0.89/dL）和去白蛋白血浆（1～59/dL）等蛋白质未发生结合，且不受肝素（415U/mL）、胆红素(600～700mg/dL)、血红蛋白（1000mg/dL）和甘油三酯（500～779mg/dL）的影响，平均回收率为 98%。该试剂盒已获美国 FDA 批准。生化自动分析仪标本实际用量少，试剂盒中带有标准品，结果较为稳定，提高了检测速度。但目前价格昂贵，需配备自动生化分析仪，不利于在基层单位的推广应用。

11.4.1.3 单位吸光系数分光光度法

本书作者报道过单位吸光系数分光光度法，该方法综合 ACB 手工法和美国 Ischemia Technologies 公司试剂盒全自动分析法，将两组数据进行分析比较，建立起 ACB 手工法中吸光度值和美国 Ischemia Technologies 公司试剂盒测定值之间的回归方程，以此回归方程为换算关系，建立 IMA 检测的单位吸光系数分光光度法，即以 721 分光光度计手工法测定的 IMA 吸光度值，通过回归方程换算为以 U/mL 的通用单位的测定值。该法检测 IMA 含量在 0～170 U/mL 范围内，其线性良好，批内变异系数（CV）为 3.2%，批间变异系数（CV）为 3.8%，新鲜标本采集后分离血清，可在室温内稳定 2.5h，-20℃或以下低温至少可保存 10 周，但应避免反复冻融。在胆红素≤45mol/L、血红蛋白≤10g/L、总蛋白≤140g/L、胆固醇≤26 mmol/L、甘油三酯≤8.5 mmol/L 时无明显干扰。由于单位吸光系数分光光度法以 U/mL 的国际单位来表示，便于不同的实验室间进行比较。该方法简便易行，成本低，无须特殊仪器设备，在普通实验室就能开展检测，且该方法线性范围广、精密度好，在标本的稳定性和干扰试验方面能满足试验要求，值得推广和应用。

11.4.1.4 ELISA 法

IMA 试剂盒采用固相夹心法酶联免疫吸附法，已知 IMA 浓度的标准品、未知浓度的样品加入微孔酶标板内进行检测。先将 IMA 和生物素标记的抗体同时温育。洗涤后，加入亲和素标记过的 HRP。再经过温育和洗涤，去除未结合的酶结合物，然后加入底物 A、B，和酶结合物同时作用。产生颜色。颜色的深浅和样品中 IMA 的浓度呈比例关系。

11.4.1.5　其他检验方法

除比色测定法外，已报道的测定白蛋白-钴离子的方法还有液相色谱法、质谱测定法以及核磁共振等，但由于操作复杂、需昂贵的仪器设备、费用较高等原因，均不太适合临床常规分析。

11.4.2　缺血修饰白蛋白检测的影响因素

11.4.2.1　骨骼肌组织缺血缺氧对 IMA 的影响

从理论上讲，心肌以外组织或器官缺血也可产生 IMA，但早期研究表明在其他组织如骨骼肌缺血和循环缺氧当时，较少观察到 IMA 升高，提示 IMA 可能具有心脏特异性。大量实验研究表明，IMA 在短期内（<24h）不受骨骼肌缺血缺氧的影响。

11.4.2.2　HSA 的浓度对 IMA 的影响

有学者在研究骨骼肌缺血性损害与 IMA 关系，发现 HSA 与 IMA 存在相关性。HSA 含量在 35 ~ 45g/L 时，每增加或减少 1g/L，可引起 IMA 减少或增加 2.6%，从而提示，在测定 IMA 值时要考虑 HSA 浓度变化。

11.4.2.3　其他因素对 IMA 的影响

白蛋白随血液循环到达体内各组织器官，故在非心源性缺血情况下也可出现 IMA 升高，如感染、中风、终末期肾病和一些肿瘤性疾病。IMA 假阳性还可见于遗传缺陷致白蛋白 N-末端氨基酸缺失的情况，这种基因缺失在一般人群中的发生频率还不清楚。同时，研究证明年龄、性别、胆红素、甘油三酯<7 mmol/L 及血红蛋白>3.8g/L 时，均不干扰 IMA 测定值。

11.4.2.4　标本采集及保存对 IMA 的影响

临床应用血清标本进行试验，血清和肝素抗凝血浆的测定结果存在差异。血标本采集后，应在 2.5h 内完成检测，如不能及时检测的应迅速于-20℃或更低温度冻存。用冻存标本测定时，现在冷藏温度（2 ~ 8℃）或室温（18 ~ 27℃）下使标本融化，低速振荡或轻柔颠倒混匀后测定，此方法处理的冻存标本测定结果与新鲜标本差异无显著性。应避免反复冻溶，标本由低温冰箱取出到完成测定不能>1.5h，且标本不能稀释，当测定结果高于分析范围，以高于定标物的最高浓度值的形式报告。

11.4.2.5　使血清中缺血修饰白蛋白浓度升高的因素

运动：马拉松比赛后 24 ~ 48h 缺血修饰白蛋白浓度明显增高，这可能与胃肠和（或）延迟的骨骼肌缺血有关。

11.4.2.6 使血清中缺血修饰白蛋白浓度降低的因素

白蛋白：疑有心肌缺血人群的缺血修饰白蛋白平均浓度特别依赖于血清白蛋白的浓度。

11.4.3 缺血修饰白蛋白检测的临床应用

11.4.3.1 IMA 与心肌缺血早期诊断

IMA 是 1994 年以来 AFD 批准的第一个用来评价心肌缺血的指标。IMA 与传统的心肌坏死指标不同，在心肌缺血发作后 30min 血中浓度即可升高，而不需发生心肌细胞的不可逆性损伤，能够帮助临床医生早期明确心肌缺血的诊断，早期干预治疗，改善病人的预后和减少死亡率。本书作者采用白蛋白钴结合试验测定 50 例确诊为 ACS 的患者、50 例临床无心、脑、肺、肝、肾疾病，血清白蛋白及其他生化检查正常的人群正常对照组、34 例肝功能异常、肾功能异常、脑外伤患者非冠心病患者中的 IAM，结果显示 ACS 组 IMA 显著高于正常对照组及非冠心病患者组，IMA 作为一种新的心肌缺血生化检测指标，其在心肌缺血诊断方面的价值将会进一步明确并体现更大的应用前景[8,9,10,11]。

11.4.3.2 IMA 的联合应用

IMA 可与传统检验指标联用，提高传统监测指标对 ACS 的诊断敏感性与诊断效能，IMA 与其他指标的联合应用有望改进现行的急性胸痛患者的诊断策略。

11.4.3.3 IMA 是 ACS 传统检查手段的有力补充

对于那些以急性胸痛入院而 ECG 与 cTnT 均无异常的患者要明确诊断心肌缺血是很困难的，也许只有 IMA 可在此种情况下鉴别出 ACS，成为传统检查手段的有力补充。

11.4.3.4 辅助 ACS 的排除诊断和危险分层

许多胸痛患者就诊急诊科时，心肌损伤的生化标记物为阴性，心电图无显著变化，难以确诊 ACS 或非心肌缺血性胸痛。鉴于 IMA 对急性心肌缺血诊断的高阴性预测值，FDA 于 2003 年批准其用于 ACS 的排除诊断，以降低对非心肌缺血性病人的收治率和心血管病高危个体的漏诊率，节省医疗资源。

11.4.3.5 预测肌钙蛋白检测结果

有研究发现，在入院时肌钙蛋白阴性而随后未转为阳性的患者与转为阳性的患者之间，入院测定的 IMA 存在差异，提示 IMA 可预测肌钙蛋白的性质。在发生急性心肌缺血后最初数小时 CTnT 未升高，而 IMA 的检测可成为这一空白时间窗口诊断 ACS 的重要补充，减少由于等待 6 ~ 24h 后 cTnT 的结果而导致对病人处置的延迟。

11.4.3.6　判断心肌缺血的严重程度

IMA 不仅可早期诊断 ACS 而且可作为判断心肌缺血严重程度的指标应用。

11.4.4　IMA 检测的参考范围

ACB 手工分光光度法：0～40 吸光度值（ABSU/mL）。

ACB 国产上机试剂检测法：≥64.7U/mL。

美国 Ischemia Technologies 公司试剂：0～73.5U/mL，≥85U/mL 考虑为心肌缺血阳性。

上述参考范围仅供参考，建议各实验室建立本实验室参考值。

11.5　脱氧核糖核酸酶 Ⅰ

目前有大量的研究表明 ACS 与炎症反应及粥样斑块的不稳定破裂有密切关系，而细胞凋亡在其中亦起着重要作用，脱氧核糖核酸酶 Ⅰ（Deoxyribonuclease Ⅰ，DNase Ⅰ）是细胞凋亡中双链 DNA 降解过程中起着重要作用的核酸酶，可能直接参与了 ACS 的发生和发展过程。DNase Ⅰ 是最有代表性的核酸内切酶。

11.5.1　脱氧核糖核酸酶的实验室检测

11.5.1.1　SRED 法

较早的文献报道采用单向酶放射扩散法（SRED）可以灵敏的定量检测 DNase Ⅰ 的活性。SRED 法与常规的单个酶免疫扩散法相似，但其检测灵敏度较后者高 1 万倍。虽然最早的 SRED 法可以非常灵敏的检测到血清样本中含量极低的 DNase Ⅰ 的活性，但需要很长的孵育（10～20h），不适用于急症科快速做出诊断指导治疗。

11.5.1.2　SRED/CAM 法

一种在 SRED 基础上改良的新方法，被称作 SRED/CAM 法，解决了孵育时间过长这一难题。临床上 SRED/CAM 法检测 SNase Ⅰ 活性更为便利和可靠，可以在 30min 内检测 1μL 血清样本中 DNase Ⅰ 的含量，并可精确到皮克（微微克）甚至飞克（毫微微克）。

11.5.1.3　荧光分光光度法

相对 SRED/CAM 法操作简单，可自配试剂进行检测。

11.5.1.4　比色法

采用 DNA-甲基绿试剂盒运用比色法测定其血清 DNase Ⅰ 的活性，方法简单实用，可上机操作。

11.5.1.5 ELISA 法

已有商品试剂盒供应，按说明书操作即可检测。

11.5.2 脱氧核糖核酸酶 I 检测的影响因素

体内 DNase Ⅰ浓度与慢性胰腺炎患者、SLE 患者病程呈正相关。

自身抗体如抗核抗体升高者，DNase Ⅰ浓度也相应升高。

11.5.3 脱氧核糖核酸酶 I 检测的临床应用

在临床上最早研究较多的是 DNase Ⅰ与系统性红斑狼疮（SLE）的关系。已有多个研究发现 DNase Ⅰ活性与人类心脏疾病的发生发展相关联，例如，在扩张型心肌病（IDCM）患者心力衰竭期，DNase Ⅰ在心肌层有活性增高。凋亡是细胞死亡的病理生理过程，在 Ca^{2+} 和 Mg^{2+} 存在的情况下核酸内切酶增多并使 DNA 核分裂。因此 DNase Ⅰ作为特异性的核酸内切酶可以作为细胞凋亡的标志物，而 IDCM 心衰患者外周血中升高的 DNase Ⅰ提示细胞凋亡参与了其病理生理过程。AMI 极早期血清 DNase Ⅰ活性呈特异性升高，在 AMI 患者急性胸痛症状发作的 3h 内，DNase Ⅰ活性迅速升高，并在 4h 左右达到高峰，此后 12h 内有明显的时间依从性下降，24h 内恢复到基线水平。在 AMI 早期 DNase Ⅰ的活性一过性快速升高，其平均值远远高于不稳定型心绞痛患者和稳定型心绞痛患者。而在因急性胸痛就诊但在随后的随访观察中排除 ACS 的人群中，DNase Ⅰ的活性并未升高。由此可推断对于急性胸痛发作的冠心病患者，DNase Ⅰ的活性突然升高可以认为是 AMI 特征表现之一。目前临床使用的生化标志物 CK-MB、cTnI 在 AMI 发作 4～8h后才逐渐升高，3～4 天恢复正常水平。DNase Ⅰ则比 CK-MB 和 cTnI 更早在血清中可检测到，且其精确度更高。因此 DNase Ⅰ有可能是心梗超急性期的心肌诊断标志物。由于 DNase Ⅰ在心梗极早期活性即升高，可以推断其对心肌缺血极为敏感。

通过十余年对 DNase Ⅰ基因遗传多态性的研究，DNase Ⅰ现已广泛应用于临床治疗领域。DNase Ⅰ是目前较有研究前景的诊断 ACS 的一种遗传基因标志物，且 DNase Ⅰ基因也是消化道肿瘤和心肌梗死的易患基因之一。DNase Ⅰ可能成为 ACS 潜在的治疗靶点，但其在 ACS 发病机制中的作用和能否将其应用于临床治疗领域尚需进一步的研究。

11.5.4 脱氧核糖核酸酶 I 检测的参考范围

由于方法为标准化，未见参考范围的报道。

主要参考文献

[1] 黄山，令狐颖，许健，等. 缺血性心脏标志物临床应用研究新进展［J］. 中国当代医药，2011，18（30）：13–15.

[2] Nakata T，Hashimoto A，Hase M，et al. Human heart–type fatty acid –binding protein as an early diagnostic and prognostic marker in acute coronary syndrome［J］. Cardiology，2003，99（2）：96–104.

[3] Ishii J，Ozaki Y，Lu J，et al. Prognostic value of serum concentration of heart–type fatty acid–binding protein relative to cardiac troponin T on admission in the early hours of acute coronary syndrome［J］. Clin Chem，2005，51（8）：1397–1404.

[4] Glatz J F C，Vander Vusse G J，Simoons M J，et al. Fatty acidbinding protein and the early detection of acute myocardial infarction［J］. Clin Chem Acta，1998，272：8792.

[5] Niizeki T，Takeishi Y，Arimoto T，et al. Combination of heart–type fatty acid binding protein and brain natriuretic peptide can reliably risk stratify patients hospitalized for chronic heart failure［J］. Circ J，2005，69（8）：922–927.

[6] Iida K，Nagao K，Uchiyama T，et al. Relationship between heart–type fatty acid–binding protein levels and the risk of death in patients with serious condition on arrival at the emergency department［J］. Intern Med，2005，44（10）：1039–1045.

[7] Bar–Or–D，Lau E，Winkler J V. A novel assay for cobalt–albumin binding and its potential as marker for myocardial ischemia a preliminary［J］. Emerge Med J，2000，19（4）：311–315.

[8] 黄山，刘志琴，张小蓉. 白蛋白钴结合试验测定缺血修饰白蛋白的临床应用［J］. 医药世界，2006，8（6）：611–612.

[9] 黄山，刘志琴. 急性冠脉综合征患者缺血修饰白蛋白及血脂检测结果分析［J］. 中国保健·医学导刊，2006，14（14）：58.

[10] 黄山，刘志琴，邓小林. 单位吸光系数分光光度法检测缺血修饰白蛋白［J］. 贵州医药，2007，31（12）：1119–1120.

[11] 黄山，邓小林，周晓泉，等. 急性心肌梗死患者冠脉介入手术前后血清中缺血修饰白蛋白水平的变化及临床意义［J］. 微循环杂志，2008，18（1）：33–34.

第 12 章　心肌缺血坏死标志物

在对 AMI 的诊断中，选择能早期诊断缺血性心肌损伤的生化标志物是检验医学的一项重要工作。心肌胞质中的小分子蛋白比结构蛋白更容易进入血循环。现已证实肌钙蛋白、肌动蛋白、糖原磷酸化酶 BB、胰岛素样生长因子、Periostion 蛋白等标志物具有代表心肌缺血坏死的特征，我们将分别进行表述。

12.1　肌钙蛋白

心肌肌钙蛋白（Cardiac Troponin，cTn）是心肌收缩的调节蛋白，存在于心肌收缩蛋白的细肌丝上。肌钙蛋白的作用之一是把原肌凝蛋白（Tropomyosin，Tm）附着于肌动蛋白（Action，A）上，三者共同组成细肌丝。肌钙蛋白含三个亚单位：肌钙蛋白 I（Inhibitory componet，TnI）、肌钙蛋白 T（Tropomyosin binding componet，TnT）、肌钙蛋白 C（Calcium binding componet，TnC）。

12.1.1　肌钙蛋白的实验室检测方法

12.1.1.1　ELISA 法

cTnT 在血中正常含量很低，因此测定方法需有很低的可测限和较高的灵敏度。最初建立检测血清 cTnT 的 ELISA 方法是基于亲和纯的一种多抗和一种单抗建立起来的，以后又发展了更敏感特异的单抗一步法 ELISA。其固相采用链霉亲和素（SA）包被的聚苯乙烯管，第一单抗用生物素标记（biotin B）标记，通过 B-SA 反应间接包被在固相上，第二抗体用辣根过氧化酶标记，两者与标本中的 cTnT 形成双抗体夹心。整个反应 90min 完成，检测范围 0.1～15μg /L。由于全部采用单抗，检测结果重复性较高，与骨骼肌交叉反应性率 1%。

12.1.1.2　金标免疫层析法

金标免疫层吸法是目前较理想的快速测定试验。以德国宝灵曼公司的 Cardiac-T 实验板为例：试验为两种 cTnT 特异的单克隆抗体，一种金标记，一种生物素标记，抗体与标本中的 cTnT 形成夹心复合物。测定区形成红色色带为阳性，并可根据色带深度通过光学系统，测定 cTnT 含量。其检测范围 0.1～2μg /L，灵敏度 0.1μg/L。

12.1.1.3　免疫比浊法

免疫比浊分析属液相沉淀试验，基本原理是抗原、抗体在特定的电解质溶液中反应，在增浊剂的作用下，迅速形成小分子免疫复合物微粒，使反应液出现浊度，待测抗原量与反应溶液的浊度呈正相关。该法根据检测器的位置及其所检测的光信号的不同，可分为免疫乳胶比浊法、免疫散射比浊法等。该法灵敏度可达 0.3μg/L，线性范围为 0～25μg/L，批内 CV 值 4.0%，批间 CV 值 4.7%。在不同抗凝剂对检测结果的影响方面，发现肝素锂相对于肝素钠、EDTA-K_2 而言，对抗原活性影响最小，是较为理想的抗凝剂。免疫比浊法相关性好、线性范围宽、精密度高，具有一定的临床应用价值。但是免疫比浊法影响因素多，如抗原或者抗体过量，可以出现可溶性复合物，造成误差；血脂的影响浊度，造成假性增高。

12.1.1.4　放射免疫法

1987 年 Cummins[1] 等用分子筛和色谱方法从心肌组织中提取 cTnI 给兔、羊注射后制备抗体，并用核素 ^{125}I 标记，建立了放射免疫方法（RIA）定量测定 cTnI 的方法，方法灵敏度 10μg/L，与骨骼肌 TnI 交叉反应率为 2%。由于使用的是多抗，交叉反应率高，且操作复杂，反应时间长，其临床应用受到限制。其测定原理：试剂盒采用双抗体夹心一步法反应原理检测血清中的心肌肌钙蛋白 T。包被在聚苯乙烯管上的单克隆抗肌钙蛋白 T 抗体与样品或标准中的心肌肌钙蛋白 T 结合，另一株 ^{125}I-单克隆抗肌钙蛋白 T 抗体同时与结合在包被抗体上的肌钙蛋白 T 结合，形成单克隆抗肌钙蛋白 T 抗体-肌钙蛋白 T-^{125}I。通过测量标准管及样品管的 CPM 值及相应的处理模式处理可计算出待测样品中肌钙蛋白 T 的含量。

12.1.1.5　化学发光法

该法应用双抗体一步夹心酶免疫分析法，以化学发光剂为底物，用单克隆抗 cTnI IgG 抗体包被的磁性微粒为固相载体，增加了吸附表面积，可在磁场中与液体分离，简化了操作步骤。化学发光法是将发光分析和免疫反应相结合而建立起来的一种检测微量抗原或抗体的标记免疫分析技术。以该法检测 cTnI 具有代表性的产品是美国 Beckman Coulter 公司的 Access 微粒子化学发光免疫分析系统和 Bayer 公司的 ACS-180 电化学发光免疫分析系统。化学发光法采用了双抗体一步夹心酶免疫分析的方法，以化学发光剂3-（2′-螺旋金刚烷）-4-甲氧基-4-（3″-磷酸氧基）苯-1，2-二氧杂环丁氨（AMPPD）为底物，用cTnT单克隆抗体包被的磁性微粒为固相载体，并用ALP标记的cTnT另一单抗作为酶标抗体，检测时，待测抗原与包被在固相载体的抗体及ALP标记的抗体形成夹心复合物，发光剂AMPPD在ALP催化下脱去磷酸根基团而发光。该系统最低检出浓度为0.03μg/L，CV<5%，准确度可达97.8%，AMPPD荧光活性稳定性可达数天。

ACS-180电化学发光免疫分析系统则以细小的顺磁性微粒为固相载体，以电化学发光剂吖啶酯标记抗体，待加入氧化剂H_2O_2和NaOH后，吖啶酯则可在不需要催化剂的情况下分解、发光，光的强度与待测抗原的浓度成正比。该系统灵敏度接近0.15ng/mL，回收率为96.97%～102.60%，交叉污染率为0.19%。

12.1.1.6　电化学发光法

电化学发光（ECLIA）是1990年首次将化学发光（CL）中使用的三丙胺（TPA）与发光化合物三联吡啶钌［Ru（bpy）$_3$］$^{2+}$组合，因为［Ru（bpy）$_3$］$^{2+}$衍生物相对分子质量很小，与免疫球蛋白结合的分子比>20，不会影响抗体的可溶性和免疫活性，而建立了一种新颖的ECLIA反应系统。这一技术便是ECLIA的基础，ECLIA应用了电促发光技术，以能量传递参与化学反应的非酶标记物参与，采用N-羟基琥珀酰胺酯（NHS）酯标记抗体或抗原，TPA参与化学反应，发出的光在电极表面又转为电信号，反映样品中的抗原或抗体的量。由于稀土元素钌也具有发光时间较长的优点，故敏感性较高，并且利用电极上的氧化还原反应来进行分析，具有实现均相测量和多元检测等独特的优点。检测基本过程为：ECLIA分析仪自动将检测血清、生物素标记的TnT抗体及Ru标记的TnT抗体加入分析杯中，反应9min，形成Ru标记免疫复合物，再加入链霉亲和素包被的磁性微球，充分反应形成Ru磁性标记复合物；然后把含有Ru磁性复合物的反应混合物送到带有加压电极板的测量管中，磁性Ru复合物被吸附到电极板上，其他混合物被冲洗剂冲洗掉，Ru衍生物在随后加入的电子供体TPA（三丙胺）供给的电子激发下发生化学发光反应，发射出光子，被光电倍增管吸收放大，获得产生光子的量与样品中杭原的量成正比，最后通过用已知浓度的标准抗原获得的标准曲线求得检测血清的TnT浓度，上述过程在1min内完成。电化学发光法检测cTnT为Roche公司独家专利，因方法单一，易实现标准化，避免了由方法内在因素所致的测定结果可比性的差异。

化学发光法、电化学发光法与RIA和ELISA相比较有如下突出的优点：①它是一种全自动、全封闭分析法，大大减少了各种影响因素，操作简便、快速，测定一个样品仅需10min，并且随到随做，极大地方便了AMI的急诊需要；②灵敏度极高，检测的下限可达10pg/mL，准确性和重复性也很好，批内和批间变异系数分别小于4%和7%；

③采用了先进的生物素——链霉亲和素包被磁性微球的分离技术，使得检测的灵敏度更高，线性范围更宽（大于 10^4）；④由于使用了非放射性同位素标记，保证了试剂很高的稳定性（可保存 1 年以上），并且避免了放射性污染等一系列问题。但是，ECLIA 试剂成本高，在我国，目前只有大中型医院才使用此试剂和仪器。

12.1.1.7　酶联荧光分析法（ELFA）法

酶联荧光分析法（ELFA）系法国生物梅里埃公司近来开发的一种新技术（VIDAS cTnI），在 cTnI 检测中具有操作简便、自动化程度高、测定快速、结果准确可靠等特点。VIDAS cTnI 检测试剂盒采用一步免疫荧光法，以连接 ALP 的抗 cTnI 单克隆抗体包被固相载体（SPR），在血清样品被吸入 SPR 管内与包被的 cTnI 抗体结合，并固定于 SPR 内壁形成夹心，未结合的 cTnI 通过洗涤被除去。底物 4 甲基伞形酮磷酸盐在 ALP 催化下生成荧光产物 4 甲基伞形酮，在 450nm 检测荧光强度，与标准曲线比较自动计算血清 cTnI 浓度。其检测范围为 0.1 ~ 50μg/L，CV<5%，AMI 阈值≥0.8μg/L，仪器每 2 周校正 1 次，交叉反应在 60μg/L 时只有 1.6%，与 STnT、STnI 和 TnC 等几乎没有交叉反应，在 15min 内可得测定结果。

12.1.1.8　飞行质谱法

该技术将蛋白质芯片和质谱技术相结合，集样品分离、纯化、检测和数据分析为一体，具有快速和高通量的特点，成为目前蛋白质表达及蛋白质组学研究的有力工具。其原理是用化学或生物学方法在载体表面制作点状芯片池，形成化学表面芯片探针或生物表面芯片探针，前者分为可结合某些阳离子或阴离子的化学基团、金属离子螯合化学基团和亲水或疏水物质等种类，用于检测未知蛋白并获取指纹图谱；后者分为抗体—抗原、受体—配体和 DNA—蛋白质结合等种类，可检测与之相结合的抗原或配体的不同分子量亚型。检测时将标本如血清、尿液、细胞培养液等直接加入芯片池，样品中蛋白与特定探针结合后，在原位洗去非特异结合物质，再加人能量吸收剂（与蛋白形成混合结晶，促进蛋白质的解析附和离子化），经室温自然干燥后上机检测测样品中蛋白质经激光脉冲辐射解析形成荷电离子，不同质荷比的离子在仪器场中飞行时间不同，检测器可将其捕获并绘制成质谱图，经计算机软件处理获得蛋白质的相对分子质量、含量等信息，并可直观地以扫描图谱、电泳样图谱或棒图的形式展示。飞行质谱方法灵敏度和特异性高，可快速、准确诊断出早期 AMI。飞行质谱目前未能全面推开的重要原因是缺乏标准统一的软件，这需要确立标准检测条件并根据大量患者、健康人的资料分析系统制作标准一致的软件。现今，一些实验室正在开展这项工作，由于飞行质谱应用时间较短，积累资料需要时间，但可以预见一旦标准检测条件确立，资料库建立并成熟后，飞行质谱必将成为临床常规诊断的重要工具。

12.1.1.9 肌钙蛋白胶乳增强免疫比浊法

此方法是一种自动胶乳免疫比浊法。将特异抗体结合于胶乳颗粒表面，标本与胶乳试剂在缓冲液中混合，标本中的 cTnI 与胶乳颗粒表面的抗体结合，使相邻的胶乳颗粒彼此交联，在 600nm 附近测量溶液浊度的增加，其增加的程度与标本中的 cTnI 含量相关。

12.1.1.10 生物芯片技术

SELDI 蛋白质芯片技术由蛋白质芯片系统和质谱仪组成。该技术的基本原理是根据蛋白质物理化学性质的不同，选择性地从待测生物样品中捕获配体，将其结合在经过特殊处理的蛋白质芯片上，用激光使蛋白质芯片表面结合的待分析物电离，形成质荷比不同的离子。根据这些不同质荷比的离子在真空电场中飞行的时间长短不同，绘制出质谱图，检测结果通过分析软件处理，可直接显示被测生物样品中各种蛋白质的分子量，丰度等信息。将某种疾病患者的图谱信息同正常人样本，甚至基因库中的图谱进行差异性比照、分析，从而发现有意义的疾病蛋白质标志物或质谱图谱。SELDI 蛋白质芯片根据芯片表面的不同化学成分，可分为化学表面芯片和生物表面芯片。化学表面芯片可以检测未知蛋白质，生物表面芯片多用于检测已知相对应的蛋白质。化学表面芯片具有可发现低丰度、相对分子量小的蛋白质及灵敏度高等特点，并且要求样品量少，可直接检测不经处理的血清、尿液、脑脊液、细胞裂解液、支气管洗出液和各种分泌物等，因此，具有较广泛的应用前景。

12.1.1.11 金标银染法

金标银染法是以硝酸纤维膜作为基底，结合一步法双单克隆抗体夹心技术、蛋白质芯片技术、纳米金探针技术以及纳米颗粒上的银染放大技术于 2005 年建立的一种检测 cTnI 的快速测定法。该方法在预先准备好膜基底和免疫金探针的情况下，能在 40 min 内报告测定结果。检测临界值为 0.3 ng/mL，线型范围为 0.3 ~ 42 ng/mL，批内和批间 CV 值均<20%，对肌红蛋白、sTnT、sTnI 的交叉反应非常低，其检测结果与 ELISA 法相比较，两者的符合率为 86%。但该方法仅是对 cTnI 检测进行的初步探索，尚不成熟，由实验室真正走向临床，还有较长的道路。

12.1.1.12 流式微球分析法

本书作者[2,3]经过试验研究，建立了检测 cTnT 的流式微球分析技术（CBA），其原理和过程为：经过震荡和超声波清洗激活聚苯乙烯微球用来激活微球，加入 10μg 的鼠抗人心肌钙蛋白 T 单克隆抗体与激活的微球进行偶联，制备羧基化微球偶联鼠抗人心肌钙蛋白 T 的单克隆抗体，以便捕获标本中的心肌钙蛋白 T；加入标本 50μL，再分别加入 50μL 羊抗人心肌钙蛋白 T 的多克隆抗体和 50μL FITC（异硫氰酸荧光素）标记的驴抗羊的 IgG，避光室温摇震反应 30min 后上 FACSArray 流式细胞仪（BD 公司产品）检测。同时对做 cTnT 标准品稀释系列曲线，对样本进行定量。该方法灵敏度度为：16.0pg/mL；线性范围为：16.00–5000 pg/mL；方法精密度 5.2%～11.3%；回收实验：94%～111.5%；37 mmol/L 的甘油三酯、13mmol/L 的胆固醇和 0.34mmol/L 的胆红素对 cTnT 的干扰率分别为 16.8%、17.5% 和 13.5%，对 cTnT 的检测有一定的干扰；较低浓度的甘油三酯（18.5mmol/L）、胆固醇（6.5mmol/L）和胆红素（0.17mmol/L）对 cTnT 的干扰率分别为 7.0%、9.4% 和 5.4%，对 cTnT 检测的干扰很小。如果用流式微球分析法检测一个样品，其优势并不明显，比临床上广泛使用的化学发光和电化学发光法繁琐，但是，当检测大样本，同时对一个样本测定多个指标时，可通过不同荧光编码的微球（表面偶联不同的单克隆抗体）同时定量检测多种待测物。流式细胞术的多重分析法有很大的优势：节省样本、节约成本，同时也降低了单个测试的平均时间，相对省时廉价。荧光编码微球是将两种不同颜色的荧光染料以一定的比例用高分子物质包起来而形成的，目前，商品使用由两种荧光素编码的 100 种微球，能满足 100 种物质同时检测，现在正在研发的是由 3 种荧光素编码的 1000 种微球，能满足 1000 种物质同时检测。本书作者已使用荧光编码微球对多个标志物同时检测的技术进行了研究，建立了针对心脏标志物炎性因子、斑块破裂因子、斑块稳定因子等同类多个标志物进行同时检测的 CBA 方法，方法的线性、灵敏度、特异性、抗干扰性均较为满意，可以使流式微球分析技术得到进一步的推广和应用。

12.1.1.13　心肌肌钙蛋白检测方法的标准化

不同的检测方法对同一样本的检测值会有很大的差别，主要是由于所用的抗体特异性不同，给临床应用和评价带来一定困扰。人体内的 cTnI 先以 TnI–TnC–TnT 的形式释放入到血液里，不久之后降解成 TnI–TnC 复合体形式和 TnT，所以，病人血清中的 cTnI 大部分是以 TnI–TnC 复合体形式存在的，而用提纯的或者基因重组表达的 cTnI 免疫而得的抗体，有的并不能识别它的复合体形式，有的却与复合体的亲和力比与 cTnI 单体的更强。所以能够精确测定 cTnI 的单抗必须既能识别 cTnI 的游离单体，又能识别它的复合体，而且对复合体造成的影响不敏感。TnI 是个极易水解的分子，在心肌坏死过程中，心肌细胞线粒体中的各种蛋白水解酶会释放出来，使得 cTnI 处于极易水解的环境中。cTnI 分子在体内都可以被磷酸化，所以理论上在梗死病人的血液中存在 cTnI 分子的磷酸化形式。此外，还有氧化还原形式问题，现有的各种商品化检测试剂的不精密度（CV）也不统一，这方面不是所有的试剂都在临床应用中表现良好。国际临床化学与检验医学联合会（IFCC）下属的心脏标记物标准化委员会给出的标准是：总（试验内加试验间）CV≤10%，这个值与国际上一些专家给出的值一致，现有的检测试剂不是每一种都能达此标准。

标本的采集最好用血清，避免用 EDTA 及肝素抗凝的血浆。因 EDTA 是 Ca^{2+} 整合剂，可促使 cTnI-cTnc 复合物的解离；而 cTnI 带有较多正电荷，易于和带有负电荷肝素形成复合物影响抗原和抗体反应，进而引起 cTnI 检测值降低。标本采集的时间应在患者症状发作后的 6 ~9h 起连续采集血标本，以确诊或排除心肌梗死。风湿因子和嗜异性抗体（由于治疗等原因引入人体的人抗鼠抗体）会造成 cTnI 免疫检测的假阳性结果；自身免疫抗体、免疫复合体（TnI IgG）造成的假阳性也有报道；cTnI 的检测还会受到体内如血红蛋白和胆红素的干扰。

虽然 cTnI 的 N 末端和 C 末端的抗原性很强，但无论是在血清还是在坏死的心肌组织中，都极易被蛋白酶快速水解，而中央区（30 ~ 100 氨基酸序列）却有较高的稳定性，故选择能够优先识别这些比较稳定的氨基酸序列的抗体，认为有助于 cTnI 免疫检测的标准化以及有利于提高特异性和敏感性。

cTnI 检测标准化还要考虑一个以前较少关注的重要问题：血样从采集到分析过程中的变化。在现有的浓度下，保存时间、保存温度以及冻融对检测值有何影响？因为 cTnI 极容易吸附在容器壁上，收集血样的容器又会造成多大影响？如果血样中的 cTnI 浓度不在该检测试剂的线性范围之内，不同的稀释方法对检测值又有何影响？对这些问题，需要一个系统的研究数据，但目前此方面的数据和报道却少而零散。

cTnI 作为目前公认的对心肌损伤最有价值的诊断指标，已显示出广阔的应用前景，但由于其检测方法尚未完全标准化以及质控手段的不完善，使不同检测系统的测定结果缺乏可比性。为此，应该相对固定检测系统，建立各种心脏疾病的 cTnI 检测数据库，确立诊断参考值，注重于分析患者 cTnI 结果的变化趋势，而不仅仅依赖于一次 cTnI 的检测结果进行判断。

12.1.2 高敏感方法检测 cTn

一直以来，绝大多数 cTn 检测方法的技术性能并未能达到 AMI 诊断要求，即不能在表面健康人群中检测到 cTn，而且检测不精密度要求（即第 99 百分位值的 CV≤10%）更是难以达到。专家们因而认为“检测到 cTn 即表明可能存在心肌损伤、坏死”，并建议将能达到 CV≤10% 的最小检测值作为临床判断值用于 AMI 的诊断。近年来，Abbott、Beckman-Coulter、Ortho-Clinical Diagnostics 、Roche、Siemens 和 Singulex Diagnostics 等公司相继推出了高敏肌钙蛋白（hs-cTn）的定义，但并未十分明确。曾有人把 CV≤10% 的最小检测值很接近第 99 百分位值的 cTn 检测方法称为 hs-cTn，也有部分专家认为能在部分或全部表面健康人群中检测到 cTn、同时第 99 百分位值的检测不精密度（CV）≤10% 才是 hs-cTn。为了更明确的评估 hs-cTn 检测方法性能，有学者建议根据在参考范围上限第 99 百分位值处的检测不精密度，CV≤10% 的可视为“可接受”，CV>10% 但≤20% 的视为“临床可接受”，CV>20% 则视为“不可接受”；根据表面健康人群中的 cTn 检出数、检出率<50% 为“水平 1（常规方法）”，50% ~75% 为“水平 2（第 1 代高敏感方法）”，75% ~95% 为“水平 3（第 2 代高敏感方法）”，>95% 为“水平 4（第 3 代高敏感方法）”。这样的描述和判断模式有助于对 cTn 检测方法的分析性能建立统一评判标准。

hs-cTn 检测方法的分析性能有了很大程度的提高，提高了 cTn 在临床疾病诊断中的应用价值，可以为患者和临床医生提供更多的帮助。但是，hs-cTn 在检测和临床应用中还会遇到很多挑战。

（1）标准化。一直以来，标准化问题困扰着 cTn 检测的临床应用，尤其是 cTnI 检测的标准化。由于 cTnT 只有罗氏公司生产，不同试剂的检测结果之间不会有太大差别。而生产 cTnI 检测商品的厂商有很多，各厂商选择不同的标准物质进行定标，检测结果之间存在一定的差别，相差可能有 20 ~40 倍，甚至 100 倍。在 hs-cTn 方法应用的今天，标准化仍是一个问题。有多种 hs-cTn 方法虽然都达到了文件的要求，但是各方法的检测低限和第 99 百分位值之间还是存在差异，检测结果之间还有差异。因此，要加快 cTn 检测方法的标准化进程，才能更好地运用高敏感检测方法，为临床提供更准确的诊断依据。

（2）第 99 百分位值的确立。参考范围第 99 百分位值是 AMI 的诊断界值，其确立对 AMI 的诊断至关重要。hs-cTn 检测低限和第 99 百分位值都比目前使用方法的要低得多，要重新建立相应的参考范围和诊断界值。参考人群的选择方式会极大地影响第 99 百分位值，要根据年龄、性别和种族等因素选择合适的参考人群，建立针对不同人群的参考范围和诊断界值，才能使 hs-cTn 方法在将来的临床应用中发挥更大的作用。

（3）生物变异。目前常规使用的 cTn 检测方法无法准确检测表明健康人体内 cTn 水平，因此无法评判 cTn 生物学变异对于检测结果的影响。而 hs-cTn 方法的检测限已能较可靠地检测到表面健康人体内 cTn，使观察 cTn 生物学变异成为可能。cTn 在血中不具有生理活性，仅作为一项评价心肌组织损伤的标志物，其生物学变异对临床应用的影响还需通过大量的临床实验观察和应用才能解释。

（4）非特异性结合和自身抗体。在 cTn 低浓度的样本中，cTn 可能会与血浆或血清成分发生低浓度的非特异性结合而影响检测结果。另外，抗 cTn 自身抗体也是影响低浓度 cTn 样本检测的因素之一。hs-cTn 方法的最大特点就是能够检测较低浓度的 cTn 浓度。因此更要重视这些影响因素。应通过大量实验研究选择能够最大避免影响的方式。

（5）检测结果的解释。hs-cTn 方法能够检测到表面健康人和心肌损伤患者血中 cTn 浓度，同时可能也更敏感地在一些慢性疾病中检测到 cTn 浓度升高，例如，肾功能不全、充血性心力衰竭、肺栓塞、脓毒症、心包炎和心肌炎、急性中风等。但是，cTn 仅仅是一个疾病发生的病理诊断标志物，并不能解释疾病发生的病因，因此还需要了解正常情况下以及心肌损伤坏死情况下或一些慢性疾病引起升高的情况下，cTn 释放方式和机制以及代谢方式和机制，才能有助于临床更准确地进行诊断和排除诊断。

（6）展望。新一代 hs-cTn 检测方法实现了灵敏度的提高和检测低限的降低。在临床 AMI 诊断时应用 hs-cTn 检测，特别是连续监测并动态观察分析 cTn 变化可以帮助临床医生早期诊断那些心电图没有异常改变和临床症状不明显的 AMI 患者，实现早期诊断并给予及时治疗，这有助于减少 AMI 死亡率。而当前的首要任务是根据 AMI 重新定义的文件的要求规范使用 hs-cTn 检测方法，适当评估 hs-cTn 检测方法的性能，合理解释 hs-cTn 的检测结果，使 hs-cTn 更科学地应用于临床，为 AMI 的诊断提供更准确可靠的信息。

12.1.3 肌钙蛋白检测的影响因素

12.1.3.1 抗体识别位点的不同对检测的影响

cTnI 是由 210 个氨基酸构成的多肽链，其蛋白质大部分序列均具有抗原性，其中尤以氨基端和羧基端的抗原性最强。检测 cTnI 多用双抗体夹心法，需要针对 cTnI 不同氨基酸序列设计捕获抗体和检测抗体。不同试剂盒所使用的抗体不同，直接造成了不同方法间检测能力和结果的差异。理论上，检测方法若选用针对 cTnI 多肽链氨基端和羧基端 这两部分抗原表位的抗体会达到最好效果，但是 cTnI 分子的氨基端和羧基端很容易因蛋白质水解而降解，并产生多达 8 种降解产物。因此，cTnI 分子在检测时很容易降解，直接影响测定结果。相比之下，cTnI 分子的中心区域第 30 ~ 110 氨基酸残基可能受 TnC 的保护而表现较为稳定，应用针对该区段的抗体测定 cTnI，在一定程度上可消除 cTnI 分子降解而对结果造成的影响。但这一研究显示其还是会受内多干扰因素影响，其主要为相对分子质量 50 ~ 200000 的各种抗体成分，封闭了 cTnI30 ~ 100 区段的抗体结合位点。

12.1.3.2 标准品的差异对检测的影响

肌钙蛋白定量的标准化系统同其他蛋白质定量的标准化体系一样，遵循着这样的溯源链：一级标准品由参考方法定值后用于标定二级参考方法，再用二级参考方法定值二级标准品，接着依次是厂商选择测定方法和厂商常规测定方法，以此类推分别定值厂商工作参考品、厂商产品标准品进行量值传递，最后由厂商产品标准品即试剂盒中附带的标准品标定临床实验室常规测定方法，检测临床标本。但是，目前 cTnI 没有参考的检测方法和合适的参考品。所以，首先，厂商制备各自的标准品并根据所选用的方法确定其值，不同试剂盒之间不能互通，参考方法和一级标准品的缺失，是方法间不一致性的一个主要原因。其次，是标准品的成分问题，作为标准化 cTnI 检测的候选标准品，成分可能会很复杂，因为心肌受损后所释放的蛋白质成分仍未完全明了。

cTnI 主要以 cTnI–TnC 复合体的形式存在，少部分为游离 cTnI，或是这些形式的组合，或是游离 cTnI 亚基的降解产物。此外，cTnI 和复合物可能历经翻译后的修饰和改变，如氧化、磷酸化和蛋白质水解等。同时，部分患者血清中的 cTnI 组分存在异质性，与标准品的成分差异较大，应用普通方法检测时结果不可信。最后，是标准品的制备问题，数项研究显示，若应用血清标本作为 cTnI 通用标准品较人造标准品可取得系统间更为接近的检测值。更复杂的标准化过程包括冻干的效果、标准品的复溶以及为了避免基质效应而将检测标准品由人造基质转变为生理基质等。

12.1.3.3　测定方法的不同对检测的影响

电化学发光法检测 cTnT 为 Roche 公司独家专利，该结果的可比性不存在问题。相反，多达 15 家不同厂商经营 cTnI 的检测市场，所应用的检测原理又各不相同，直接造成了检测限、灵敏度以及 ROC 曲线等方法学特性评价指标的差异，结果是在检测同一标本时，各检测系统对其响应程度存在差别，这对临床诊治心肌梗死和判断预后不利。因此有人提议，基于肌钙蛋白测定结果分类心绞痛和心肌梗死的临床标准应依据所用检测方法而制定。

12.1.3.4　标本自身及前处理所造成的影响因素

（1）类风湿因子（RF）等其他抗体。患者体内存在的 RF 能显著干扰基于抗原抗体反应过程的许多免疫学检测方法，对于肌钙蛋白的检测也不例外。血清中的 RF 会引起 cTnI 和 cTnT 测定结果的假性增高，对不同检测系统的干扰程度也有所差异，而且其影响程度并不与 RF 的浓度呈正比。少数患者体内存在人抗鼠等嗜异性抗体，由于肌钙蛋白检测试剂盒中所应用的抗体多为鼠抗人肌钙蛋白抗体，血液中的嗜异性抗体能结合试剂盒中的抗体，干扰了检测过程。

（2）心肌肌钙蛋白自身抗体。最近有学者发现 1 份 cTnI 测定低回收率的血清标本中存在干扰因子，经一系列鉴定和质谱分析后确认为完整的免疫球蛋白；Westernblot 分析鉴定为抗 cTnI 的自身抗体。这可能为受损心肌释放入血的肌钙蛋白刺激机体产生自身抗体。在 cTnI 检测过程中，这种自身抗体可与试剂盒中的检测抗体竞争结合 cTnI，造成 cTnI 测定值假性降低，给临床判断心肌梗死程度、范围等医疗行为造成假象。心肌梗死患者究竟有多少比例存在 cTnI 自身抗体，什么情况下会产生 cTnI 自身抗体，这些问题还有待解决。

（3）纤维蛋白。比较了同时采集的血清和血浆标本测定 cTnI 浓度的差异，发现重新离心后的标本再测 cTnI 后显示结果降低，此假阳性增高为纤维蛋白的干扰所致。这种现象主要出现在 cTnI 含量在 2.0～25μg/L 的标本。若血液标本因疾病、药物作用、受抗凝剂污染等原因，凝固时间延长，或者离心制备不彻底。在经检测时残存的纤维蛋白往往会引起假阳性的结果，在标本制备时应尽可能避免。

（4）抗凝剂。肝素是急诊采血最常用的抗凝剂，肝素抗凝的血浆标本消除了血液凝固所需的额外时间，减少了分析所需的时间，曾被美国国家临床生化协会推荐为生化心肌标志物的分析标本，但血浆检测心肌肌钙蛋白并不是没有缺点的。肝素抗凝血浆较血清标本检测值显著降低，而且使用肝素抗凝血浆会影响一些肌钙蛋白测定方法，且对不同检测方法影响程度有所差异。血浆中测得肌钙蛋白值较低可导致检测早期或微小心肌梗死的漏诊。其他的抗凝剂如乙二胺四乙酸（EDTA）抗凝的血浆肌钙蛋白测定结果也比血清低，所以目前许多肌钙蛋白检测系统仅可使用血清或推荐血清作为其优先标本类型。

（5）溶血。溶血是红细胞破坏的过程，导致了血红蛋白以及细胞碎片蛋白质等释放到周围血液中。溶血会给 cTnT 和 cTnI 检测带来显著干扰。有一项针对溶血对电化学发光法影响的研究发现，cTnT 测定浓度的负偏倚与血清中血红蛋白浓度相关，血红蛋白浓度每增加 1g/L，cTnT >0. 1μg/L 的可能性下降 2. 5% 。血红蛋白仅仅是溶血过程中释放众多组分中的 1 种，由红细胞释放的红细胞碎片和蛋白质对 cTnT 检测方法有正向干扰。离心标本可消除大部分标本的溶血产物，由此消除正向干扰。因此，溶血的作用不仅是游离血红蛋白的影响，而更多的是红细胞破坏后产生的细胞碎片和蛋白质等其他溶血产物。溶血因子测定方法的不同可导致对肌钙蛋白检测的正向干扰或负向干扰，且影响大小也有所差异。

12. 1. 4 肌钙蛋白检测的临床应用

12. 1. 4. 1 心肌损伤伴发骨骼肌损伤时的鉴别诊断

据目前所知，人的骨骼肌组织在任何阶段都不表达 cTnI，也不因任何病理刺激表达 cTnI。出生 9 个月后，仅在心肌组织表达，故 cTnI 心肌特异性很高。因此，外周血循环中检出高于正常上限的 cTnI，对于心肌损伤的诊断具有特异性，并且有助于区分 CK-MB 的升高是来源于骨骼肌损伤还是心肌损伤。

12. 1. 4. 2 急性心肌梗死的诊断

胸痛发作 4 ~6h 之内很少能检出 CK 活性升高超出正常参考上限。由于 cTnI 的分子量仅有 29kD，在 AMI 时，能很快释放入血，并且其检测方法与骨骼肌无交叉反应，故特异性高[4]。

12. 1. 4. 3 监测再灌注和估计梗死区面积

接受溶栓治疗患者的再灌注，通过对 CK、CK-MB、cTnI 的浓度监测以及各指数的计算，可以使一部分溶栓失败的患者受益于进一步的介入治疗，对于评价再灌注成功与否具有高度的敏感性和特异性。同时，AMI 患者 cTnI 释放量与心肌断层显像测定梗死相对面积具有相关性，cTnI 峰值与心肌梗死面积呈显著正相关，可见 AMI 的后期释放峰值及释放量是判断心肌梗死面积的良好参数。

12.1.4.4　cTnT 检测对心肌梗死溶栓治疗的诊断

近年来研究表明 cTnT 的变化在溶栓治疗后血管再通与非再通的诊断中有良好的运用前景，cTnT 双峰曲线提示冠脉再通，心肌梗死后若 cTnT 双峰 14h/32h 比值>1，则提示成功再灌，这是因为血管再通后血流冲刷梗死区血管床，cTnT 释放入血，其浓度越高，速度越快，说明血管再通可能性越大。血管再通影响 cTnT 的释放动力曲线，血清 cTnT2h 内的上升速度以及第一峰与第二峰的比值可作为溶栓成功的参考指标。

12.1.4.5　cTnT 对不稳定心绞痛的预后评估

不稳定心绞痛是冠脉病变处于急骤变化中的一种表现，易发展为 AMI 和发生猝死。目前对其危险预测和分类还不令人满意。经典的肌酸激酶和乳酸脱氢酶尚不能反映是否存在小范围梗死。最近研究表明，在不稳定心绞痛病人中，cTnT 检测微小心肌细胞损伤的敏感性高于 CK-MB 活性检测。cTnT 比 CK-MB，CK，反映心肌损伤上更敏感。cTnT 升高者较不升高者发生 AMI 或猝死明显增加。

12.1.4.6　围手术期心肌损伤的判定

手术后的 AMI 诊断一直是临床上的难题，因为手术时肌肉损伤，血中 CK 和 CK-MB 都可升高，以至影响结果判定。因此血清 cTnT 在辨别围手术期心肌损伤方面较 CK，CK-MB 更敏感更特异。

12.1.4.7　肌钙蛋白与非心肌疾病因素的关系

肌钙蛋白在心肌损伤方面的诊断价值已经明确，而近年来也发现在一些非心肌疾病因素的情况下也会有肌钙蛋白的升高。以下主要详细介绍高血压、肺疾病、肾病与 cTn 之间的关系。

1. 高血压。

研究证实 cTnI 是心肌损伤的一个敏感且特异的指标，但在很多高血压患者中也有 cTnI 升高的现象，这种现象发生后，有必要搞清由于高血压时发生了心肌损伤还是高血压本身所伴随的现象。

一般高血压：高血压时心肌血管紧张素Ⅱ（AngⅡ）含量升高，心肌局部血管紧张素Ⅱ（Ang Ⅱ）与 AngⅡ受体（AT_1）结合后经信号转导使胞内游离钙浓度 Ca^{2+} 升高，而 Ca^{2+} 升高与左心室肥厚的发生密切相关。AngⅡ经 AT_1 受体信号转导使胞内二酰基甘油及三磷酸肌醇增加，经肌浆网钙释放通道和钙泵-三磷酸肌醇及微量钙刺激后加速将肌浆网内钙经钙释放通道向肌浆网内释放，而肌浆网钙泵则将肌浆内游离钙泵入肌浆网内贮存，使胞内游离钙浓度升高，从而导致左心室肥厚，最终心肌细胞受损，细胞膜完整性破坏，cTnI 释放入血，浓度升高。

高血压患者围手术期：高血压患者在围手术期出现心肌损伤主要是因麻醉或手术创伤致机体出现强烈的应激反应，交感神经兴奋性增加，引起血压增高、心率加快或心律失常，每搏输出量、心输出量及心指数降低等血流动力学变化，进而心肌耗氧量剧增及心肌缺血，心肌细胞膜因缺氧受损，肌钙蛋白释放入血使血清 cTnI 浓度升高。

妊娠高血压：当妊娠高血压综合征（以下简称妊高症）患者冠状动脉痉挛时，造成管腔狭窄、瘀血，可能导致心肌缺血缺氧、间质水肿，发生一定程度的亚临床性心肌纤维化损伤。妊高症，心肌损伤与病情严重程度有一定相关性，重症患者心电图及血清 cTnI、肌红蛋白含量明显高于轻、中度患者，重度妊高症患者中 cTnI 水平升高者可达 66%。

2. 肾脏疾病。

慢性肾功能衰竭（CRF）、终末期肾病（ESRD）、尿毒症：CRF 患者发展到终末期约 50% 死于心血管疾病，心肌损害普遍存在，但由于疾病的不典型性使 CRF 合并心肌损伤的诊断较困难，心血管疾病的诊断和危险性分级也是临床治疗的关键问题。

临床发现慢性肾病患者有肌钙蛋白的升高，与水钠潴留导致心脏容量负荷加重最终导致心肌受损有关，与肾功能受损、清除率降低无关。诸多研究表明，无论是 cTnI 还是 cTnT，无论是肾病哪个阶段，其升高趋势均与急性冠状动脉综合征有很大区别，前者即使有升高，一般都是中等程度升高，而后者测值常可高达正常上限的 20 ~ 50 倍，甚至更高。

儿童急性肾小球肾炎（AGN）：研究发现，AGN 并发严重循环充血时 cTnI 测定值较无并发症时明显增加，随病情的加重心肌损害也在加重，但在不伴心脏本身病理状态时均为中等程度升高。AGN 引起心肌损害的机制可概括为以下几个方面：AGN 水肿期存在不同程度的循环充血和高血压，心脏前后负荷均增加，左室室壁应力增加，心肌细胞耗氧量增加；溶血性链球菌作为抗原刺激机体产生相应抗体形成抗原抗体复合物沉积在损伤心肌细胞中；各种炎症因子、氧自由基、尿毒症毒素、代谢性酸中毒和电解质紊乱等；以上均对心肌有损害，使心肌细胞通透性改变，水钠潴留、毛细血管通透性增加致心肌间质水肿、浆液性心肌炎改变。

cTnI 水平与严重循环充血及心功能状态有较好的相关性，AGN 患者检测 cTnI 对于了解病情、指导治疗、预防心力衰竭发生有重要临床应用价值。

3. 肺部疾病。

血清 cTnI 是心肌特异性抗原，也是心肌细胞损伤的高度敏感、特异的指标，然而很多肺部疾病患者也会出现血清肌钙蛋白升高的情况，如肺炎、慢性阻塞性肺病、肺栓死等，迄今为止关于肺栓塞时肌钙蛋白的升高特征研究较多。

急性肺栓塞（APE）：迄今为止已有很多报道中提到 APE 患者的 cTnI 升高现象。

APE 时 cTnI 升高机制主要有：肌钙蛋白升高与右室功能受损有关，APE 时右室压力负荷的急剧增大可能导致心脏氧供需求加大、冠状动脉灌注减少、氧供应减少，最终导致局部心肌缺血，肌钙蛋白升高程度反映了心肌损伤情况。右室扩大时心包扩张受限以及室间隔左移造成左室负荷降低，最终导致心输出减少。氧供不足、低血压、心源、性休克可进一步加剧心肌缺血损伤，既往心肺疾病也可使血流动力学改变并加大缺血、梗死的风险。总之，在无明显冠状动脉疾病的情况下，肌钙蛋白升高与右室后负荷加重有着必然的联系。

慢性阻塞性肺病（COPD）：COPD 患者低氧血症时，机体组织广泛缺氧，再加上感染和高碳酸血症，可损伤心肌细胞完整性，细胞膜通透性增加，cTnI 等心肌标志物快速释放入血，血中浓度增加，且随低氧血症的加重而升高。因此，COPD 患者低氧血症应常规检测心肌标志物，对避免心肌进一步损害及改善疗效和判断预后有重要意义。

腺病毒肺炎：研究发现，腺病毒肺炎患者初期、极期、恢复期 cTnI 水平显著高于对照组，且重症组患儿 cTnI 敏感性可达 85%。主要是由于腺病毒的侵害，导致心肌缺血、低氧血症、酸中毒等。一些体液因子代谢紊乱和大量氧自由基的产生致使心肌损伤、心肌细胞膜受损，cTnI 弥散入细胞间质，再入血液循环，对患者进行 cTnI 检测有利于心肌损伤的早期发现与治疗。该项研究还发现：极期 cTnI 水平显著高于初期和恢复期，说明腺病毒肺炎所致心肌损害随疾病进展而加重，故动态测定 cTnI 还可以进一步了解疾病的进展状况，更利于预后并指导治疗。

婴幼儿肺疾病：婴幼儿由于肺内氧储备差，机体代偿能力较差，当肺部严重感染时肺通气和换气功能发生障碍，导致缺氧及 CO_2 潴留，最终导致心肌缺氧受损；同时，病毒及细菌释放的毒素等可直接侵害心肌，而感染所致机体的炎性反应以及氧自由基的生成均可引发心肌细胞受损坏死；此外，严重肺部感染尚可致肺部充血、淤血，加之酸中毒可使肺小血管收缩，加重了右心室负荷，故婴幼儿重症肺炎易合并心力衰竭；心肌细胞损伤可致心力衰竭，心力衰竭也会因机械损伤及心肌缺血缺氧的加重，而引起心肌细胞进一步损害，两者互为因果，形成恶性循环，合并心力衰竭者 cTnI 阳性率增高。因此，检测 cTnI 浓度有利于判断婴幼儿重症肺炎是否合并早期心功能障碍，便于及时指导临床治疗工作。

综上可见，肺部疾病导致 cTnI 升高的原因可概括为：栓塞最终导致冠状动脉供血不足；缺氧、CO_2 潴留；感染毒素等的作用。

4. 围手术期与 cTnI。

心脏手术由于手术创伤、再灌注、低血压、心肌缺血、缺氧等原因，心肌损害不可避免，可造成 cTn 升高。围手术期 cTnI 升高多是外源性，而非原发于心肌本身的损害。有研究发现，无心肌损伤或心肌炎的心脏病手术患者，术后可见心肌酶、cTnI 升高，ECG 检查存在心肌损伤，可见损伤源于手术，术后 24 h cTnI 水平还可用于 CABG 手术患者住院时间的预测，低风险（<10μg/L）、中等风险（10 ~ 20μg/L）、高风险（>20μg/L）。

5. 其他。

心肌炎和心包炎：炎症反应如心肌炎和心包炎时患者都可能有心前区疼痛，常被临床误以为心肌梗死。心肌炎是一种急性炎症过程，可能导致局部细胞壁异常、心肌损伤，从而导致 CK-MB 和肌钙蛋白的释放。TnI 在大约 1/3 的心包炎患者中升高，但不一定表示预后不良。

败血症：败血症时心肌受损的机制至今尚不是很明确，但细胞因子和细胞内介质的释放起到一定作用，败血症时肌钙蛋白水平会有不同程度的升高，与心肌损伤相关。

肝硬化：肝硬化时 cTnI 升高也提示存在心肌损伤。肝硬化患者 cTnI 与门静脉高压程度、肝功能损害程度及血流动力学无明显关系，但与心搏指数、左室指数有关。肝硬化患者很少发生冠状动脉粥样硬化改变，而肝硬化本身往往伴有某些潜在的损害心肌的因素，加重了肝硬化患者的心肌损害。

糖尿病：糖尿病患者常合并高血压、高血脂、肥胖，其发生心肌梗死的可能性与非糖尿病患者心肌梗死后再梗死的可能性相当。糖尿病患者发生心肌梗死可能与其冠状动脉病变有关，糖尿病患者的冠状动脉除近端受损外，更多倾向于弥漫性远端损伤、微血管的闭塞和病变以及侧支循环不能及时建立，可加重心肌坏死和心功能变化。由此可见，在糖尿病患者中 cTnI 水平升高也反映了一定程度的心肌损伤。测定 cTnI 升高患者的血糖、血果糖胶水平对于鉴别糖尿病患者很重要。快速降低升高的血糖，对于保护缺血心肌、减小心肌梗死范围、保护心功能意义重大。

心肺复苏：尽管急诊室具备各种先进的监护抢救设备和经过专门培训的专职医护人员，但心肺骤停患者的死亡率仍居高不下，很多初期心肺复苏成功患者最终也因循环衰竭致死，导致这种结果产生的原因并非单纯复苏失败，而是同时合并了严重的心肌损伤。心脏骤停初期心肺复苏成功患者存在急性心肌损伤，cTnI 可反映受损严重程度，关系到心脏的复苏情况与手术的成功与否，检测 cTnI 水平在加强心肌保护、判断心肌保护措施是否有力、判断预后方面都有积极意义。

癫痫持续状态（SE）：SE 时，大量的兴奋性氨基酸及神经毒性递质产生，如花生四烯酸、前列腺素、自三烯等大量增加，是中枢神经系统及其他全身器官损害的根本原因，心脏也会受到不同程度的损伤，肌钙蛋白会有一定程度的升高，故对 cTnI 升高的患者进行鉴别诊断时也应将 SE 考虑在内。

烧伤：严重烧伤患者在烧伤后再生期间常会出现 cTnI 的升高，这与急性局部心肌损伤有关，且其升高水平与烧伤面积有关，故严重烧伤患者早期检测 cTnI 浓度利于及早发现心肌损伤。

高强度训练：高强度训练最易影响的机体细胞是心肌细胞，提示如患者有 cTnI 的升高时，在诊断时应考虑其近期是否进行过高强度训练。

甲状腺功能：在轻度或一过性甲状腺功能亢进的患者中也可能有 cTnT 的升高，暗示在这种情况下可能存在轻度的心肌损伤，但具体机制尚不明确。

cTn 升高是心肌损伤的特异性标志物，但它对心肌梗死并不是 100% 特异，即 cTn 升高并不一定都是心肌梗死，也不完全是原发于心脏本身的损伤，很多疾病状态（包括高血压、肺炎、肺栓塞、肾脏疾 病、肝硬化、手术、糖尿病、烧伤等）都可发生不同的病理变化从而累及心脏，间接引起心肌细胞的损害，最终导致 cTnI 水平升高。因此，临床医生在对 cTn 水平升高的患者进行诊断时应综合考虑，力求快速准确地做出判断，提高治疗效果。另外，临床上考虑血脂异常时也会发生 cTnI 水平的异常变化，目前尚无明确报道，还需进一步研究探讨。

12.1.5　肌钙蛋白检测的参考范围

定性试验（TnI 和 cTnT）：阴性。

免疫散射比浊法：<0.5μg/L（cTnT），<0.03μg/L（cTnI）。

RIA 法：<0.1ng/mL（cTnI）。

ELISA 法：<0.1ng/mL，>0.2ng/mL 为诊断临界值，>0.5ng/mL 可为诊断为 AMI（cTnT）；0.03 ng/mL～0.3 ng/mL（cTnI）。

化学发光法：<2 .12ng/mL（cTnI）。

电化学发光法：<0.01ng/mL（cTnT）。

电化学发光法：<14ng/L，排除 AMI；14～100ng/L，可疑，结合病情进行诊断；>100ng/L，AMI 阳性（hs-cTnT）。

因检测分析方法、检测分析体系、实验条件、技术水平以及受检人群、受检时间之间存在差异，所测的正常值会存在一定的差异，所以本正常值仅作参考，各实验室最好能建立自己的正常值范围。

12.2　肌球蛋白

肌球蛋白是心肌粗肌丝的主要成分，肌球蛋白具有两个生物学作用：一是具有 ATP 酶活性，能裂解 ATP，释放化学能；二是具有与肌动蛋白结合的能力心脏的 MHC 是由两种基因编码，即 α-MHC 和 β-MHC 基因，这些基因产物在肌球蛋白分子中形成二聚体，所以相应的有三种分子异构体存在，即 V1（α、α 同源体）、V2（α、β 异源体）、V3（β、β 同源体）。正常哺乳动物和人的心室肌球蛋白异构体的分布与种属、年龄等因素有关。成年人左心室心肌肌球蛋白以 V3 为主占 60%～90%，而小哺乳类动物左心室心肌肌球蛋白以 V1 为主占 60% ~90%，人类和哺乳类小动物心房肌球蛋白以 V1 为主。

12. 2. 1　肌球蛋白的实验室检测方法

目前血清游离肌球蛋白的测定仍然使用免疫学方法，包括放免和酶联免疫。分别有血液心肌肌球蛋白轻链 1 和血液心肌肌球蛋白重链的酶联免疫试剂盒，诊断方法为双抗体夹心法，即以固相化的单抗捕获检测血清中的抗原——心肌肌球蛋白轻链 1，用多抗作为检测抗体，根据酶与底物反应后所测得的 ELISA 读数值与该发明提供的临界值比例，大于 cutoff 值的，判断为急性心肌梗死发病期。

12. 2. 2　肌球蛋白检测的影响因素

药物影响：患者在注射多巴胺后其血液中浓度升高。

糖尿病：慢性糖尿病心脏肌球蛋白异构体-βMHC 与 ATP 酶活性降低。

甲状腺功能：甲亢患者进心脏肌球蛋合成增加，甲状腺功能低下者，肌球蛋合成减少。

12. 2. 3　肌球蛋白检测的临床应用

12. 2. 3. 1　肌球蛋白与急性心肌梗死

α 肌球蛋白重链（α-MHC）是心肌所特有，骨骼肌肌球蛋白轻链（MLC）和心肌肌球蛋白轻链（CMLC）的氨基酸序列有 20% 不一致，这些都是制造心肌特异单克隆抗体的结构基础。肌球蛋白是一个很大的可溶蛋白，平时稳定位于肌小节内，在心肌细胞浆中约有<1% 的游离状的轻链，但无游离状的重链。MHC 的特点是持续时间较长，在 AMI 第 2 天病人的血中升高，第 5 ~6 天出现峰值，至第 10 天才消失。MHC 有如下特点：①窗口期是至今为止发现的心脏标志物中最长的，检测 MHC 有助于 AMI 回顾性诊断；②MHC 变化很少受再灌注的影响，动物实验证明实际梗死面积十分接近通过 MHC 积分估算的梗死范围；③可以用于检测术前梗死。但其方法存在的问题限制了 MHC 临床应用[5]。

应用单克隆抗体测定心肌梗死时 CMLC 的浓度，与骨骼肌及平滑肌肌球蛋白轻链无交叉反应，单克隆抗体和放免法在技术上保证了较高的敏感性。同时由于 CMLC 的释放具有双相型的特点，无论心肌梗死的早期或是较晚期都可以作出诊断，具有较大的优越性。

新近有研究比较了心肌肌球蛋白轻链 1（$CMLC_1$）和心肌肌钙蛋白 T（cTnT）在心脏手术后心肌损伤评估的价值，结果显示 cTnT 可以较早地识别心肌损伤，但 $CMLC_1$ 可以鉴别围手术期的心肌梗死，其升高的时间要迟于 cTnT。在冠状动脉旁路移植术（CABG）后心肌损伤标志物 cTnT 升高与主动脉钳制时间的相关性最好。随着急性心肌梗死诊治手段的进步，迫切需要一种特异性和敏感性都高，既能用于早期也能用于较迟就诊病人的诊断，而且对心肌梗死的预后有一定指导意义的生化指标，研究显示 CMLC 符合上述要求，是一种较有应用前途的指标。

12.2.3.2　肌球蛋白与家族性肥厚性心肌病（HCM）

部分 HCM 病人 α/β 比例下降与疾病相关，病人除 β-MHC 量的改变以外，发生了突变，这可能是 HCM 的主要原因。β-MHC 突变位点与疾病显性发病率、预后及猝死有密切关系，而且这些改变在临床发生 HCM 之前已出现，所以肌球蛋白对于早期诊断、治疗和预后判断非常有价值。

12.2.4　肌球蛋白检测的参考范围

健康男性（肌球蛋白重链）：18～400μg/L。

健康女性（肌球蛋白重链）：10～250μg/L。

因为肌球蛋白轻链的检测方法目前尚未标准化，正常参考值的确定和特异性较差等问题尚待进一步研究解决。以上肌球蛋白重链的参考范围也仅供参考，各实验室有根据自身条件，建立自己的参考范围，包括肌球蛋白轻链和肌球蛋白重链。

12.3　糖原磷酸化酶 BB

糖原磷酸化酶（glycogen phosphorylase，GP）是糖原分解的关键酶，近年来发现其脑型同工酶（GPBB）对缺血性心肌损伤的早期诊断及一些胃肠道肿瘤病因学研究颇具价值。

12.3.1　糖原磷酸化酶 BB 的实验室检测

12.3.1.1　酶活性测定

包括血液、组织提取液中的酶的催化活性测定以及组织化学定位。GPBB 活性检测方法灵敏度较低，且只能检测总 GP 活性，无法进行定量，除组织化学方法利用酶组织化学染色可协助免疫组化进行组织定位及分布外，应用价值较小。

12.3.1.2　免疫学测定

主要包括血液标本中酶的质量定量和免疫组织化学检测等。GPBB 的免疫学检测方法主要有免疫抑制法和免疫酶法。由于正常人群血清中 GPBB 浓度较低（参考值 <7.0μg/L），免疫抑制法由于灵敏度低，应用受到限制。免疫酶法则显示较好的应用前

景。由于几种 GP 同工酶的氨基酸序列同源性较高，故针对 GPBB 的抗体的特异性和亲和力对免疫酶法来说就显得尤为关键。ELISA 法原理：用心肌纯化的 GPBB 制备单克隆抗体，以双抗体夹心 ELISA 法测定 GPBB 酶蛋白含量。

另外，还可利用分子生物技术测定组织细胞中 GPBBmRNA 的表达量，以了解 GPBB 的组织定位。

12.3.2 糖原磷酸化酶-BB 检测的影响因素

（1）GPBB 诊断缺血性心肌损伤的时间窗为 24 ~ 72h，对延迟就诊的病人可能造成假阴性结果，可与 cTnT 或 cTnI 合用，效果更佳。GPBB 作为评估溶栓治疗效果的指标，可与其他可溶性指标合用，但再通过时间、特性和程度对其影响应作进一步研究。

（2）由于 GPBB 不是心脏特异性的，可能造成假阳性结果，故应对非选择性病人进行 GPBB 特性的研究，包括肌病病人、肾衰竭病人、有或无头部损伤的严重外伤者及消化道肿瘤等。

（3）由于 GPBB 抗体的亲和力不同，对 ELISA 法结果会造成差异，GPBB 标准化试剂的发展也是未来的方向之一。

（4）尽管 GPBB 较传统的 AMI 血清学诊断指标具有明显的优越性，但 GPBB 检测在临床上的应用还有一些问题，如 GPBB 的检测方法较慢，有待于改进，在 AMI 中 GPBB 虽然增高很早，但消失也快，不利于延迟就诊病人的诊断等。

（5）由于 GPBB 是胎儿时期的主要同工酶，就像甲胎蛋白，癌胚抗原一样，可能作为某些消化道肿瘤的标志物，在临床应用中应加以注意。

12.3.3 糖原磷酸化酶-BB 检测的临床应用

GPBB 在人出生后只选择性高水平地表达于心脏和脑，以及作为糖酵解代谢限速酶对缺氧非常敏感的特性，在缺血性心肌损伤早期即可显著升高。

12.3.3.1 诊断 AMI

GPBB 是新的早期诊断 AMI 检查指标，对非典型 AMI 诊断尤为重要。GPBB 对心肌缺血具有独特的生物学特点，对及时溶栓治疗和观察疗效有重要的临床指导作用。AMI 病人胸痛发作后的 4h 内，GPBB 的增加频率最高，各项指标的阳性率为：GPBB 70%，Mb 43%，cTnT 33%，CKMB 56%。而几项指标超过正常值上限（URL）的时间均值为：GPBB 3h，Mb 4h，CKMB 4.5h，cTnT 5h，CK 总活性 6h。故 GPBB 是最早达到病理浓度的生化指标，且达峰时间早。胸痛开始后 2 ~4h 血浆中 GPBB 浓度开始升高；8h 后达峰值；40h 后恢复正常。GPBB 是胸痛发生 4h 内诊断 AMI 最敏感的指标，并且只有 GPBB 在静息不稳定型心绞痛及可逆性 ST 改变病人入院时超过上限值（7μg/L）。GPBB 是体现冠状动脉疾病（CAD）病理过程中心肌缺血的较好的早期标志物。

GPBB 在心电图出现 ST 段改变的心绞痛时亦明显升高，而在心电图未出现 ST 段改变时不升高，表明 GPBB 对心肌缺血反应敏感。cTnI 对 AMI 诊断的脏器特异性较强，但检出时间较 GPBB 晚。GPBB 对于早期诊断 AMI 敏感性及特异性高于 CK、CKMB。cTnI 与 GPBB 联合测定将提高 AMI 的诊断特异性和敏感性。

12.3.3.2　溶栓效果评价

AMI 病人的 GPBB 变化的时间过程显著地受梗死相关动脉早期再灌注的影响：早期再灌注者 GPBB 峰值出现于 4～7h，未再灌注者出现于 12～14h。成功的溶栓治疗导致的“洗脱”现象可引起 GPBB 快速上升至峰值。因此，GPBB 可作为非侵入性的评估溶栓治疗有效的有用标志物。

12.3.3.3　不稳定型心绞痛

GPBB 不只局限于在 AMI 方面的应用，还能区分不稳定型心绞痛（UAP）与稳定型心绞痛（SAP），其诊断效果优于其他指标。GPBB 与心肌能量代谢的失衡密切相关，能反映心肌的损害程度，GPBB 作为心肌可复性损伤的指标，在缺血 30min 后再灌注，心肌细胞 GPBB 活性有轻度恢复。在反复出现 UAP 的病人中，外周血 GPBB 浓度也发生相应的波动。在静息状态下显示 Braunwald Ⅲ级的 UAP 病人及 UAP 伴发一过性 ST-T 改变的病人中，发现 GPBB 有早期升高，且是唯一高于 URL 值的指标。在慢性病人相比，无显著差别。由于从 AP 到 UAP 再到 AMI 是一个连续的病理过程，UAP 与无 Q 波 AMI 之间常无明显的界限，而 GPBB 具有较好的鉴别诊断价值，故可用于监测 UAP，进行早期危险度分层。

AMI 与 UAP 鉴别需依靠临床变现及其他辅助诊断。在伴有 ST-T 变化的不稳定型心绞痛病人，GPBB 升高，其他指标正常，而无 ST-T 波变化者全部指标正常，说明 GPBB 能够反映心肌的损害程度，这对 UA 病人的早期危险度分层处理无为重要。

12.3.4　糖原磷酸化酶-BB 检测的参考范围

免疫法：<7.0μg/L。

12.4　胰岛素样生长因子

胰岛素样生长因子-1（insulin-like growth factor1，IGF-1）属于胰岛素族的一种多肽，是一种与组织代谢和细胞分化、增殖有关的细胞因子。由于其结构功能与胰岛素（insulin，Ins）类似，除对糖尿病胰岛素抵抗（insulin resistance，IR）有改善作用外，近年来研究发现心血管疾病与 IGF-1 关系密切，尤其在心肌缺血/再灌注损伤方面。

12.4.1 胰岛素样生长因子-1 的实验室检测

12.4.1.1 ELISA 法

用纯化的抗体包被微孔板，制成固相载体，往包被抗 IGF-1 抗体的微孔中依次加入标本或标准品、生物素化的抗 IGF-1 抗体、HRP 标记的亲和素，经过彻底洗涤后用底物 TMB 显色。TMB 在过氧化物酶的催化下转化成蓝色，并在酸的作用下转化成最终的黄色。颜色的深浅和样品中的 IGF-1 含量呈正相关。用酶标仪在 450nm 波长下测定吸光度（OD 值），计算样品浓度。

12.4.1.2 RIA 法

本试验采用双位点放免法（IRMA）原理。IGF-I IRMA 是一种非竞争性检测法，此法中被测物介于两个抗体之间，形成“三明治夹心”。第一个抗体被固定于试管内壁、另一抗体被放射性元素所标记以便于检测。待测物存在于患者试样中，标准品及质控品与两个抗体相连而形成“三明治”的络合物。未结合部分因转移和刷洗试管而除掉。

12.4.2 胰岛素样生长因子-1 检测的影响因素

12.4.2.1 血清中使之降低的影响因素

塑料采血管：与玻璃试管相比，用多个厂家的塑料试管储存血浆标本 7 天后均导致检测结果降低。提示塑料是导致检测结果偏低的独立影响因素。

溶血、黄疸及高脂血症：溶血、黄疸及高脂血症的标本可能会检测结果降低。

衰老：老年人胰岛素样生长因子-1 浓度较低。

体型：男性的胰岛素样生长因子-1 浓度与脂肪比例呈负相关。

禁食：健康受试者禁食 3 天后胰岛素样生长因子-1 浓度水平显著降低。

妊娠：孕 6 ~ 12 周显著升高，24 ~ 32 周显著降低，36 周至分娩后 2 周又显著降低。

12.4.2.2 血清中使之升高的影响因素

运动：经过 10min 运动，相当于个人最大摄氧量的 60%，IGF-1 平均浓度明显升高。

生长激素：生长激素缺乏的患者，生长激素治疗 3 个月后，IGF-1 浓度增加。

遗传：双胞胎儿童中可观察到明显的配对相关系数，对同卵双生双胞胎相关系数为 0.91，异卵双生双胞胎相关系数为 0.40。

12.4.3　胰岛素样生长因子-1 检测的临床应用

IGF-1 能调节细胞代谢和促进其生长发育，近十几年来，IGF-1 作为心血管疾病重要调节介质的作用逐渐受到重视。越来越多的证据表明，IGF-1 对心血管具有保护效应。血管内皮细胞（EC）的功能紊乱、激活自杀性途径、血管内皮细胞凋亡是被认为导致多种心血管疾病如动脉粥样硬化的最初途径，而 IGF-1 则可通过作用于高亲和力的 EC 结合点导致一氧化氮的产生，增强 Ins 敏感性，开放钾离子通道和预防餐后血脂障碍来对抗 EC 的功能紊乱。IGF-1 能抑制心肌细胞凋亡，促进心肌细胞增生，缩小心肌梗死面积，减少心律失常的发生率，维持良好的血流动力学状态，有利于心肌缺血/再灌注损伤（MIRI）后功能的恢复。IGF-1 通过多层次、多途径的细胞信号转导机制与代谢机制来参与对 MIRI 的保护，目前大多数文献认为，IGF-1 与 IGF-I 受体结合后，通过磷脂酰肌醇-3 激酶/丝氨酸-苏氨酸蛋白激酶通路，以及酪氨酸蛋白激酶等一系列信号转导使一氧化氮合成及血管舒张、抑制 EC 凋亡，促进 EC 迁移与繁殖，以及激活开放钾离子通道、抗血小板、清除氧自由基进而动员原始细胞，最后达到对 MIRI 的保护作用。进一步探索 IGF-1 对 MIRI 中 IR 的作用及其机制，这对于心肌 IR 防治及促进体外循环心脏手术后心肌功能的恢复将可能有积极意义。

12.4.4　胰岛素样生长因子-1 检测的参考范围

ELISA 法：49 ~ 551ng/mL。

RIA 法：55 ~ 327ng/mL。

12.5　循环 microRNA

循环 microRNA（MiRNA）是一组由动物、植物和病毒基因组所编码的单链小 RNA（~22nt），它们不具有开放阅读框（ORF），不编码蛋白质，但却参与机体的各种重要的生理和病理过程，它们能够与靶 mRNA 的 3′-UTR（untranslated region）区的碱基互补配对而起作用，使其降解或抑制其表达，从而导致特定基因的沉默，对机体生长、发育及各种疾病尤其是肿瘤的发生和发展具有重要的调节功能。

12.5.1　MiRNA 表达的检测方法

循环 microRNA 一般采用克隆测序的方法。而对于已知的 MiRNA，现阶段主要有基于核苷酸杂交基础上的方法和基于 PCR 基础上的 MiRNA 检测方法。基于核苷酸杂交基础上的方法有 RNA 印迹技术（Northern blot）、原位杂交技术、微阵列技术和基于微球的流式细胞术等 4 种。RNA 印迹技术是检测 RNA 的经典方法，常用来评价其他 MiRNA

检测方法的可靠性。但成熟 MiRNA 分子片段太短且含量较低，用传统的Northern blot 方法检测敏感性相对较低，且要求的标本量相对较大，不适用于临床样本的高通量检测。有报道用锁定核酸（locked nucleic acid，LNA）探针代替传统的 DNA 寡核苷酸探针，提高了检测 MiRNA 的敏感性和特异性。原位杂交技术的优点是能够显示 miRNA 表达的位置，甚至达到细胞定位的水平，尤其适用于石蜡包埋或福尔马林固定后的标本。微阵列技术（microarray）也称生物芯片、DNA 芯片或者基因芯片技术，它的特点是高通量，可以一次分析人的整个基因组，在 10min 内定量获得 3 万多个基因的表达。但是该方法的重现性和准确性相对比较差，一般多用于初筛。基于微球的流式细胞术即液相芯片技术将流式细胞检测与芯片技术有机地结合在一起，通量大、检测速度较快、灵敏度高、特异性好，但是必须防止可能的交叉污染。基于 PCR 基础上的 miRNA 检测方法主要有茎环引物逆转录聚合酶链反应（stem-loop RT-PCR）法和 RNA 加尾和引物延伸 RT-PCR 法等。MiRNA 仅为 22nt 左右，只相当于一个引物的长度，不能直接用 PCR 进行检测。上述的这两种方法都意在增加 miRNA 的长度使其适于检测，目前都已有相应的试剂盒问世。此外还有小靶点定量聚合酶链反应，Kato 建立的运用 DNA 探针检测的方法及 Drikell 等建立的表明增强拉曼光谱法（SERS）等。相信随着技术的不断进步，将会有更多更先进的检测方法问世，为 MiRNA 的深入研究并应用于临床检测和治疗创造条件。

12.5.2 MiRNA 检测的影响因素

MiRNA 在血清中非常稳定，不能被血液中降解其他 RNA 分子的酶降解，甚至可以在室温放置 24h 之后反复冻融 8 次而保持数量稳定。

MiRNA 主要采用分子生物技术进行检测，一切影响分子生物技术的因素都能影响检测结果，在具体试验中应加以鉴别分析，以保证质量。

12.5.3 MiRNA 检测的临床应用

目前，MiRNA 检测主要用于早期诊断肿瘤方面，MiRNA 可能成为肿瘤早期诊断的生物新靶标。通过 miRNA 表达谱甚至还可以鉴定肿瘤的组织学类型。不同肿瘤具有不同的 MiRNA 表达模式，通过 MiRNA 表达谱的分析，将有助于临床上对肿瘤进行诊断、分期及预后的估计，因此有人预测 MiRNA 将成为肿瘤早期诊断及预后评估的新靶标。

虽然对 AMI 的临床诊断已经有了确定的标志物，但是，针对 AMI 的突发性方面，仍需要新的标志物来预测风险应对疾病的发生。血循环中的 MiRNA 在心肌细胞受损时也发生特异性改变。有研究显示，实验大鼠心肌受损时血浆 miR-208 水平明显升高，血浆 miR-208、miR-1、miR-133a 和 miR-499 水平在 AMI 大鼠中增加，在 AMI 患者中也明显高于非 AMI 患者和正常对照，且在患者治疗后下降。通过 ROC 曲线分析，

miR-208 对 AMI 的诊断具有较高的特异性和敏感性，最有可能成为 AMI 的潜在的新的标志物。

总之，MiRNA 通过转录后调节的机制广泛影响着机体的各种生理和病理进程，越来越多的研究揭示出其在疾病的发生及发展中所处的重要地位，它在疾病诊断、治疗及预后提示方面的作用也被有关研究所证实。血液循环中存在与机体疾病相关的 MiRNA，并且能耐受 RNA 酶的破坏而稳定地存在于血液循环中。相信随着对 miRNA 与疾病关系研究的深入及检测方法的标准化，循环 MiRNA 的检测将成为疾病无创诊断、治疗和预后的新手段。

12.5.4　MiRNA 检测的正常参考范围

MiRNA 的临床应用刚刚起步，同时因测定方法和试剂不同，故 MiRNA 无统一的正常参考值范围，各实验室应根据自身情况，建立参考值范围，供临床使用。

主要参考文献

[1] Cummins, et al. Cardiac-specific troponin radioimmunoassay in the diagnosis of acute myocardial [J]. infarction Am heart J, 1987, 113: 1333-1334.

[2] 黄山，郑金鼎，许健，等. 流式微球分析技术检测人心肌钙蛋白 T 方法的建立 [J]. 中国实验诊断学，2011，15（41）：659-661.

[3] 田禾，黄山，许健，等. 流式微球分析技术检测人心肌钙蛋白 T 的方法学性能评价 [J]. 贵州医药，2010，34（9）：771-773.

[4] 黄山，许健，令狐颖. 流式微球分析技术检测急性心肌梗死患者血清肌钙蛋白 T 的临床应用 [J]. 实用医技杂志，2010，17（11）：1005-1006.

[5] Zaninotto M, Altinier S, Lachin M, et al. Strategies for the early diagnosis of acute myocardial infarction using biochemical markers [J]. J Clin Pathol, 1999, 111 (3): 399.

第13章　动脉粥样硬化危险因素标志物

动脉粥样硬化（AS）和冠状动脉粥样硬化性心脏病是多因素参与的缓慢发展的疾病。随着对AS深入系统的研究，人们逐渐达成一个共识：AS是一个可以干扰的过程，是一个多种遗传因素和环境因素共同作用的结果，感染、免疫、炎症三者共同作用，是AS的病理基础。除了前述的相关标志物外，本章我们介绍AS相关性标志物，是可以代表AS已形成的确定性的标志物，包括同型半胱胺酸、转化生长因子β1、血红素加氧酶1、糖基化终末产物（AGEs）、核转录因子NF-κB、骨保护素和羧基端糖肽等。

13.1　同型半胱胺酸

同型半胱氨酸又称高半胱胺酸（homocysteine，Hcy），是细胞内蛋氨酸脱去甲基后形成的含硫氨基酸，它在血浆中以4种形式存在，约1%以游离巯基形式存在于血液循环中，80%～90%通过二硫键与血浆蛋白质（主要是白蛋白）结合，其余10%～20%则以Hcy二聚体或与其他巯基结合，包括与半胱氨酸结合形成Hcy-半胱氨酸二硫化合物。

13.1.1　同型半胱胺酸的实验室检测

13.1.1.1　氨基酸分析仪测定

同型半胱氨酸测定一开始曾用氨基酸分析仪测定，方法比较复杂且不稳定，现已淘汰。

13.1.1.2　高效液相色谱技术（HPLC）

高效液相色谱法（HPLC）——经典的参考方法，20世纪80年代开始应用，灵敏度、特异性好，但其操作复杂、测试时间长、精密度较差。仪器昂贵、检测时需要有高超的技术经验，主要应用于科研，在临床应用方面并未推广开来，后被酶免疫分析法和荧光偏振免疫分析法取代。

13.1.1.3　同位素法

1985 年建立的方法，该方法通过 14C 标记的腺苷与 Hcy 缩合后，经色谱分离，液体闪烁计数放射强度来测 Hcy 浓度。该方法灵敏度高，特异性强，但因仪器昂贵、操作繁琐且有放射污染，未能推广使用。

13.1.1.4　免疫学法

（1）酶免疫分析法。其特点是操作比较方便、重复性较好、方法稳定。缺点是大部分为手工操作，无法自动化，且检测比较耗时。

（2）荧光偏振免疫分析法。为临床上测定 Hcy 水平比较好的方法。其特点是快速、准确、操作简单、自动化程度高。缺点是需要特殊设备，成本较高。

13.1.1.5　循环酶法

在 3-（二羧乙基）磷氯化氢（TCEP）作用下，氧化型同型半胱氨酸转化为游离型 Hcy，游离型 Hcy 与共价底物 S-腺苷甲硫氨酸（SAM）在 Hcy 甲基转移酶催化下反应形成蛋氨酸（Met）和 S-腺苷同型半胱氨酸（SAH），SAH 被 SAH 水解酶水解成腺苷和 Hcy，形成的 Hcy 可以循环加入反应，从而放大检测信号，腺苷（Ado）水解为次黄嘌呤和氨，氨在谷氨酸脱氢酶的作用下，使 NADH 转化为 NAD^+，样本中的 Hcy 的浓度与 NADH 的变化成正比。该方法可在全自动生化分析仪上实现自动化检测。

13.1.1.6　特异性酶转换法

首先以还原剂将氧化态的 Hcy 还原，再以基因重组同型半胱胺酸（Hcy Enzyme）将 Hcy 分解。基因重组同型半胱胺酸酶催化形成的产物与显色剂反应，于 660nm 波长下测定其吸光度的变化，该吸光度变化与 Hcy 浓度为线性关系。

此法优点是灵敏度高，特异性好，检测时间短，与 HPLC 及荧光偏振免疫法的相关性好，可上多种全自动生化分析仪，不需要另购仪器。

13.1.2　同型半胱胺酸检测的影响因素

遗传性：蛋氨酸合成酶、MTHFR 及胱硫醚合成酶基因突变，可影响 Hcy 的代谢，产生高 Hcy 血症。

性别和年龄：血浆总高半胱氨酸水平存在男女性别差异，可能与雌激素调节 Hcy 的代谢有关，有研究发现女性的水平低于男性。绝经前女性水平低于绝经后女性水平。年龄越大其高半胱氨酸水平越高。

饮食和药物：高动物蛋白饮食中甲硫氨酸含量较高，摄入过多易引起 Hcy 水平升高，蔬菜和水果中叶酸和维生素 B 含量高，往往有助于降低 Hcy 水平。药物中如长期口服避孕药的女性易致维生素 B_6 缺乏，氨甲蝶呤、三乙酸氮尿苷等抗肿瘤药物由于抑制叶酸代谢可引起同型半胱氨酸水平升高，而青霉胺可降低血浆 Hcy 水平。

某些疾病状态：慢性肾功能不全患者血浆 Hcy 水平升高，并且与血清肌酐值呈正相关。接受肾脏移植的患者测定 Hcy 水平也高于正常对照组。甲状腺功能低下、肝病、牛皮癣等患者均可有轻中度高半胱氨酸水平升高。

13.1.3　同型半胱胺酸检测的临床应用

近年来，大量流行病学调查和临床病例研究已证实，Hcy 血症是造成动脉粥样硬化（AS）的独立的危险因素，在心、脑血管疾病及外周血管硬化等疾病发病机制中起重要作用，Hcy 是动脉粥样硬化性心血管疾病的独立危险因素[1]。Hcy 对 EC 结构功能的损伤则是引发早期 AS 的关键。

13.1.3.1　Hcy 与血管内皮细胞功能障碍

高同型半胱氨酸为含硫氨基酸，在血管内皮细胞内过分蓄积时，有直接损伤内皮细胞的作用。其损伤的机制可能是：①一氧化氮合成减少。内皮细胞是覆盖在血管内膜、保护血管平滑肌细胞的屏障，也是重要的内分泌器官和效应器。一氧化氮（NO）是内皮细胞合成的重要活性物质，一氧化氮合成酶（NOS）是 NO 合成的关键酶，在高 Hcy 水平作用下，血管内皮细胞易于斑片状脱落，随后脂质细胞填充受损区，中层平滑肌细胞增生，影响血管壁弹性。血小板在内皮细胞受损处积聚，引起富含血小板的血栓形成。②自身氧化作用。Hcy 在氧化为同型胱氨酸、二硫化物和亚硫酰内酯的过程产生超氧化自由基、羟自由基和过氧化氢，而这些物质是内皮细胞损害的重要原因。③促氧化作用。在正常条件下，NO 可以通过各种机制，产生抗动脉粥样硬化作用。Hcy 通过降低体内谷胱甘肽过氧化酶及超氧化物歧化酶的活性，诱导氧化应激反应。高同型半胱氨酸血症诱导氧化应激，具促氧化作用。细胞内氧化应激可能由于产生过多的活性氧产物或细胞清除活性氧的能力下降，而导致活性氧的累积。Hcy 诱导的氧化应激，基本是由于细胞分解 H_2O_2 的能力下降；而细胞清除脂质过氧化物能力下降，是由于细胞内抗过氧化酶能力的下降。由于抗氧化酶活性的降低，升高的同型半胱氨酸可以导致活性氧的聚集，这些氧自由基能潜在的使 NO 失活，导致内皮细胞合成功能障碍。

13.1.3.2　Hcy 与脂质代谢失常

Hcy 氧化生成的过氧化物可引起血管内皮功能障碍，在其氧化过程中产生的自由基能升高氧化修饰型 LDL 水平，促使泡沫细胞形成，后者是粥样斑块的组成成分，易使血管内壁增厚导致动脉管腔狭窄。此外，Hcy 的脱水代谢产物 Hcy 硫内脂与 LDL 的 ApoB 的游离氨基酸结合，形成一种聚集的致密蛋白质，易被巨噬细胞吞噬、降解，参与泡沫细胞的形成。

13.1.3.3　Hcy 与促进血管平滑肌细胞增殖

动脉管壁平滑肌细胞增殖是动脉硬化形成过程中的中心环节之一。血浆 Hcy 水平的增高可促使损伤的血管过度增长和膨胀性增加，从而改变血液动力学；Hcy 对平滑肌细胞增殖的促进作用以及对损伤内皮细胞再生的障碍作用是其诱导动脉粥样硬化形成的重要机制；Hcy 可诱导平滑肌细胞中新的 mRNA 的形成，使动脉壁血管平滑肌细胞增殖，并造成动脉内皮细胞的脱落，加速粥样硬化的过程。Hcy 可通过影响细胞生物化学反应直接损伤血管胶原纤维。

13.1.3.4　蛋白质 Hcy 化机制

Hcy 可与人体内一些蛋白质发生化学反应，称之为蛋白质 Hcy 化，Hcy 化能导致蛋白质损伤、功能异常，Hcy 化的蛋白质在血管壁的表面，可以直接或间接地被巨噬细胞识别，巨噬细胞试图吞噬内皮细胞表面损伤的蛋白质，这个过程将导致内皮细胞的破坏及血管壁的损伤，而内皮细胞将吸引 Hcy 化的蛋白质抗体，形成抗原-抗体复合物，抗原-抗体复合物被巨噬细胞连接到 Fc 受体，在连接后复合物被消化和破坏，进而导致血管表面的损伤；如果蛋白质 Hcy 化因素不能去除，将引起机体试图修补损伤的血管壁，最后导致动脉粥样斑块的形成。各种各样的血浆蛋白质均可 Hcy 化，可导致巯基的合成，进而改变蛋白质的理化性质和生物活性；低密度脂蛋白 Hcy 化增加氧化的敏感性，及加速巨噬细胞的吞噬，另外 Hcy 化的低密度脂蛋白引起体液免疫反应。

13.1.3.5　Hcy 与凝血、纤溶系统

一方面高 Hcy 血症时，NO 生物利用度的下降，有促进凝血作用。其潜在机制是：NO 具有抗凝机制是因为抑制纤溶酶原激活物抑制物（PAI-1）的表达。激活的血小板释放的 NO 抑制血小板的聚集及形成血栓，因此 NO 浓度的下降可以导致纤溶酶原激活物抑制物的表达和血小板的聚集，导致血栓形成。另一方面，Hcy 加强凝血因子Ⅶ和Ⅴ的活性，抑制蛋白 C 的活性，阻止组织纤溶酶原激活物（tPA）结合到内皮细胞等，从而促进血栓形成。此外，在 Hcy 的甲基化过程中，甲基在代谢过程中不断转移，使其较易和细胞内的 DNA 结合，从而改变蛋白表达以至影响凝血机制。

由各种因素导致的高 Hcy 是心血管疾病的独立危险因素之一。Hcy 对 EC 结构功能的损伤则是引发早期 AS 的关键。通过探讨高 Hcy 损伤 EC 导致早期 AS 的机制，可启示人们寻找治疗高 Hcy 致心血管疾病损伤的新靶点，为更有效的治疗甚至预防 AS 提供新线索。

13.1.4 同型半胱胺酸检测的参考范围

Hcy 的正常参考值随测定方法和种族人群的不同而有所不同，一般正常空腹血浆总 Hcy 水平为 5 ~ 15μmol/L。理想值<10μmol/L。高于 15μmol/L 被认为是高同型半胱氨酸血症（hHcy）

将高 Hcy 血症分为轻、中、重度，其空腹血浆浓度分别为 15 ~ 30μmol/L、31 ~ 100μmol/L 及大于 100μmol/L。

13.2 转化生长因子 β1

转化生长因子 β（transforming growth factor-beta，TGF-β）是由多种细胞分泌的一类具有多重生物学效应的生长因子，广泛存在于动物正常组织细胞和转化细胞中，对细胞的增殖、分化和多种生理及病理过程起着重要的调节作用。因其能刺激正常成纤维细胞的表现类型发生转化，故命名为转化生长因子 β。

13.2.1 转化生长因子 β1 的实验室检测

13.2.1.1 ELISA 法

本方法可用于测定人血清、血浆及相关液体样本中转化生长因子 β1（TGF-β1）含量。

实验原理：用纯化的人 TGF-β1 抗体包被微孔板，制成固相抗体，往包被单抗的微孔中依次加入 TGF-β1，再与 HRP 标记的 TGF-β1 抗体结合，形成抗体-抗原-酶标抗体复合物，经过彻底洗涤后加底物 TMB 显色。TMB 在 HRP 酶的催化下转化成蓝色，并在酸的作用下转化成最终的黄色。颜色的深浅和样品中的 TGF-β1 含量呈正相关。用酶标仪在 450nm 波长下测定吸光度（OD 值），通过标准曲线计算样品中人 TGF-β1 浓度。

13.2.1.2 免疫组化法

可用于不同组织中 TGF-β1 水平的表达。应用纯化的人转化生长因子 β1（TGF-β1）抗体，配合免疫组化检测试剂盒即可进行检测。

13.2.2 转化生长因子 β1 检测的影响因素

13.2.2.1 影响 TGF-β1 降低的因素

戒烟：吸烟患者，戒烟后血清中转化生长因子 β1 浓度会下降；

减肥：肥胖患者减肥后，血清中转化生长因子 β1 浓度会下降。

13.2.2.2　影响转化生长因子 β1 升高的因素

吸烟：在 1 型糖尿病患者里，吸烟可使血清中转化生长因子 β1 浓度双倍增加。

血浆置换术：接受血浆置换术治疗的患者血清中转化生长因子 β1 浓度会升高。

肝癌、结肠癌、肺癌、宫颈癌、肾癌及前列腺癌患者的血浆和血清中 TGF-β_1 水平升高，并与疾病状态相关。

13.2.3　转化生长因子 β1 检测的临床应用

13.2.3.1　TGF-β1 与动脉粥样硬化

动脉粥样硬化的形成与血管壁的损伤及修复紧密相关，而 VSMC 的增殖、迁移等是动脉粥样硬化形成的重要特征，各种生长因子对 VSMC 增殖、迁移的调节已成为动脉粥样硬化和再狭窄发病机制研究的热点。冠状动脉粥样硬化患者体内有活性的 TGF-β 水平降低，且与粥样硬化程度呈负相关，但外周动脉粥样硬化患者体内总 TGF-β 水平升高。在经皮球囊成形术后再狭窄的硬化斑块中，TGF-β1 mRNA 的表达明显强于未经成形术的原发动脉粥样硬化斑块中的表达，所以认为 TGF-β1 参与了血管再狭窄的形成过程。在体外培养的不同密度的人 VSMC 中，加入 TGF-β1 后，VSMC 增殖活性明显减弱，且随着 TGF-β1 浓度的升高，这种抑制作用逐渐增强，同时这种抑制作用不因 VSMC 密度的变化而改变，而认为 TGF-β1 对动脉粥样硬化形成具有保护作用[2]。

13.2.3.2　TGF-β1 与心肌纤维化

心肌纤维化（myocardial fibrosis，MF）是多种心脏疾病发展到一定阶段的共同改变，是心肌重构的主要表现之一。MF 表现为 ECM 合成与降解之间的失衡，间质中胶原沉积增多，各型胶原比例失调（Ⅰ、Ⅲ型胶原比率增加）、排列紊乱。在诸多致纤维化的因素中，肾素-血管紧张素-醛固酮系统（RAAS）激活、血管紧张素Ⅱ（AngⅡ）水平增加是导致心肌纤维化的主要原因。而在许多细胞因子中，TGF-β1 是最重要的促纤维化生长因子，活化的 TGF-β1 抑制细胞外基质降解、增加细胞外基质 mRNA 表达和蛋白质合成，在 MF 过程中起着重要的促进作用。AngⅡ作为生长因子类促进剂，可以刺激 TGF-β1 表达增高，促进间质蛋白的合成和成纤维胶原的合成，引起左心室和外周血管纤维化，应用非特异性的 TGF-β 表达抑制剂曲尼司特（tranilast），可减少 TGF-β1 表达，减轻胶原积聚、外周血管纤维化和左室肥大，从而改善生存率。所以说 TGF-β1 是心肌纤维化发生的主要调节因子。

13.2.3.3　TGF-β1 与心力衰竭

充血性心力衰竭患者血清 TGF-β1 水平明显低于健康体检者，并与左室射血分数（LVEF）呈显著正相关，方差分析显示与心衰的严重程度相关，即血清 TGF-β1 浓度越低，心衰程度越严重。血清 TGF-β1 浓度的高低可以作为判断心衰严重程度的指标之一[3]。

综上所述，TGF-β1 与心血管疾病的发生及发展有着密切的关系。提高体内 TGF-β1 的活性对动脉粥样硬化形成具有保护作用；而从不同方面抑制 TGF-β1 的活性可减轻纤维化程度。因此，如何通过调控体内 TGF-β1 的活性来治疗心血管疾病，将有待进一步临床研究。

13.2.4 转化生长因子 β1 检测的参考范围

TGF-β1 检验方法和试剂不统一，未见正常参考值范围的报道，各实验室应根据自身情况，建立参考值范围，供临床使用。

13.3 血红素加氧酶 1

血红素加氧酶（heme oxygenase，HO）系统是一个微粒体酶系统，是血红素降解起始酶和最为重要的限速酶。它作用于血红素的 α-亚甲基桥，降解血红素产生一氧化碳（carbon monoxide，CO）、胆绿素和铁离子。HO 在人和哺乳动物体内广泛存在，涉及整个生长发育过程，参与多种生理和病理过程，HO 及其下游代谢产物 CO 和胆红素具有抗氧化，抗炎，抑制平滑肌细胞增殖和抗凋亡等多种作用，与心血管疾病有着密切的联系。目前，已知两种血红素加氧酶同工酶，分别为 HO-1 和 HO-2，HO-1 诱导表达具有很强的细胞保护作用，被认为是最基本的内源性保护机制。

13.3.1 血红素加氧酶 1 的实验室检验

13.3.1.1 ELISA 法

该方法可以检测血清或血浆样本中血红素加氧酶（heme oxygenase-1，HO-1）的含量。HO-1 试剂盒采用固相夹心法酶联免疫吸附实验。已知 HO-1 浓度的标准品、未知浓度的样品加入微孔酶标板内进行检测。先将 HO-1 和生物素标记的抗体同时温育。洗涤后，加入亲和素标记过的 HRP。再经过温育和洗涤，去除未结合的酶结合物，然后加入底物 A、B，和酶结合物同时作用，产生颜色，颜色的深浅和样品中 HO-1 的浓度呈比例关系。

13.3.1.2 其他检测方法

采用 RT-PCR 方法了解 HO-1 mRNA 表达，用 Western-blot 分析了解心肌组织蛋白质表达产物量，以及免疫组化及免疫荧光等技术进行组织分析，了解其蛋白表达情况。

13.3.2　血红素加氧酶 1 检验的影响因素

脑外伤患者低氧缺血使 HO-1 代偿性升高，以减少脑血管痉挛，避免脑部受损。

自发性糖尿病患者肝脏中 HO-1 表达增高，以保护糖尿病诱导的氧化性损伤。

13.3.3　血红素加氧酶 1 检验的临床应用

13.3.3.1　HO-1 与冠状动脉粥样硬化性心脏病

近年来 HO-1 及其产物与动脉硬化和冠状动脉粥样硬化性心脏病之间的关系颇受关注，HO-1 产物胆红素因其抗氧化作用已被证实可明显降低患冠状动脉粥样硬化性心脏病危险性。HO-1 减少动脉粥样硬化可能机制为：①抗氧化应激：HO-1 对内源性氧化物血红素的降解和产生抗氧化产物胆红素清除氧自由基减少内皮的氧化损伤；②CO 具有与 NO 相似的生物活性可通过激活鸟苷酸环化酶产生环磷酸鸟苷而引起血管舒张和抗血小板聚集，抑制内皮细胞凋亡和 VSMC 增殖的作用；③HO-1/CO 抑制炎性介质的表达，抑制炎细胞的趋化和迁移；④HO-1/CO 和胆红素的增加引起内皮型一氧化氮合酶明显上调，使内皮源性舒血管因子一氧化氮释放增加，具有阻止血小板和白细胞勃附于血管内皮，阻止 VSMC 迁徙、生长，限制低密度脂蛋白氧化的作用，并抑制诱导型一氧化氮合酶表达引起的组织损伤。

13.3.3.2　HO-1 与高血压

有证据表明，在一些高血压模型中诱导 HO-1 表达可产生血管舒张效应，在自发性高血压大鼠中使用 HO-1 诱导剂处理可使之血压下降。HO-1 抗高血压可能的机制为：①通过激活 HO/CO 鸟苷酸环化酶/环磷酸鸟苷系统舒张血管平滑肌；②对抗血管紧张素Ⅱ引起的血压增高和高血压引起的心肌肥厚；③通过耗竭 P450 氧化酶导致缩血管物质起基二十碳四烯酸生成减少而发挥降压作用；④CO 和胆红素的增加引起内皮型一氧化氮合酶明显上调，使内皮源性舒血管因子一氧化氮增加，改善大动脉的舒张反应性；⑤通过 CO 激活钙依赖性钾通道的开放时；⑥HO-1/CO 可抑制内皮素的释放，而内皮素是目前所知最强烈的内源性缩血管物质。此外，CO 具有抑制肺动脉平滑肌细胞增殖和促进其凋亡的作用而减低肺动脉高压。

13.3.3.3　HO-1 与冠状动脉介入后再狭窄

球囊损伤后新生内膜形成和血管成形术后再狭窄发生的核心环节是 VSMC 的迁移和增殖，HO-1 具有抑制平滑肌细胞增殖，抗内皮细胞凋亡和促进再内皮化的作用，因而在冠状动脉介入后再狭窄的发生中具有重要意义。HO-1/CO 系统通过抗氧化损伤，抑制 VSMC 迁移和增殖及血管炎性反应从而减轻血管损伤后的重塑反应，减轻再狭窄的程度；VSMC 源性 CO 还可通过抑制 VSMC 的 DNA 合成、线粒体能量代谢及细胞周期进展直接参与 VSMC 的增殖调节。HO-1 的诱导剂 Heme 可显著增加培养 VSMC 的 CO 的产生，抑制促 VSMC 增殖的重要因子血管紧张素 H 诱导的 VSMC 的增殖。

13.3.4 血红素加氧酶 1 检测的参考范围

HO-1 在临床的应用开始起步，检验方法和试剂不统一，未见正常参考值范围的报道，各实验室应根据自身情况，建立参考值范围，供临床使用。

13.4 糖基化终末产物

1912 年法国化学家 Maillard LC 发现，在还原糖存在的情况下加热氨基酸得到了一种黄灰色物质，这个过程被称为 Maillard 反应。Maillard 反应是蛋白质的糖基化过程，它是一种翻译后的蛋白质修饰，其特征是还原糖的羰基和靶蛋白的赖氨酸残基之间在无酶条件下发生的缩合作用。首先生成不稳定的 schiff 碱，由于该结构不稳定，可自行发生 Amadori 重排而生成稳定的酮胺，Amadori 产物经过进一步脱水、环化、氧化和重组最终生成一种具有荧光性、棕黄色的不可逆产物糖基化终末产物（AGEs）。

13.4.1 糖基化终末产物（AGEs）的实验室检测

13.4.1.1 色谱分析技术（色谱法）

色谱法是将多种物质混合试样通过色谱分离场作用分离成单一物质成分进行检测确定的分析技术，由于 AGEs 具有特定的电荷、分子量、化学性质以及物理性质，因此，可以利用色谱法将 AGEs 与其他物质分离并进行定量分析。用高效液相色谱（HPLC）检测糖尿病患者血清和晶状体蛋白中的精氨嘧啶、戊糖苷素，发现其中精氨嘧啶比戊糖苷素含量高 10 ~ 25 倍。糖尿病患者血清蛋白中的精氨嘧啶浓度比非糖尿病对照组高 2 ~ 3 倍。高效液相色谱具有高效、高灵敏度、高分辨率的特点，这在分析 AGEs 的结构方面有其独到之处，但其操作过程繁杂、耗费昂贵，不利于在临床检验中应用。

13.4.1.2 ELISA 法

试验应用双抗体夹心法测定标本中人 AGEs 水平。用纯化的人 AGEs 抗体包被微孔板，制成固相抗体，往包被单抗的微孔中依次加入 AGEs，再与 HRP 标记的糖基化终末产物（AGEs）抗体结合，形成抗体-抗原-酶标抗体复合物，经过彻底洗涤后加底物 TMB 显色。TMB 在 HRP 酶的催化下转化成蓝色，并在酸的作用下转化成最终的黄色。颜色的深浅和样品中的 AGEs 含量呈正相关。用酶标仪在 450nm 波长下测定吸光度（OD 值），通过标准曲线计算样品中人 AGEs 浓度。ELISA 具有敏感度高、特异性强、操作简单、观察结果容易的特点。但 AGEs 作为免疫原可以在体内产生自身抗体并形成免疫复合物，从而影响 ELISA 法对 AGEs 的检测结果。

13.4.1.3　免疫组织化学法

免疫组织化学法是利用对组织中 AGEs 的分布进行定位检查。该法检测 AGEs 首先要获得组织标本。操作过程繁杂，且只能做定性检测，这些缺点限制了其在临床工作中的应用。目前，免疫组织化学法主要用于 AGEs 相关疾病发病机制的研究。

13.4.1.4　放射免疫分析

通过与同位素标记抗原竞争结合特异抗体而达到检测样品中某种特殊 AGEs，该方法的特异性和灵敏度均较高，但标记抗原的同位素放射强度随时间衰减。造成检测结果的批间差异较大，重复性不好。

13.4.1.5　放射受体分析

AGEs 特异结合受体存在于许多细胞表面，故可通过放射受体分析法来检测 AGEs 水平。该方法敏感性、特异性均较高，但目前应用报道并不多见，主要因为其操作需培养细胞，耗时费力而且，结果受同位素衰变影响大，稳定性和重复性差，故很难推广应用。

13.4.1.6　时间分辨荧光分析法

时间分辨荧光分析法检测血清 AGEs 浓度其原理同竞争性 ELISA 法，只是把 ALP 的作用底物改为 5-氟水杨酸磷酸酯（FSAP），后者在 ALP 作用下水解为 5-氟水杨酸（FSA）。FSA 与三价铽（Tb^{3+}）形成具有强荧光的三元螯合物，再在时间分辨荧光分析仪上测定其荧光值。

13.4.1.7　荧光光谱法

由于 AGEs 具有自发荧光的特性，因而可用测定其荧光值来反映 AGEs 水平。用于测定 AGEs 的激发波长为 300～420nm，发射波长为 350～600nm。目前，广为采用的是激发波长 370nm，发射波长 440nm，故荧光光谱分析是测定 AGEs 较常用的方法。

（1）测量系统。AGEs 荧光光谱测量系统主要由激发光源、信号分析与处理单元、光学传输单元和信号探测单元组成。

（2）测量光路。AGEs 荧光光谱测量的激发光通过狭缝、反射镜、光栅最后照射到被检测者的皮肤上，通过光学传输单元、信号探测单元接收自体荧光，最后，通过信号分析与处理单元对接收到的荧光光谱等信息进行分析，由计算机显示最后结果。

（3）探头设计。荧光探头的结构和形状比较多，根据光纤探头的功能，即传输激发光并接收发射光，该光纤探头的形状必须设计成 Y 型。为了提高其灵敏度，实验中输入输出用同一根光纤。由于光是独立传播的，激发光和荧光在光纤内各自向前传播，互不干扰；粗光纤的芯径与细光纤必须很好地匹配才能使检测灵敏度提高。

（4）实验验证。分别对人体皮肤、白色塑料板和白色橡皮进行了光谱测试。在激发光源饱和的情况下，虽然在430 nm以后都有较明显的光谱响应，但皮肤的光谱所表征出来的性状与其他2个物体所表征的形状不同。

目前，AGEs的检测方法比较多，但AGEs荧光光谱检测方法作为皮肤组织中AGEs积聚的一种测量方法[4]，是利用人的皮肤中AGEs受光源刺激产生的荧光强度的不同，从而通过对接收到的荧光强度进行分析研究，得到被检测人的健康状况等信息。它的检测非常快捷、方便，重复性好，它不需要采集血样，采用的是一种无创光谱检测技术，避免抽血进行生化实验给患者可能带来的疼痛、感染等，患者更容易接受此方法，被测者可以根据测试数据对测试对象的身体状况（包括是否可能患有糖尿病、身体衰老情况等）进行早期预测和诊断。

13.4.2 糖基化终末产物检测的影响因素

日内变化：最高值出现在正午。

年龄：AGEs水平随年龄增长而缓慢增加。

肾功能：AGEs经肾脏清除，AGEs的有效清除依赖正常的肾功能，肾功能的降低将导致AGEs在体内的堆积。

糖尿病：糖尿病的高血糖状态加速了糖化的进程，使得体内AGEs升高。

13.4.3 糖基化终末产物检测的临床应用

非酶糖基化反应是生物体内的一种自然反应，该反应生成的AGEs对心血管疾病的发病起了重要作用。研究发现AGEs不仅可以直接影响组织和细胞的功能，而且可以通过与特异性受体结合来改变细胞和蛋白质的功能导致机体的病理改变。

13.4.3.1 AGEs与动脉粥样硬化

1. AGEs对血管壁细胞外基质成分及血管外膜的影响。

血管内游离的AGEs与血管内皮细胞接触后，与内皮细胞膜上的RAGE结合，被血管内皮细胞内吞并跨血管内皮沉积于内皮下组织。糖基化的胶原蛋白使胶原纤维间过度的共价交联，这种交联一方面使胶原纤维的机械强度增加，顺应性降低；另一方面交联了的胶原蛋白使胶原纤维间的结构稳定性增加，溶解度降低，对蛋白酶产生了抵抗性，降解缓慢，使胶原纤维在组织中堆积，这些变化使主动脉结构重建和力学性质改变，最终导致血管硬化的发生。AGEs可以通过上调平滑肌细胞TGF-β的分泌增加细胞外基质的合成。AGEs所致的ECM增加也可启动AS病变，如胶原-AGE致血栓形成倾向增加，动脉壁ECM中的黏蛋白可致脂质沉积等。

2. AGEs 对血管内皮的损伤作用。

内皮损伤（包括形态学、功能及代谢改变）是 AS 的重要始动环节。正常血管内皮仅少量表达 RAGE 抗原及 mRNA，而在糖尿病或其他原因引起的闭塞性血管病变中 RAGE 抗原及 mRNA 的表达明显增强。AGEs 与血管内皮细胞膜上的 RAGE 结合后改变血管内皮的形态和细胞骨架，使细胞间形成裂隙，增加血管的通透性，还可诱导内皮细胞发生氧化应激产生大量自由基。氧自由基作用于 p21（ras）上第 118 位的半胱氨酸残基，引起 p21（ras）激活，并伴有细胞丝裂原活化蛋白激酶（MAPK）和 NF-κB 的激活。有学者提出了 RAGE-p21（ras）/MAPK-NF-κB-细胞因子-炎症反应的转导通路。NF-κB 是一种损伤相关基因的多效调节物：它能够刺激血管内皮细胞上调黏附分子如 VCAM-1、ICAM-1、E-selectin 等的表达，从而促进白细胞黏附和穿越内皮细胞；上调组织因子和凝血调节因子的表达增加细胞促凝活性；促进炎症细胞因子 IL-6、IL-1、TNF-α 等的分泌。RAGE 的启动子含有 NF-κB 的两个位点，这两个位点的激活可以使 RAGE 表达上调。因此 NF-κB 的激活作为一种正反馈，进一步促进了 AGE 和 RAGE 的结合。此外，AGEs 可通过 p38 通路介导的途径抑制内皮细胞生成 NO，增加其灭活，增加内皮源性血管收缩因子（EDCF）的释放，使血管的紧张性增加，与高血压或血管损伤有关。近期研究发现，AGEs 修饰蛋白还能够促使培养的人内皮细胞发生凋亡。这些作用途径都不同程度的促进 AS 的发生发展。

3. AGEs 促进血管平滑肌细胞的分化增殖。

AGEs 对血管平滑肌细胞（VSMC）的作用可通过影响内皮细胞、巨噬细胞及平滑肌细胞本身产生的各种细胞因子来实现，也可直接通过与 VSMC 上的 RAGE 结合而实现。正常人 VSMC 上 RAGE 的表达只是 HMEC-1 或 U937 细胞的 1/50，这使得 AGEs 直接激活 VSMC 不具有可能性，因此 AGEs 难以直接激活 VSMC。糖尿病患者由于体内 AGEs 的浓度升高可以促使 RAGE 在 VSMC 膜上的表达增加，进而与 AGEs 结合在 AS 的发病中起到重要作用。糖基化的牛血清白蛋白（AGE-BSA）可促进大鼠主动脉平滑肌细胞的增殖，并升高大鼠血管平滑肌细胞中的 DAG 水平，增加细胞内 PKC 的活性。DAG/PKC 通路是细胞内重要的信号转导环节，这条通路的激活可促进血小板源性生长因子（PDGF）的生成，后者参与了血管平滑肌细胞的分化与增殖。AGEs/RAGE 相互作用刺激平滑肌细胞产生多种促细胞分裂因子，其中 PDGF、纤维细胞生长因子（FGF）和肝素结合表皮样生长因子（HB-EGF）对大血管病变，特别是动脉粥样硬化的发生具有重要意义。

4. AGEs 促进巨噬细胞浸润并诱发脂质代谢失常。

AGEs 的受体 RAGE 最早是在巨噬细胞膜上发现的，巨噬细胞通过其表面受体识别、内吞并降解清除 AGEs。AGE 修饰蛋白能经 p38MAPK 途径上调血管内皮细胞MCP-1mRNA 的表达并增加 MCP-1 的分泌，加速外周单核细胞向内皮下迁移，形成动脉壁的巨噬细胞浸润。组织中或血管壁上的 AGEs 与巨噬细胞膜上的 RAGE 结合后，能促进巨噬细胞合成并释放 PDGF、IGF-1、IL-1 和 TNF 等细胞因子，从而引起炎症反应，并可刺激巨噬细胞中 GM-CSF 的释放，以旁分泌和自分泌的方式刺激巨噬细胞的生长，对巨噬细胞的功能具有一定的放大效应。AGEs 还可以诱导 LOX-1 在体外培养的内皮细胞和巨噬细胞上的表达，而 AGEs 和 OX-LDL 是 LOX-1 的两个重要配体，这一作用与单核细胞源性泡沫细胞的形成有关。脂质发生非酶糖基化可以引起脂质代谢失常。AGE-LDL 能被巨噬细胞表面的清道夫受体识别并摄取，此过程不受胞内游离胆固醇量的反馈性调节，故巨噬细胞摄取大量的 AGE-LDL 后，胞内脂质堆积最终转化为泡沫细胞。糖化的 LDL 其唾液酸含量低，带正电荷增多，与带大量负电荷的蛋白聚糖的结合力大于正常 LDL，这使 AGE-LDL 易于沉积于动脉管壁外基质。脂质的非酶糖基化反应直接促进了脂质的氧化，并在此过程中产生了大量自由基，引起组织的一系列损伤。AGEs 可诱导表达野生型 NADPH 氧化酶的巨噬细胞产生大量组织因子（TF），而 NADPH 氧化酶中心亚基 gp91phox 缺失的巨噬细胞与 AGEs 共同作用，则没有 TF 的生成增加，提示 NADPH 氧化酶在 AGE-RAGE 介导的 ROS 产生中起着重要作用，可能是改变某些基因表达的关键所在。

13.4.3.2　AGEs 与心肌病变

血浆 AGEs 水平的升高能促使正常衰老和糖尿病患者的左室舒张功能降低。研究发现这一作用的产生与 AGEs 使胶原之间产生交联从而导致左心室的顺应性降低有关。研究表明 AGEs 的抑制剂氨基胍和 ALT-711 可以明显改善糖尿病鼠心脏 AGEs 修饰胶原交联的增加，增加左室舒张末内径，增加搏出量，从而改善 AGE 引起的心脏损害。早有研究证实心肌细胞膜上存在 AGEs 的受体，最新研究发现不同浓度 AGEs 对心肌细胞周期无影响，提示 AGEs 对心肌细胞的增殖无明显作用，然而 AGEs 可以明显增加心肌细胞的凋亡率，并与时间剂量呈正相关。机体高浓度的 AGEs 可能通过增加心肌细胞的凋亡进而损伤心肌细胞，引起心肌重塑甚至发生心力衰竭。

13.4.3.3　AGEs 与高血压

高血压的发病机制至今尚未完全阐明，近年来人们认为内皮细胞功能异常及炎症反应在其发病中起到重要作用。AGEs 与 RAGE 结合后可改变血管内皮的形态和 RAGE 细胞骨架，使细胞间形成裂隙，增加血管的通透性，还可诱导内皮细胞发生氧化应激产生大量氧自由基。AGEs 可通过 p38 通路介导的途径抑制内皮细胞生成 NO，增加 NO 灭活及内皮源性血管收缩因子（EDCF）的释放，使血管的紧张性增加，可能与高血压或血管损伤有关。同时氧自由基的爆发可引起 p21（ras）、NF-κβ 的激活，后者能刺激血管内皮细胞上调黏附分子的表达和促进炎症细胞因子 IL-6、IL-1、TNF-α 等的分泌。目前研究认为这些炎症细胞因子可能通过以下作用影响高血压的发生发展：①血

管平滑肌细胞内 Ca^{2+}浓度快速升高引起血管收缩，导致血压升高；②白细胞流变学特性发生改变使其易黏附于血管内皮细胞，增加血管阻力，并造成血管损伤；③促进平滑肌细胞和成纤维细胞增殖，导致产生大量的血小板源生长因子（PDGF），造成周围血管阻力增高；④上调血管紧张素Ⅱ受体，增强血管紧张素Ⅱ的作用引起外周血管收缩。

现有研究已经证实 AGEs 可以通过多种途径对心血管系统造成损伤，深入研究 AGEs 在心血管病变中的作用机制并有效地预防和阻止这种效应，将为心血管疾病的防治提供新的思路[5]。

13.4.4　糖基化终末产物检测的参考范围

AGEs 在临床应用比较广泛，不同的应用目的其参考范围有所不同，同时因测定方法和试剂不同，故 AGEs 无统一的正常参考值范围，各实验室应根据自身情况，建立参考值范围，供临床使用。

13.5　核因子 κB

核因子 κB（nuclear factor kappa B，NF-κB）为 1986 年由 Sen 和 Baltimore 在淋巴细胞中发现的一种能够和免疫球蛋白 κ 轻链基因增强子 κB 序列特异性结合的核因子。NF-κB 广泛存在于真核生物中，是一个由复杂的多肽亚单位组成的蛋白家族，它作为信号转导途径中的枢纽，与免疫、肿瘤的发生与发展、细胞凋亡的调节及胚胎发育等有密切关系。

13.5.1　核因子 κB 的实验室检测

13.5.1.1　ELISA 法

固相夹心法法，已知 NF-κB 浓度的标准品、未知浓度的样品加入微孔酶标板内进行检测。先将 NF-κB 和生物素标记的抗体同时温育。洗涤后，加入亲和素标记过的 HRP。再经过温育和洗涤，去除未结合的酶结合物，然后加入底物 A、B，和酶结合物同时作用。产生颜色。颜色的深浅和样品中 NF-κB 的浓度呈比例关系。

13.5.1.2　免疫组化法

应用 NF-κB 单克隆抗体和免疫组化试剂盒，按说明书即可操作。

13.5.1.3　其他方法

有学者用免疫荧光技术结合激光扫描共聚焦显微镜进行核因子 κB（NF-κB）的活性检测，方法比较复杂，需要一定的仪器设备，在临床上有一定的推广难度。

Western Blot 法，有成套试剂盒出售。

13.5.2 核因子 κB 检测的影响因素

NF-κB 与炎症反应、免疫应答以及细胞的增殖、分化、凋亡有着密切的关系，这些因素可促进其浓度升高。

病毒感染与核转录因子 NF-κB 的活化也密切相关，已发现很多病毒包括登革热病毒、巨细胞病毒、人免疫缺陷病毒（HIV）、Epstein-Barr 病毒、乙型肝炎病毒等都可激活核转录因子 NF-κB。

13.5.3 核因子 κB 检测的临床应用

13.5.3.1 NF-κB 与 AS 的危险因素

LDL 在动脉内膜的聚集是粥样斑块形成的早期事件，许多研究资料表明 LDL 和 VLDL 促进 AS 形成至少部分通过激活 NF-κB 来实现。高血压病人经常伴有血管紧张素Ⅱ水平的升高，血管紧张素Ⅱ是强效的血管收缩剂，由于它对血压和平滑肌细胞生长的影响而可能与 AS 有关。另外血管紧张素Ⅱ可在内皮细胞中诱导氧化应激，这种氧化应激刺激 IκB 的降解而引起的 NF-κB 活化和 VCAM-1 的诱导。糖尿病是 AS 的另一个危险因子，与糖尿病相关的高血糖产生细胞内氧化应激导致血管功能不良，另外，形成的糖基化终末产物（AGEs）也能通过与 AGEs 受体结合改变细胞的功能。AGEs 与 AGEs 受体结合可导致培养的内皮细胞内氧化应激和 NF-κB 活化，上调 VCAM-1 和其他黏附分子的细胞表面表达，从而促进白细胞向内皮细胞黏附。同样高血糖可以诱导 SMC 中 NF-κB 的活化。高同型半胱氨酸血症是 AS 和血栓形成性疾病的独立的危险因子，它可能通过产生活性氧化激活 NF-κB，进而产生促炎症和细胞增殖效果，有利于 AS 发生和发展。这些危险因素有一个共同特点，即在细胞内产生氧化应激，NF-κB 是受细胞的氧化还原状态控制的转录因子之一，实际上活性氧的产生是所有导致 IκB 降解和 NF-κB 核内聚集的信号通路的一个共同步骤。

13.5.3.2 NF-κB 与炎性分子

AS 被描述为一种炎症性疾病，在其形成与发展过程中有大量炎性因子的参与。编码炎性分子的基因是 NF-κB 反应性基因，作为一个重要的转录因子，NF-κB 的一个重要功能是对炎性分子的转录调控。已证实的 NF-κB 的靶基因包括：促炎性细胞因子如 TNF-α、IL-1 等；细胞黏附分子如 VCAM-1、ICAM-1 等；趋化因子如 MCP-1、IL-8 等；生长因子如 PDGF、M-CSF、GM-CSF 等；以及组织因子（TF）、一氧化氮合酶（NOS）、血管紧张素原等。因此，涉及 As 机制的细胞因子成为研究 NF-κB 调控机制的突破口。

13.5.3.3　NF-κB 与单核细胞募集

在 AS 形成中发生的一个主要炎症事件是循环中的单核细胞募集进入动脉内膜，这一过程涉及单核细胞向内皮细胞黏附及随后向内皮下迁移；调节这一过程的细胞因子主要是平滑肌细胞分泌的单核细胞趋化蛋白-1（MCP-1）；此外，细胞间黏附分子-1（ICAM-1）、血管细胞间黏附分子-1（VCAM-1）、血小板内皮细胞间黏附分子-1（PECAM-1）也参与了这一过程。最近的研究表明在人的 MCP-1 基因上存在两个 κB 位点，并且这两个 κB 位点对于 TNF 诱导 MCP-1 基因是关键的，最近发现，MCP-1 报告基因结构可被 p65/p65 同源二聚体和 P65/C-Rel 异源二聚体在短暂的转染中激活，这些资料表明 NF-κB 参与 MCP-1 的诱导；并且可能通过对 MCP-1 的调控在 As 形成过程中起重要作用。血管内皮生长因子（VEGF）是一种有效的血管再生因子，它的功能除了促进内皮细胞的存活、增生、迁移外，也可作为促炎症细胞因子，它可以增加内皮通透性和诱导黏附分子，使白细胞向内皮黏附及迁入内皮下，VEGF 诱导的 ICAM-1、VCAM-1 和 E-选择素的 mRNA 的表达主要是通过 NF-κB 的活化来调节的。

13.5.3.4　NF-κB 与血管平滑肌细胞的迁移和增生

在 AS 中血管平滑肌细胞（VSMC）是粥样斑块中最主要的成分，斑块中 VSMC 处于合成状态，具有分裂和增殖的能力，并可以迁移在内膜下增生，VSMC 的迁移和增生是 AS 发展的重要事件。在人的平滑肌细胞中的确含有 p65/p50 构成的 NF-κB 复合物，平滑肌细胞表达两种 NF-κB 抑制蛋白 IκB-β 和 IκB-α。Wang 等研究发现 NF-κB 的抑制剂 IκB-α 的突变形式的腺病毒表达抑制 NF-κB 的活化，减弱了 TNF-α 诱导的 SMC 迁移，TNF-α 诱导的 VSMC 迁移需要 NF-κB 的活化。体外实验证实，肺炎衣原体感染可以刺激 VSMC 增生，同时也诱导了 NF-κB 的活化，这可能意味着 NF-κB 参与了 VSMC 增生的信号传导。AS 斑块中 VSMC 增殖类似良性肿瘤，VSMC 的凋亡在 AS 发展中十分关键，最近对许多细胞类型如 B 细胞、肝细胞、破骨细胞的研究表明 NF-κB 在调节细胞凋亡中起重要作用；这些细胞与 VSMC 有一个共同的特征：具有基本的 NF-κB 活性。在大部分的类型的细胞中 NF-κB 的激活能使细胞抗凋亡，但在少数特定类型细胞中，NF-κB 的激活却能促进凋亡。这说明 NF-κB 可能通过调节凋亡促进 SMC 增殖，抗凋亡机制的发展可能与增加的 SMC 密度有关。

13.5.4　核因子 κB 检测的参考范围

由于 NF-κB 检测的方法多种多样，临床应用目的也各不相同，故未形成统一的正常参考值。各实验室应根据自己的情况，建立自己的正常参考值，供临床使用。

13.6 骨保护素

骨保护素（osteoprotegerin，OPG）是参与骨代谢的一种细胞因子，在骨代谢的研究中具有里程碑的意义，因其同时参与影响血管钙化和动脉硬化的过程，被认为是动脉粥样硬化的独立危险因子。OPG 是由成骨细胞分泌的一种无跨膜结构的可溶性糖蛋白。OPG 与骨代谢、心血管系统、免疫系统等有着重要的联系，在骨质疏松症、类风湿关节炎、骨髓瘤、冠心病 、Paget 病等多种疾病中都发现 OPG mRNA 水平的异常。

13.6.1 骨保护素的实验室检测方法

13.6.1.1 ELISA 法

骨保护素（osteoprotegerin，OPG）试剂盒是固相夹心法酶联免疫吸附实验（ELISA）。已知 OPG 浓度的标准品、未知浓度的样品加入微孔酶标板内进行检测。先将 OPG 和生物素标记的抗体同时温育。洗涤后，加入亲和素标记过的 HRP。再经过温育和洗涤，去除未结合的酶结合物，然后加入底物 A、B，和酶结合物同时作用。产生颜色。颜色的深浅和样品中 OPG 的浓度呈比例关系。

13.6.1.2 免疫组化法

用于组织中 OPG 表达的检测。

13.6.2 骨保护素检测的影响因素

昼夜节律变化：血液中 OPG 水平在早晨 8 点到下午 3 点间相对稳定，检测 OPG 的血液样本应当在此期间采取。

13.6.3 骨保护素检测的临床应用

13.6.3.1 OPG 系统与动脉硬化

动脉硬化是指动脉血管壁变厚、变硬而逐渐失去弹性的病理过程，其必然特征之一是血管钙化。血管钙化是一个复杂的、主动的，并且高度可调控的生物学过程。在血管系统中 OPG 主要由内皮和平滑肌细胞表达和释放，在血管钙化、动脉硬化过程中对内皮和平滑肌细胞发挥复杂的自分泌和旁分泌作用，从而对血管起保护作用。骨桥蛋白是破骨细胞的一种功能标志物，在钙化血管的巨噬细胞、平滑肌细胞高表达，可被炎症及骨化刺激上调，骨桥蛋白作用于内皮细胞表面的整合素 $\alpha v\beta_3$，可触发依赖 NF-κB 的 OPG 的产生，OPG 传递整合素/NF-κB 诱导的存活信号，中和平滑肌释放的肿瘤坏死因子相关凋亡诱导配体，阻止其与内皮细胞相关凋亡诱导配体受体结合，从而抑制了后者特异性诱导细胞凋亡的作用，以此抵抗动脉钙化。RANKL 在炎症激活的内皮细胞、T 淋巴细胞、平滑肌细胞等产生，可通过炎性因子、CD44 介导等途径，使内皮细胞增殖、单核细胞产生基质金属蛋白酶 9、平滑肌细胞分化、骨蛋白合成、血管壁基质钙化等，从而对血管产生损害作用。此外，β 转化生长因子在骨组织中介导 RANKL/OPG 比率降低，抑制破骨细胞骨吸收，利于骨质钙化；但在血管内其升高 RANKL/OPG 比率，进而刺激血管细胞骨化或钙化，刺激细胞增殖、迁移和基质重构。RANKL/OPG 比率代表了血管钙化及动脉硬化的进展程度[6]。

13.6.3.2　OPG 与急性冠脉综合征

1. OPG 与不稳定型心绞痛和非 ST 段抬高心肌梗死的相关性。

通过对不稳定型心绞痛和稳定型心绞痛，以及健康对照者体内 OPG 系统表达进行比较，发现在不稳定型心绞痛的患者中血清的 OPG 水平显著的增高，不稳定型心绞痛和非 ST 段抬高心肌梗死组 OPG 水平高于稳定型心绞痛组，OPG 水平与冠状动脉斑块 Duke 评分呈正相关；OPG 水平在冠状动脉 1 ~4 支病变各组间逐步增加，但 3 支病变组和 4 支病变组间差异无统计学意义。该结果说明 OPG 与冠状动脉血管斑块数量有关，提示 OPG 参与了冠心病的进展。

2. OPG 与 ST 段抬高心肌梗死的相关性。

通过研究 ST 段抬高心肌梗死患者血清中的 OPG 和 RANKL 浓度，发现 ST 段抬高心肌梗死组中 OPG 水平在 1 h 内显著升高，4 周后虽有下降，仍高于健康对照组及稳定的冠心病组；RANKL 与 OPG 呈负相关，4 周后仍低于其他两组。在急性心肌梗死后患者的随访中发现，OPG 水平有明显下降。

13.6.3.3　OPG 与 ACS 相关性的可能机制

现已明确，ACS 的主要病理生理机制是粥样斑块破裂、血管痉挛和随之发生的血小板黏附、聚集及继发性血栓形成。在易损斑块周围具有高浓度 OPG 表达，提示 OPG 与动脉斑块的稳定性有关，OPG 可能通过这一机制参与 ACS 的发病。在动脉粥样斑块中 OPG 局限在骨化结构边缘，RANKL 分布在临近的基质，RANKL 可刺激趋化因子和基质金属蛋白酶 9 释放，促进单核巨噬细胞迁移，使纤维基质降解，纤维帽厚度变薄；另一方面 OPG/RANKL 比率下降，刺激血管细胞骨化或钙化，细胞增殖、迁移和基质重构，纤维帽的僵硬度和脆性增加，均使斑块更易破裂。目前，OPG 在斑块不稳定和破裂的确切作用尚未被揭示，OPG/RANKL 比率异常是斑块不稳定的原因抑或结果，目前尚未确定，多数学者认为 OPG 升高是一种机体对参与动脉硬化的补偿机制，以此控制其中的免疫反应，OPG 具有保护血管及抗动脉硬化作用；RANKL 表达增高是 ACS 的重要特征，参与了粥样斑块破裂的过程。

13.6.3.4 OPG 在急性冠脉综合征中的应用价值

在对急性冠脉综合征危险因素的研究中，在调整年龄、性别、人种、吸烟、个人和家族冠心病史、糖尿病、高脂血症等多个危险因素后，多元回归分析显示 OPG 水平的四分位数独立相关于动脉钙化和主动脉斑块形成程度，表明 OPG 是人类动脉粥样硬化的生物标志物。可作为预测死亡的指标，进而指出血清 OPG 是 ACS 患者远期死亡和心力衰竭发展的独立预测指标。

13.6.4 骨保护素检测的参考范围

由于 OPG 的临床应用才开始起步，故未形成统一的正常参考值，各实验室应根据自己的情况，建立自己的正常参考值，供临床使用。

13.7 羧基端糖肽

羧基端糖肽（copeptin）是一种与精氨酸血管加压素（AVP）同源且与其等摩尔分泌的稳定糖肽。检测 copeptin 含量可以反映 AVP 水平。

13.7.1 羧基端糖肽（copeptin）的实验室检测方法

Copeptin 的检测目前主要有放射免疫分析法和双抗体夹心 ELISA 法 2 种测定 copeptin 的方法，后者应用更为广泛。ELISA 法检测 copeptin，大约需血清或血浆约 50μL，3 h 即可完成检测，最低检测限达 1.7pmol/L，血清及血浆中的 copeptin 在 25℃ 下可稳定 7 天，4℃ 下可稳定 14 天（copeptin 降解<20%）。

13.7.2 羧基端糖肽检测的影响因素

Copeptin 与年龄无关，男性平均水平高于女性，运动可使其含量升高，同时其血液浓度受进食、进水量的影响。

Copeptin 水平增加与糖尿病（diabetes mellitus，DM）发病率和胰岛素抵抗相关。血液透析患者体内 Copeptin 水平的高低与发生脑卒中、猝死、综合性的心血管事件和死亡率相关。

13.7.3 羧基端糖肽检测的临床应用

Copeptin 水平对急性心肌梗死患者的诊断、病情评估、危险分层具有一定意义。Copeptin 与 N 末端 B 型钠尿肽（NT-proBNP）是重要的预测死亡和 60d 内心力衰竭的独立预测指标，二者联合应用可提高对 AMI 预后的预测价值另有研究也发现 copepin 对

AMI 死亡率的预测价值高于 B 型钠尿肽（BNP）、NT-proBNP。在对非 ST 段抬高性心肌梗死（NSTEMJ）的研究发现，copeptin 与全球急性冠状动脉事件注册表（Global Registry of Acute Coronary Events，GRACE）危险评分联合应用，可以改良患者的危险分层，帮助临床医生更准确地区分离危个体，同时还是预测纽约心脏学会（New York Heart Association，NYHA）功能分级Ⅱ级（$P < 0.01$）和Ⅲ级患者死亡率最有力的单一预测指标。另外，copeptin 水平与冠状动脉粥样硬化程度相关，可反映心肌受损的程度，对冠心病预后评估有重要的意义。冠心病者血浆 copepltn 水平是健康人的 2 倍。经皮冠状动脉成形术（PTCA）和支架置入治疗后，copeptin 水平有明显变化。急性冠脉综合征患者 copeptin 水平明显升高，且与冠状动脉病变支数、左主干病变、冠状动脉 Gensini 评分呈正相关[7]。

copeptin 可以反映多种疾病、特别是急性病的严重程度，判断疾病预后。作为 AVP 的替代物，在对多种疾病的预判断和危险分层上的作用日益得到重视，它与其他指标的联合应用更有助于对疾病的诊断和预后的判断。作为一个尴尬启用的疾病判断和预后指标，对其水平的解释必须结合临床情况。由于疾病的复杂性，使用单一的生物标志物评价疾病的预后显得过于简单化，因此，像 copeptin 这样的新的生物标志物还需要进一步在临床试验中进行评估，联合其他常规指标，以促进疾病的快速诊断。

13.7.4　羧基端糖肽检测的参考范围

ELISA 法检测，copeptin 平均浓度为 4.2 pmol/L。

13.8　瘦素

瘦素（Leptin LP）是肥胖基因（obese gene，OB 基因）编码，主要由脂肪细胞合成和分泌的激素，自发现以来，极大地促进了对肥胖及其相关疾病如心血管疾病、糖尿病、代谢综合征等发病机制的研究。

13.8.1　瘦素的实验室检测

13.8.1.1　ELISA 法

双抗体两步夹心酶联免疫吸附法试验，将标准品、待测样本加入到预先包被人瘦素（LP）单克隆抗体透明酶标包被板中，温育足够时间后，洗涤除去未结合的成分，再加入酶标工作液，温育足够时间后，洗涤除去未结合的成分。依次加入底物 A、B，底物（TMB）在辣根过氧化物酶（HRP）催化下转化为蓝色产物，在酸的作用下变成黄色，颜色的深浅与样品中人瘦素（LEP）浓度呈正相关，450nm 波长下测定 OD 值，根据标准品和样品的 OD 值，计算样本中人瘦素（LP）含量。

13.8.1.2 RIA 法

应用竞争机制原理，标准或样品中的 Leptin 和加入的^{125}I- Leptin 共同与一定量的特异性抗体产生竞争性免疫反应。^{125}I-Leptin 与抗体的结合量与标准或样品中 Leptin 的含量呈一定的函数关系。用免疫分离试剂（P. R.）将结合部分（B）与游离部分（F）分离后，测定结合部分的放射性强度，并计算相应结合率 B/B_0。用已知标准 Leptin 含量与对应结合率作图，即得标准抑制曲线。从标准曲线上查出对应结合率的待测样品中的含量。

13.8.2 瘦素检测的影响因素

13.8.2.1 血清中使之降低的影响因素

分娩：分娩前血清瘦素的浓度立即下降，而在第一孕期和第二孕期血清瘦素浓度增加。

禁食：空腹 24h，血清瘦素浓度下降 30%。

脂肪：脂肪饮食不会增加胰岛素的分泌但会导致血清瘦素浓度下降至最初基础浓度的 30%。

性别：健康男性血清瘦素的平均浓度不到健康女性平均血清瘦素浓度的一半。女性 24 h 绝对瘦素浓度高于男性，昼夜波动小于男性，且女性黄体期高于卵泡期。

13.8.2.2 血清中使之升高的影响因素

衰老：血清瘦素浓度与年龄有显著的正相关。

种族：黄种人血清瘦素的浓度比白种人高，墨西哥裔美洲人其浓度位于二者之间。

与其他检验项目相关性：血浆瘦素浓度与促性腺激素和睾酮的量呈显著相关。

13.8.2.3 昼夜节律及分泌功能的影响

瘦素分泌具有昼夜节律（波峰出现在 22：00 ~ 3：00，波谷出现在 8：00 ~ 17：40）及脉冲式分泌的特点（每 12h 2 ~7 次）。

13.8.3 瘦素检测的临床应用

13.8.3.1 瘦素与心肌缺血及再灌注损伤

心肌缺血/再灌注损伤是指在阻断冠状动脉血流一定时间后，缺血的心肌在恢复循环后的再灌注期出现的心脏功能、代谢及结构上的损伤。近年来随着溶栓疗法、经皮冠状动脉介入疗法、冠状动脉旁路搭桥术及心脏移植术等广泛开展，心脏病的治疗进入再灌注时代。然而，再灌注就像双刃剑，既可通过改善心肌氧供和限制细胞“自溶”来减少梗死面积，同时也可增加心肌损伤。缺血心肌在恢复血流再灌注后，其结构破坏加重，引起细胞死亡，导致梗死范围扩大，造成心功能的进一步损害并影响急性心肌梗死患者的顶后。近年来瘦素与心肌缺血/再灌注损伤的关系引起了广泛的关注。

瘦素与包含 IL 在内的细胞类因子结构相似，它参与多种生理功能，如同再生、血细胞生成、免疫和血管形成。在心肌短暂缺血/再灌注后迅速和持续 IL-6 的产生及信号转导蛋白 gp130 的表达，表明这些因子可能涉及一个局部炎症的迅速发展过程。同时也说明瘦素可能参与心肌缺血坏死后炎症发展的信号级联放大过程。炎症和血管化作用在组织损伤愈合中起重要作用。在这种意义上，由瘦素引起的免疫系统激活以及它的生血管效应可能证明与组织损伤愈合在生理上有相当大的联系。因此，瘦素可能在心肌缺血/再灌注损伤中参与损伤组织炎件反应发展过程并同时促进其修复。从分子和功能的观点，瘦素参与心肌缺血/再灌注损伤炎症信号的级联放大过程是可能的。

对心肌缺血/再灌注损伤有保护作用的蛋白是与磷脂酰肌醇 3-激酶-蛋白激酶 B（PI3K-Akt）和 p44/42 丝裂原活化蛋白激酶（MAPK）相联系的，瘦素作为一个脂肪细胞因子激素兼有中枢和外周作用，在涉及肥胖，食欲和能量平衡中起重要作用。它的代谢作用经过瘦素受体介导，并涉及有活性的 AMP 激酶的激活。瘦素受体的兴奋和酪氨酸蛋白激酶及信号转导和转录激活蛋白信号系统有关，也与 PI3K-Akt 和 MAPK 途径激活有关。现已证明，心脏表达瘦素受体，心脏合成瘦素并释放人冠状动脉血流，升高心源性瘦素并反馈到心肌细胞执行生理功能[8]。瘦素是促有丝分裂的，其激活机制与那些涉及缺血/再灌注损伤的机制相似，所以瘦素可能代表一个内源性心肌梗死物质。在小鼠心肌缺血/再灌注中，瘦素可以减少心肌梗死面积。

13.8.3.2　瘦素和动脉粥样硬化

大量实验显示，血清瘦素参与了动脉粥样硬化性疾病的发病机制。人血浆瘦素浓度和动脉粥样硬化的早期标志——颈总动脉内膜-中层厚度独立相关。有报道，在健康青少年中（其体质量指数范围大），升高的瘦素浓度与下降的动脉弹性相关，血清瘦素水平独立于其他的危险因素而和冠状动脉粥样硬化性心脏病有一定的相关性。而且，在确诊了冠状动脉粥样硬化的人群中，瘦素水平独立的预测了未来的心血管事件。

13.8.4　瘦素检测的参考范围

采用 RIA 法检测瘦素，其参考范围见表 12-1。

表 13-1　瘦素参考范围（RIA 法，单位：ng/mL）

年龄	男	女
15～30 岁	2.74±0.80（n=21）	5.30±1.31（n=32）
31～50 岁	3.56±1.29（n=84）	6.21±2.09（n=80）
51～70 岁	3.49±1.20（n=39）	7.45±2.32（n=21）

由于地区及使用仪器不同，所测的正常值会存在一定的差异，所以本说明书提供的正常值仅作参考，各实验室最好能建立符合本实验室要求的正常值范围。

主要参考文献

[1] Chen C, Conklin B S, Ren Z, et al. Homocysteine decreases endothelium dependent vasorelaxation in porcine arteries [J]. Surg Res, 2002, 102 (1): 32.

[2] Laviades C, Varo N, Diez J. Transforming growth factor in hypertensives with cardio-renal damage [J]. Hypertersion, 2000, 36: 517-522.

[3] Tashiro H, Shimokawa H, Sadamatu K, et al. Prognostic significance of plasma concentrations of transforming growth factor-β1 in patients with coronary artery disease [J]. Coronary Artery Disease, 2002, 13: 139-143.

[4] 许良元，刘勇，张弓，等．晚期糖基化终末产物检测方法的研究 [J]. 传感器与微系统，2008，27（10）：27-32.

[5] Candido R, Forbes J M, Thomas M C, et al. A breaker of advanced glycation end products attenuates diabetes-induced myocardial structural changes [J]. Circ-Res, 2003, 92: 785-792.

[6] Abedin M, Omland T, Ueland T, et al. Relation of osteoprotegerin to coronary calcium and aortic plaque (from the Dallas Heart Study) [J]. Am J Cardiol, 2007, 99 (6): 513-518.

[7] Khan S Q, Dhillon O S, O'Brien R J, et al. C-terminal pro vasopressin (copeptin) as a novel and prognostic marker in acute myocardial infarction: leicester acute myocardial infarction peptide (LAMP) study [J]. Circulation, 2007, 115 (16): 2103-2110.

[8] 李旭亮，王先梅，杨丽霞．瘦素与高血压和动脉粥样硬化关系的研究进展 [J]. 医学综述，2009，15（5）：656-659.

第 14 章　心力衰竭标志物

14.1　心钠素

利钠肽（natriuretic peptide，NP）是近 20 年发现的一类多肽。到目前为止，人类共发现了 5 种利钠肽，即心房利钠肽（atrial natri-uretic peptide，ANP）、脑利钠肽（brain natriuretic peptide，BNP）、C 型利钠肽（C-type natriuretic peptide，CNP）、V 型利钠肽（ventricle natriuretic peptide，VNP）和 D 型利钠肽（dendroaspis natriuretic peptide，DNP）。其中，ANP 和 BNP 来源于心脏，有扩张血管、促进利钠、利尿作用。CNP 主要来源于血管内皮、脑和肾，调节血管张力。ANP、BNP、CNP 与心房颤动（AF）、急性心肌梗死（AMI）、急性冠状动脉综合征（ACS）等密切相关。VNP 和 DNP 至今未在哺乳动物体内发现，相关研究甚少。近年来的研究表明，血浆利钠肽，特别是 BNP 水平可作为心血管疾病的筛选、诊断、治疗评估及预后估测指标[1]。

心房利钠肽（atrial natriuretic peptide，ANP）又称心钠素，具有强大的利钠利尿、扩张血管的作用，主要在心房合成。当机体血容量增加或血压升高时，ANP 可直接或间接地通过改变肾脏血流动力学及中枢与外周神经体液因子使肾脏排钠作用发生改变，从而维持水盐平衡，降低血压。

14.1.1　心钠素的实验室检测方法

14.1.1.1　ELISA 法

可定量测定人血清、血浆、细胞培养上清或其他相关生物液体中 ANF 含量。用纯化的抗体包被微孔板，制成固相载体，往包被抗 ANF 抗体的微孔中依次加入标本或标准品、生物素化的抗 ANF 抗体、HRP 标记的亲和素，经过彻底洗涤后用底物 TMB 显色。TMB 在过氧化物酶的催化下转化成蓝色，并在酸的作用下转化成最终的黄色。颜色的深浅和样品中的 ANF 浓度呈正相关。用酶标仪在 450nm 波长下测定吸光度（OD 值），计算样品浓度。

14.1.1.2 放射免疫法

原理类似于 ELISA 法，样品可以是血清或组织液。血清样品收集空腹静脉血 2mL 注入含有 10% EDTA-Na_2 30μL 和抑肽酶 10μL（含 100U/mL 以上）试管中，混匀立即放 4℃ 3000rpm 离心 10min，分离血浆，如需要可分成 2～3 份，-20℃ 保存 2 个月。-70℃ 以下可保存半年。测定前，将样品于室温或冷水中复溶，再次 4℃ 3000rpm 离心 15min 取上清测定。组织样品的处理：取出活组织，吸去血迹，称取 30～50mg，尽快放入 0.2mol/L HAC，略作碾磨，然后放 100℃ 水浴中煮沸 10min，制成匀浆，4℃ 3000rpm 离心 15min 取上清测定-20℃ 以下保存。测定时用 0.2mol/L pH 值 7.4 PBS 5 倍以上稀释，以调节 pH 值。如组织样品含量太低，不需稀释时应将每份组织标本调节 pH 值为 6.5～7.0，4℃ 3000rpm 离心 15min 取上清测定。另外每种组织非特异结合（U_0）可能有差异，每份标本最好单独做一个 U_0，取组织的重量视不同组织而异。

14.1.1.3 化学发光或电化学发光法

Beckman Coulter 公司、Roch 公司现已推出成套的化学发光或电化学发光法试剂盒，可直接上机检测，按说明书即可操作，自动化程度高。

现在，已开发出增强化学发光法试剂盒：利用抗原抗体特异性结合及酶底物 Luminol 发光体系定量检测 ANP，使用化学发光仪比色。

14.1.2 心钠素检测的影响因素

14.1.2.1 影响血浆中心钠素降低的因素

溶血、室温或低温长期放置标本、急性失血、麻醉、胆道引流、进食、热刺激、血液透析、低盐膳食、体能训练等因素均可造成心钠素测定值降低。

14.1.2.2 影响血浆中心钠素升高的因素

急症、衰老、高海拔、血管成形术后、寒冷刺激、分娩、浸水、手术后等因素可造成心钠素测定升高。

14.1.3 心钠素检测的临床应用

14.1.3.1 心钠素与心功能不全关系

通过对心钠素与心力衰竭关系的研究，其结果大致可分为两类：一类是心力衰竭患者血浆心钠素含量比正常人明显增高。血浆心钠素含量与心力衰竭的严重程度及治疗效果密切相关。心力衰竭患者经强心利尿治疗，心功能改善后，其血浆心钠素含量明显比治疗前降低；而在治疗不当，病情恶化时，血浆心钠素含量进行性升高。给心功能不全的仓鼠注射心钠素，可以明显地降低心肌重量和心肌肥厚，提示心钠素在心功能不全的治疗中具有一定作用。其机理是：①心力衰竭时心房过度牵张，充盈压升高导致心钠素分泌增加；②心房压与下丘脑之间存在着血容量–心房压–心钠素负反馈调节系统，在心力衰竭时起到维持钠、水平衡的作用；③心钠素分泌增加能降低外周阻力，对抑制肾素释放等具有重要的代偿作用。另一类是心力衰竭患者血浆心钠素含量比正常人明显下降。有部分国内学者测定了心力衰竭患者血浆心钠素含量与正常人对照，结果显示前者血浆心钠素含量明显低于后者，全心衰者比右心衰或左心衰者更低，伴有心房纤颤者亦明显降低。通过心力衰竭病人左心耳活检观察肌细胞内心钠素免疫反应阳性颗粒量的多少，结果显示心功能不全者早期细胞内心钠素合成活跃，释放增强，病程 10 年以上者心钠素颗粒的耗竭呈失代偿状态。从细胞水平上证实了心力衰竭的心钠素浓度的变化，推测心钠素的绝对和相对不足可能是充血性心力衰竭发生的一个重要原因。

14.1.3.2　心钠素与冠心病的关系

最近大量临床研究表明，冠心病患者运动可引起血浆心钠素浓度显著增高。正常人和冠心病患者在运动中心钠素水平均升高，但冠心病患者血浆心钠素水平对心率、血压或射血分数变化的反应比正常人明显升高，并与射血分数呈显著性负相关，与心率呈正相关。另有研究显示冠心病室上性心动过速中，心钠素释放的主要刺激因素不是心率的增加，而是由于房室同时收缩、三尖瓣关闭引起的右房压升高所致。冠心病患者运动时产生的心钠素升高与收缩压增高密切相关。有报道显示，动脉压增加是运动中刺激心钠素释放的重要因素。此外，冠心病患者运动时交感神经活性可能直接或间接地影响心钠素的分泌，运动所致的心钠素升高在冠心病患者中更加明显。运动中冠心病患者由于心肌缺血所致的左室功能不全造成左室充盈压的急剧升高，是刺激心钠素释放增加的主要原因。心钠素对冠状动脉的作用是舒张冠状动脉，降低血管的阻力，增加心脏的血流量，其生理意义是为机体提供一个自动保护作用，可作为一项反映心房压或左室充盈压变化的敏感、无创性指标，运动中检测血浆心钠素水平的变化，可以用来评价冠心病患者的心脏储备能力。

14.1.4　心钠素检测的参考范围

RIA 法：0.145～0.905μg/L。

ELISA 法：100～250 pg/mL。

14.2 脑钠肽

脑钠肽（brain natriuretic peptide，BNP）又称 B 型利钠肽（B-type Natriuretic Peptide），是继心钠肽（ANP）后利钠肽系统的又一成员，由于它首先是由日本学者于 1988 年从猪脑分离出来因而得名，实际上它主要来源于心室。BNP 具有重要的病理生理学意义，它可以促进排钠、排尿，具较强的舒张血管作用，可对抗肾素-血管紧张素-醛固酮系统（RAAS）的缩血管作用，同 ANP 一样是人体抵御容量负荷过重及高血压的一个主要内分泌系统。心功能障碍能够极大地激活利钠肽系统，心室负荷增加导致 BNP 释放。

14.2.1 脑钠肽的实验室检测方法

测定血浆 BNP 浓度可以为临床提供许多有用的信息，常用的方法主要有：放射免疫法（IRA）、免疫放射测量法（IRMA）、电化学发光法（ECLA）、ELISA 法等。IRA 法测定批间及批内的变异系数（CV）分别为 14.8%、9.9%；IRMA 法不经提取血浆 BNP 直接测量，使用 Shionoria BNP 放免试剂盒测定，此测定系统采用两种抗人 BNP 单克隆抗体，一种识别 BNP 的 C 端序列，一种识别其环状结构，即应用夹心法测定血浆 BNP 浓度，其最小可测量为 2pg/mL，批间及批内的变异系数（CV）分别为 5.9%、5.3%，此法较为敏感、准确、易于操作；而 ECLA 则更为敏感、准确，批间及批内的变异系数（CV）仅为 5.8%、3%，但成本昂贵。最近用于床边试验（POCT）的 BNP 快速检验和酶免疫法（ELISA）已用于临床，具有快速、简便、价廉等优点，ELISA 法批间及批内 CV 分别小于 14% 和 5%。

IRMA 法灵敏度和特异性高，且不需要分离纯化血浆，比 RIA 法快捷实用，但仍需花费 5~36h，不适用于全自动分析系统。Abbott 公司推出的 BNP 试剂采用双单克隆抗体、微粒子酶免疫法（MEIA）在 Axsym 仪上测定，每 h 可以测定 56 份标本，Biosite 公司的 BNP-TRIAGE 用于床旁快速定量检测，以荧光标记的抗体为基础，一份单独样本只需 15min 即可得出结果。

14.2.2 脑钠肽检测的影响因素

14.2.2.1 影响血浆中脑钠肽降低的因素

枸橼酸盐：枸橼酸抗凝的血标本脑钠肽浓度普遍低于 EDTA 抗凝血标本。

氟化物：采血管中含有氟化物的标本脑钠肽浓度普遍低于 EDTA 抗凝血标本。

玻璃器皿：脑钠肽在玻璃容器中不稳定，必须使用塑料试管。

肝素：肝素抗凝的血标本脑钠肽浓度普遍低于 EDTA 抗凝血标本。

血清：未使用抗凝剂标本脑钠钛浓度普遍低于使用 EDTA 抗凝剂浓度。

标本稳定性：25℃或 4℃时，如缺乏蛋白酶抑制剂脑钠钛浓度快速降低。

14.2.2.2　影响血浆中脑钠钛升高的因素

有急症、运动、高盐膳食、胃旁路分流术等。

14.2.2.3　年龄和性别对 BNP 水平的影响

BNP 水平随年龄增长而升高。新生儿 BNP 浓度是成人的 25～30 倍，此后逐渐下降，3 个月降至成人水平；60 岁以上人群 BNP 随年龄增长而升高的幅度更大。同龄女性 BNP 水平高于男性。因此对于老年女性 BNP 水平轻度升高（100～200pg/mL），不能轻易诊断为心源性疾病。

14.2.2.4　肥胖对 BNP 水平的影响

研究发现脂肪细胞中有丰富的利钠肽受体-C（NPR-C），肥胖者即使存在高血压、心肌肥厚、心房扩大甚至 HF，他们的血浆 BNP 水平亦较非肥胖者低。因此在心源性疾病，尤其是 HF 诊断中，肥胖患者可能出现假阴性。

14.2.2.5　心脏压塞和缩窄性心脏疾病对 BNP 水平的影响

不少研究发现原先心功能正常的患者，可因心脏压塞或缩窄性心脏疾病而出现 HF 表现，但其血浆 BNP 水平往往正常。其可能机制在于：心室负荷以及室壁张力增高是促使 BNP 合成、分泌的因素，而这类疾病患者的心腔的扩张受到限制。

14.2.2.6　肺源性疾病的 BNP 水平

HF 与肺源性疾病（如肺炎、肺气肿、肺栓塞）在老年人群中发病率均较高，且常常合并存在。左心功能较稳定的 HF 患者可能因肺源性疾病而出现急性呼吸困难，其 BNP 水平往往介于 HF 与非 HF 之间。因此对于出现急性呼吸困难，但血浆 BNP 浓度远低于诊断 HF 的水平时，应考虑到肺源性疾病的可能。不可否认，由于心功能恶化与合并肺源性疾病时 BNP 水平存在一定重叠，故 BNP 对上述两种情况的鉴别能力欠佳，如 BNP 水平低于 100pg/mL（HF 可能性小，仅 2%）或发病时 BNP 水平与基础状态时比较无明显变化，则支持肺源性呼吸困难。

14.2.2.7　肾功能对 BNP 水平的影响

肾功能不全时，由于心房内压力和体循环压力升高、心室重塑、经肾脏清除以及经肾脏排泄减少，血浆 BNP 水平可能升高，但由于 BNP 的主要通过 NPR-C 介导的胞吞和细胞内溶酶体降解以及神经内肽酶降解两条途径，经肾脏排泄仅有微弱作用，因此肾功能对 BNP 浓度的影响相对较小。

14.2.2.8　其他影响因素

由于 BNP 和 NT-proBNP 很少受体位改变和日常活动影响发生变化，故不存在日间波动，因此采血无需固定体位和时间。但糖皮质激素、甲状腺素、利尿剂、ACEI、β-受体阻滞剂、肾上腺素拮抗剂等都会影响血浆 BNP 的浓度，因此心衰患者应该在药物治疗前采血测定 BNP 的基础值。怀孕的最后三个月和分娩后即刻 BNP 水平亦可升高，但围月经期 BNP 无明显变化。

BNP 只能用 EDTA 抗凝血浆测定，NT-proBNP 可以用 EDTA 或肝素抗凝血浆或血清测定，只是 EDTA 抗凝血浆测定结果要比后两者低 10% 左右。NT-proBNP 在血清、含 aprotinin 血清及 EDTA 抗凝血浆中 25℃可稳定 3 天，4℃可稳定 5 天，-20℃和-70℃至少可稳定 6 个月。BNP 在 25℃2h 即下降 20%，4℃可稳定 8h。因此采集标本后应尽快离心测定，以免测定结果受 BNP 降解的影响。

14.2.3　脑钠肽检测的临床意义

14.2.3.1　BNP 的心血管作用及临床意义

1. BNP 的心血管作用。

BNP 同 ANP 一样，均是 RAAS 的天然拮抗剂，亦抵制后叶加压素及交感神经的保钠保水、升高血压作用。BNP 同 ANP 一起参与了血压、血容量以及水盐平衡的调节，提高肾小球滤过率，利钠利尿，扩张血管，降低体循环血管阻力及血浆容量，这些均起到维护心功能作用。BNP 又不同于 ANP，ANP 主要在心房合成，在心房负荷过重或扩张时分泌增加，血浆浓度升高，主要反映肺血管压力的变化，其他一些激素如抗利尿激素、儿茶酚胺类物质可直接刺激 ANP 分泌，因 ANP 前体储存于分泌颗粒中，分泌时分解为 ANP，其快速调节主要在激素分泌量多少上进行；而 BNP 主要在心室合成，在心室负荷过重或扩张时增加；因此反映心室功能改变更敏感、更具特异性，因 BNP 前体并不储存于分泌颗粒，BNP 的合成与分泌的快速调节在基因表达水平上进行[2]。

2. BNP 对心功能的诊断价值。

心衰是多种疾病的终末阶段，心衰可分急性心衰和慢性心衰（CHF），CHF 根据纽约心脏病协会（NYHA）心功能分级分成Ⅰ、Ⅱ、Ⅲ、Ⅳ级。Ⅰ级心功能实际上无临床心衰症状，可称为左室功能不良（LVD）。慢性心衰急性失代偿时症状与急性心衰相似。临床诊断心衰的可靠性很差，特别是初级保健机构。心超声是诊断心功能不全最有用、可靠的非创伤的方法。基于 BNP 与心功能的密切关系，许多研究人员做了大量的工作以探讨它的临床应用，在 CHF 的病理生理改变及诊断中，BNP 的重要性得到肯定。有报道称，CHF 患者血浆 BNP 浓度较正常升高，CHF 患者心室合成和分泌 BNP 增加是导致血浆 BNP 升高的部分原因，血浆 BNP 随心衰严重程度增加。

目前关于 BNP 的临床研究主要集中在 LVD 方面，这里的左室功能指收缩功能。无论正常人还是 LVD 患者，BNP 均主要由左室心肌细胞合成分泌，进入小静脉回流至室间隔静脉通过冠状窦进入循环，其分泌主要由左室壁张力进行调节，LVD 的严重程度与其分泌正相关，外周血 BNP 水平可反映心室分泌率及 LVD 程度。目前中、重度 LVD 依据临床检查较容易诊断，而轻度 LVD（NYHA 分级 Ⅰ 级）却很难做到，但对 LVD 的确诊很重要，尤其对哪些心肌梗死后恢复正常的患者，静息状态下或运动后 3min 测量血浆 BNP、ANP 等肽类激素及 cGMP 浓度均高于正常对照组，但只有 BNP 具有显著统计学意义，且通过 ROC 曲线分析，发现 BNP 在静息及运动后曲线下面积分别为 0.70、0.75，对正常与 LVD 地鉴别能力明显优于 ANP 及 cGMP 等，是利钠肽系统对 LVD 的最佳标记物。

越来越多的文献支持在心肌梗死（MI）后测定 BNP。这不仅可识别有无左心收缩功能不全，而且在判断左室重构和死亡危险方面可能优于心超声诊断。在临床实际工作中，BNP 还有助于将心衰引起的气喘和其他原因引起的气喘区分开。正常 BNP 几乎可以排除外左心功能不全引起的气喘。目前各国最新心衰诊断治疗指南均已将 BNP 及 NT-proBNP 列为诊断心衰的标志物。

3. BNP 对心脏病预后的评估作用。

传统上对心衰患者的长期监控是非常不完善的。如果有一个价廉的生化标志物来监控心衰，那将是非常有利的。BNP 在这方面 BNP 有很大潜力。在对 CHF 患者的随访研究中，比较 BNP 与 ANP、cGMP 等在 CHF 的预后评估方面的作用，发现血浆 BNP 在估计慢性 CHF 患者的病死率上优于 ANP 及 cGMP，而且所提供的预后信息不依赖于其他如 PCWP 和 LVEF 等血流动力学指标。在老年人群中，升高的血浆 BNP 浓度与整个人群的病死率明显相关，无论是否患有明确的心血管疾病，均可通过测量血浆 BNP 对死亡率进行预测。

血浆 BNP 水平与 AMI 后 LVD 程度呈正相关，且研究证明，BNP 的分泌增加主要集中在梗死与非梗死区域交界的边缘地带，此处室壁机械张力最大，因此 BNP 可准确反映梗死局部室壁张力的变化，而张力又受到梗死面积、左室形态改变、心肌机械应力等因素影响，因此对心肌梗死后病人测量血浆 BNP 可以同时预测梗死区大小、左室功能。几篇报告都提出对于预测心肌梗死后左室重构的进程来说，血浆 BNP 测定是一种简便、准确、有用的生化指标，由于左室重构在临床表现及超声心动图不易发现，BNP 的测定对于心肌梗死后危险度分级该是价优质好的筛选方法。BNP 是心衰患者预后的重要标志物，从理论上讲血浆 BNP 浓度和存活率密切相关。大规模人群心衰调查的初步结果显示血浆 BNP、氨基端脑钠肽前体（NT-proBNP）浓度和存活率以及再次住院相关。通过一系列的 BNP 测试来调整血管紧张素转化酶抑制剂的治疗，与经验治疗相比较能更好地抑制肾素-血管紧张肽-醛固酮系统并降低死亡率。

4. BNP在LVD治疗方面的作用。

由于BNP具有利钠、利尿、舒张血管的作用，与肾素-血管紧张素-醛固酮系统激活呈拮抗作用，可降低PCWP、全身血管阻力并增加每搏量，从而降低了心脏前、后负荷，增加了心输出量，改善心脏功能。目前，已有商品药（奈西立肽）问世，并被各国指南列为治疗收缩性、舒张性心衰重要药物。

5. 展望。

BNP与血流动力学改变之间的关系已得到广泛的认同，BNP血浆浓度与心功能状态密切相关，正常BNP浓度可以在很大程度上否定心功能受损存在。大量的研究已经表明，BNP同可以用于诊断多种疾病引起的LVD。但是，由于不同实验室条件不同，采取的测定方法和研究方法不尽相同，所得到的正常值均有差别，还需研究完善。而且要注意BNP不是特异性的诊断工具，因为升高的血浆BNP浓度并不一定由心衰引起，某些心肺疾病、肾衰、肝硬化等也可使血浆BNP浓度升高，应结合临床资料进行鉴别。

尽管受到一定限制，但BNP对于心功能的诊断、预后判断及指导治疗已展示了良好前景。尤其是在筛选LVD以及心肌梗死后危险度评价方面显示出明显优越性。在今后的应用中，还需要制定严格检测和判断标准。总之，随研究深入，血浆BNP浓度测定很有可能作为评估心功能的一项重要补充，成为一项简便易行的常规检查。

14.2.3.2 BNP与心力衰竭

1. 诊断充血性心力衰竭。

随着人们老龄化的到来，充血性心力衰竭日益盛行。虽然在过去10年里对充血性心力衰竭死亡率的控制取得了进步，但是其一旦发生，预后仍然很差。因此，在充血性心力衰竭发展的亚临床期间进行危险性评估及筛查是非常重要的，能阻止和推迟CHF的发生。几种结构性心脏病可用BNP的检测来诊断，尤其是心瓣膜性心脏病BNP检测结合ECG对老年人CHF前期的筛选有重要意义。

2. 诊断舒张性心力衰竭。

心力衰竭时在少数情况下心肌收缩力尚可使心排血量维持正常，但由于异常的左心室充盈压使肺静脉回流受阻，而导致肺循环淤血。常见于冠心病和高血压性心脏病心功能不全的早期或原发性肥厚型心肌病。在左心室收缩功能不全时BNP高于正常，且随着NYHA心功分级的逐级增加而升高，并与左室射血分数呈负相关；在左心室舒张功能不全时，BNP也高于正常，在目前舒张性心力衰竭缺乏一个准确的诊断方法的情况下，提供了一个新的诊断手段。

3. 急诊呼吸困难的鉴别。

呼吸困难是心力衰竭（HF）最典型的症状之一，但由于肺部疾病也是引起呼吸困难的一个主要原因，故有时很难鉴别心源性与肺源性呼吸困难，容易引起误诊。如何快速、准确地诊断 HF，以便及早进行救治、合理用药、及时改善心功能，是急诊医师的一个重要任务。在临床应用中，心力衰竭（心衰）患者血浆 BNP 水平明显高于非心衰组患者；如以 100 ng/L 为正常参考值，BNP 诊断心衰的敏感性为 96. 8 %，特异性为 97. 6 %，排除心衰的阴性预测价值为 97. 1 %；心衰患者，BNP 水平与肺毛细血管楔压呈正相关，与左室射血分数呈负相关。因此，床边即时检测 BNP 诊断心衰敏感而且特异，可作为急诊呼吸困难鉴别诊断的一个观察指标。

4. BNP 与心衰心功能分级及病情评估。

在对心力衰竭患者按照 NYHA 心功能分级与 BNP 的关系的研究中发现，BNP 含量随着 NYHA 心功能分级的增加而增加，且与心功能分级呈显著正相关。血浆 BNP 水平高而非病死率增加，血浆 BNP 治疗后明显下降，均提示动态监测 ENP 水平可协助评估疗效，表明 BNP 的检测有利于 HF 患者的早期诊断及病情评估。但也有学者提出不能仅仅依靠 BNP 水平来反映心衰 HNCM 的严重程度，应结合其他临床参数，如去甲肾上腺素和血浆肾素活性综合考虑。

5. BNP 与心衰预后的关系。

经过观察治疗后病情稳定的重度 HF 患者发现，肌钙蛋白 T 和 BNP 升高都是发生心脏事件独立的预测指标，对心衰患者来说，BNP 浓度每增加 100pg/mL，其相应的死亡危险性就增加 35%。BNP 被视为心衰危险最强有力的标志。虽然对心衰预后系统性的回顾本身存在着问题，但回顾研究的结果表明，BNP 水平对心衰任何阶段的预后都是最好的指标。

6. BNP 作为药物在心衰治疗中的应用。

BNP 在心力衰竭治疗方面也是目前研究的热点。尽管在心力衰竭患者出现了利钠肽水平在循环系统和组织中升高，但在心力衰竭状态下，可能存在由于合成或释放或受体下调造成的这些多肽的相对不足。为此，人们试图通过增加血中 BNP 的浓度来治疗心力衰竭。基因重组人脑钠肽（rhBNP）即在此基础上首先在美国研制成功。2001 年 8 月美国食品药品监督管理局（FDA）批准了该国 SCIOS 公司生产的 rhBNP 上市，这是 10 年来 FDA 唯一批准上市的治疗急性失代偿性心力衰竭的药物，并成为新一代静脉注射用治疗失代偿 CHF 的药物。rhBNP 具有扩张动静脉血管、利尿、利钠、拮抗肾素–血管紧张素–醛固酮系统和内皮素活性、抑制交感神经兴奋性等多种作用，符合 CHF 治疗学的现代概念。

CHF 的扩血管治疗（VMAC）试验是一个前瞻性、多中心、随机、双盲、双模拟，以硝酸甘油和安慰剂为对照，观察在综合疗法的基础上静脉给予 rhBNP 治疗失代偿性 CHF 的有效性和安全性的大规模研究。VMAC 研究结果表明：先静脉注射 2μg/kg 的负荷量后持续给予 0. 01μg/kg/min 的维持量，是一个对大多数患者比较合适的、用 rhBNP

治疗代偿性 CHF 的剂量方案，只有少数患者在使用 rhBNP 治疗时需要加大或减少剂量。该方案给药后，起效迅速，具有持续而稳定地改善血液动力学和临床症状的效应，副作用少，低血压发生率低。VMAC 研究结果证明，较硝酸甘油来说 rhBNP 能更有效地改善急性失代偿性 CHF 患者的血液动力学和临床症状，并且不良反应少。

14.2.3.3 BNP 与急性冠状动脉综合征

ACS 包括不伴 ST 段抬高心肌梗死和伴有 ST 段抬高的急性心肌梗死。通过对 ACS 患者长期的 BNP 水平变化的观察，结果低水平的 BNP 患者较高水平 BNP 患者具有更高的心肌梗死新发或再发率、心衰发生或恶化率，说明 BNP 可独立地预测 ACS 患者近期预后。因此，BNP 对 ACS 患者近期预后有重要的临床价值，可作为危险分层的指标。不同于 BNP 对心力衰竭的诊断意义，在 ACS 中 BNP 更多地应用于危险分层及预后判断。因此，p-BNP 水平可能是估计心肌缺血的有用的标志物。

14.2.3.4 BNP 与高血压

高血压患者血浆中 ANP 和 BNP 的浓度增加，而不同病因和严重程度的高血压患者血 BNP 和 ANP 水平不同。在对不同病因和严重程度的高血压患者血 NT-proANP 和 BNP 水平的检测中发现，尽管肾血管性高血压组与严重原发性高血压组两者血压水平相近，但前者血 NT-proANP 和 BNP 水平高于严重原发性高血压组；轻、重度高血压组之间血 BNP 和 NT-proANP 水平无明显差异。NT-proANP 与收缩期血压呈正相关，而 BNP 与左室质量指数正相关。用 NTproANP 和 BNP 区分肾血管性高血压和原发性高血压，ROC 曲线下区域分别是 0.793 和 0.782，NT-proANP 闭值定为 530pmol/L 时，敏感性为 67%，特异性为 86%；BNP 闭值定为 9.8pmol/L 时，敏感性为 58%，特异性为 90%。但由于 NTproANP 和 BNP 较低的敏感性而不适合作为肾血管性高血压的筛查工具。

14.2.4 脑钠肽检测的参考范围

放射免疫法和免疫放射法：0.5 ~30ng/L。

小儿血清（ELISA 法）：51.89±48.36 pg/mL。

说明：由于在正常人群中 BNP 检测的研究较少，且各种 BNP 试剂尚未标准化，不同厂家试剂、不同测定方法所得结果迥然不同，故尚无普遍适用的参考值范围。多项临床试验将 BNP 值 100pg/mL 作为分界值，临床应用时可作为参考。性别、年龄、种族、肾功能、肥胖和甲状腺功能等都可能影响 BNP 或 NT-proBNP 的浓度，对于上述人群应该分别建立无心衰时的正常参考值范围。

14.3　氨基端脑钠肽前体

脑钠肽（brain natri-uretic peptide，BNP）和氨基端脑钠肽前体（N-terminal pro-brain natriuretic peptide，NT-proBNP）最初是由心肌细胞合成的含有 134 个氨基酸的 pre-BNP，随后被从氨基末端切去 26 个氨基酸的信号肽，成为含有 108 个氨基酸的 B 型钠尿肽原（pro-B-type natriuretic peptide ，proBNP），再由内切酶 furin 切割为含有氨基末端 76 个氨基酸的 N 末端 B 型钠尿肽原（MW8500）和羧基末端含 32 个氨基酸的 C 端多肽 BNP（MW3500）。NT-proBNP 的分子结构是由氨基末端 76 个氨基酸组成的直链结构，不具有生物学活性，其唯一的清除途径是通过肾脏的肾小球滤过，因此肾功能的影响对循环中 NT-proBNP 水平要远远大于 BNP，国外有文献报道 NT-proBNP 与肾小球滤过率相关。NT-proBNP 的分子量大、体内半衰期长（120min）、体外稳定，在 EDTA 抗凝血浆中室温可以稳定 3 天、4℃稳定 6 天、-20℃可以稳定 10 天以上，且还可以使用血清测定，由于其清除慢、半衰期长，所以在血浆内的浓度较 BNP 高 2 ~ 10 倍，在心衰患者血液中的浓度较 BNP 高数倍，与 BNP 相比更有利于实验室检测。

14.3.1　氨基端脑钠肽前体的实验室检测方法

14.3.1.1　定量检测

检测 NT-proBNP 主要有 Roche 公司的 proBNP 试剂。采用双多克隆抗体、三明治夹心原理，运用电化学发光法（ECLIA）在 Elecsys2010 上检测 NT-proBNP，最小检测限可达 0.6pmol/L。测定 NT-proBNP 因不受药物 BNP 的干扰而优于 BNP 的测定，可以反映体内钠尿肽的真实水平；但对于肾功能中度或重度受损的患者，由于肾脏是 NT-proBNP 唯一的排泄的途径，而此时测定 BNP 受肾功能的影响要小得多，因此可以较真实地反映肾功异常的心衰患者的心功能情况。通过比较，检测 NT-proBNP 的电化学发光法检测现行范围宽、精密度高，BNP 检测的几种方法之间，高通量全自动的免疫发光技术的精密度优于 POCT 法，因此推荐有条件的医院选择免疫发光技术检测 BNP/NT-proBNP，POCT 法的检测可作为急诊、重症监护室的初筛，但要做好 POCT 法的参考值、cutoff 值，做好质量控制和与检验中心的比对，偏倚应控制在 20% 以内。

BNP 和 NT-proBNP 还可通过酶联免疫方法测定，现有多种商业化的全自动测定仪可简便快速地测定 NT-proBNP 浓度，并经研究证实其结果是精确可靠的。BNP 和 NT-proBNP 的血浆浓度由 pg/mL 或 pmol/L 表示，转换率 BNP 为 1pg/mL = 0.289pmol/，NT-proBNP 为 1pg/mL = 0.118pmol/l。BNP 与 NT-proBNP 之间没有可用于比较的转换率。

14.3.1.2 定性检测

主要为胶体金法。以高特异性、高敏感性 NT-proBNP 单克隆抗体和 NT-proBNP 多克隆抗体进行胶体金标记，其中单克隆抗体为标记抗体，多克隆抗体为捕获抗体，结合链亲和素-生物素放大系统，应用免疫金标层析技术，检测人血中 NT-proBNP 的含量。胶体金法为快速定性试验，有较高阴性预测价值，应用于早期发现心力衰竭（HF）病人，并进行危险分层，监测心衰药物的疗效评估，判断心衰病人的预后，区分心衰及其他原因引起的呼吸困难。

14.3.2 氨基端脑钠肽前体检测的影响因素

14.3.2.1 影响血浆中 NT-proBNP 浓度降低的生理因素

体重指数、血液透析、硝酸盐等。

14.3.2.2 影响血浆中 NT-proBNP 浓度升高的生理因素

衰老、镇痛、运动、胃旁路分流术、高盐膳食、麻醉、产褥期等。

14.3.2.3 普通人群中的影响因素

目前认为在普通人群，影响 NT-proBNP 数值的因素有：年龄、肥胖、肾功能状况。研究表明，随着年龄的增长 NT-proBNP 的升高有不同 的趋势，所以在诊断心衰的时候，年龄也被列入参考因素；而对于肾功能比较差的患者 NT-proBNP 数值还需要调整。健康女性的 NT-proBNP 明显高于健康男性，但实际上在性别方面的差距对诊断不会产生影响。这种差异被认为是由雌激素介导，补充雌激素的女性较那些没有服用荷尔蒙的女性 BNP 水平高的观察结果支持了此假说。肥胖人群不论是在发达国家或发展中国家中都占到了相当大的比例。使用体重指数（BMI）将患者分为低体重（BMI<18.5），正常范围（BMI 18.5～24.9），超重（BMI 25.0～29.9）和肥胖（BMI>30）。肥胖与范围广泛的致命和非致命心血管事件的增加有关。这项研究发现了肥胖和心力衰竭（HF）事件，包括因 HF 住院增加之间的明显联系，BMI 在 35 或者是大于 40 以上时，BMI 越高 NT-proBNP 数值就越降低。与在心血管疾病患者中超重和肥胖能改善预后相一致，BNP 和 NT-proBNP 水平在患 HF 的超重和肥胖患者中比体重较轻患者明显较低。而肥胖人群中较低 BNP 值的比例是正常人群的六倍。同样随着 BMI 的增加，BNP 和 NT-proBNP 水平有近乎相同的下降趋势。此外 NT-proBNP 水平在肥胖人中的降低依旧存在，即使体重较大的患者比较轻的患者有较高的灌注压力。肥胖者心肌细胞中 NT-proBNP 合成和释放的减少一定在高 BMI 值人群中减少循环肽水平的机制中发挥了作用。

肾功能对血液内 NT-proBNP 的影响：肾功能对血液内 NT-proBNP 和 BNP 浓度都

有重要影响。GFR 在正常范围内时，其对 NT-proBNP 和 BNP 的效果均类似，但在最低水平的 GFR（例如，<30mL/min/1.73cm^2），其对 NT-proBNP 的影响似乎略微更大些。肾功能和利钠肽之间的关系并不复杂，因为患者日益恶化的肾功能衰竭显然也会伴有逐渐加剧的器质性心脏病，也就很可能被利钠肽检测所发现。NT-proBNP 和 BNP 对肾功能的依赖程度类同。

14.3.2.4　其他影响因素

心肌细胞在心脏肌纤维拉伸和紧张时释放利钠肽（NP），因此对心肌纤维有拉伸作用的病理状态都可导致 NT-proBNP 升高，那么非心衰情况下 NT-ProBNP 水平的升高不应视作假阳性，而应考虑其他心脏疾病的可能（包括心肌病、瓣膜病、房颤等）NT-proBNP 释放的出现和增强始终与疾病不良预后的风险密切相关。

14.3.3　氨基端脑钠肽前体检测的临床应用

14.3.3.1　急诊筛查

在 1 项名为 BNP 的临床试验中调查了 1586 名于急诊就诊的气促患者，以了解 BNP 对于鉴别心源性或其他原因的呼吸困难患者的鉴别诊断价值[3]。该项研究最终发现并证实了 BNP 对于诊断心衰具有高度的试验准确性。以 100pg/mL 为分界值，BNP 显示了高度的排除预测价值，从而证实其适用于作为心衰的筛查试验。在 N-terminal proBNP Investigation of Dyspnoea inthe Emergency depmiment（PRIDE）研究中，以 300pg/mL 为分界值用于筛查心衰，也获得了类似 BNP 相关研究的结果，从而进一步明确了 NT-proBNP 在筛查心源性气促患者中的诊断作用。其他一些旨在评估 BNP 和 NT-pro BNP 的诊断价值的相关研究亦分别描述了两者在各自的界定值内的高度敏感的诊断价值。由于急性心衰临床表现的非特异性，BNP 和 NT-proBNP 用于急诊筛查心源性呼吸困难的诊断价值受到了高度重视。因此，包括欧洲心脏病协会在内的多个心脏病协会制定的心衰诊治指南推荐将 BNP 和 NT-proBNP 检测用于心衰的诊断和排除诊断[4]。根据目前的研究结果，普遍认为当 BNP 值小于 100pg/mL 时可基本排除心衰，大于 500pg/mL 时应高度怀疑心衰；NT-proBNP 小于 300pg/mL 时可基本排除心衰，并在大于450pg/mL 时（大于 50 岁的患者为大于 900pg/mL）应高度怀疑心衰[5]。

14.3.3.2　心功能不全的诊断及疗效监测

对于 BNP 和 NT-proBNP 的临床研究中，围绕这两种标志物与心功能不全之间相关性的调查占了绝大多数。大量研究一致发现 BNP 和 NT-proBNP 在心衰患者中升高，并且发现其值与纽约心脏学会（NYHA）心功能分级、左室收缩射血分数以及左室舒张功能密切相关。传统心功能分级多采用基于临床症状表现的 NYHA 心功能分级，并由超声心动图左室射血分数等辅助检查协助诊断，但两者均缺乏足够的特异性。近年来，越来越多大规模多中心临床研究证实，NT-proBNP 是反映左心功能的敏感、可靠的指标。PRIDE 研究通过对比 NT-proBNP 和超声心动图的各项指标后发现，NT-proBNP 与超声心动图所反映的左室结构和功能具有很强的关联性，具有一定的诊断价值。欧洲心脏病协会（ESC）、美国心脏病学会（ACC）和美国心脏学会（AHA）均在其制定的慢性心功能衰竭的诊治指南中指出，使用 NT-proBNP 检测并结合其他相关检查手段，有助于诊断并能提高根据 NYHA 标准判定心功能分级的客观性和准确性。尽管有大量证据描述了 BNP 和 NT-proBNP 升高同心衰患者的疾病严重程度及预后之间的关系，但是对于 BNP 和 NT-proBNP 用于治疗效果评估的研究资料仍十分有限。有研究结果提示某些药物治疗如血管紧张素受体阻滞剂或 β 受体阻滞剂可降低 BNP 和 NT-proBNP 水平。一些研究描述了具有血流动力学情况改善的急性心衰患者治疗过程中 BNP 和 NT-proBNP 的变化。在另一项研究中，297 名具有缺血性心脏病且射血分数低于 45% 的患者被随机分成安慰剂治疗组或卡维地洛治疗组，结果显示 NT-proBNP 水平高于平均水平的患者经卡维地洛治疗后预后风险显著下降，而低于平均水平的患者中卡维地洛治疗和安慰剂治疗之间预后无显著差异。这提示了 NT-proBNP 对于鉴别经卡维地洛治疗后可能获益的患者具有一定的价值。然而，尽管多项研究结果预示 BNP 和 NT-proBNP 对于确定慢性心衰患者的治疗方案和疗效监测具有一定的临床价值，目前仍须更多大型的前瞻性试验进一步证实这一作用。

14.3.3.3 冠心病和急性冠脉综合征

BNP 和 NT-proBNP 最初被认为只是心功能不全的标志物，然而最近越来越多的证据显示了两者同缺血性心脏病之间的关系。目前普遍认为，由心肌缺血引起室壁张力增加从而导致左室收缩或舒张功能障碍是 BNP 和 NT-proBNP 水平升高的病理生理学机制。但实验研究结果显示，独立于室壁张力，单纯的心肌缺血可直接导致 BNP 和 NT-proB-NP 释放增加。有研究认为，NT-proBNP 对于非 ST 段抬高性心梗预后具有预测价值，心肌缺血时，缺血心肌局部收缩受抑制，从而牵拉缺血组织周围的正常心肌细胞，受到牵拉的心肌细胞合成和释放 BNP 和 NT-proBNP。一些大规模临床试验对 BNP 和 NT-proBNP 在非 ST 段抬高型急性冠脉综合征（NSTE-ACS）患者不良事件的预测价值进行了评估。这些研究一致发现急性心肌缺血患者血清 BNP 和 proBNP 水平的显著升高，两种标志物对于不良事件的预测具有高度的准确性，且这一结果独立于其他标志物尤其是肌钙蛋白和 C 反应蛋白。然而，需要强调的是 BNP 和 NT-proBNP 预测了 ACS 后的死亡率和心衰事件，而不是再梗事件[6]。

14.3.3.4 高血压

由于 BNP 水平同左室张力密切相关，因此高血压患者血浆 BNP 及 NT-pmBNP 水平显著高于非高血压患者，并且与左室肥厚程度密切相关。Michael 等研究认为，NT-proBNP 是预测高血压患者心血管意外的敏感指标。国内亦有相关研究证实 NT-proBNP 可以作为高血压患者左室扩大和收缩功能下降的评估指标。BNP 的生理作用包括对 RAAS 系统及交感系统的阻断作用，提示外源性 BNP 作为降低血压和减轻心脏前负荷的替代治疗药物应用于临床的可能性。一些研究证实补充外源性 BNP 可显著抑制血浆醛固酮水平，利钠利尿，并改善左室收缩舒张功能，但其临床应用仍有待进一步大型研究以证实其安全性和有效性。

14.3.4　氨基端脑钠肽前体检测的参考范围[7]

NT-proBNP 正常参考范围：400～2000ng/L。2010 年指南认为如果 NT-proBNP 数值小于 300ng/L 就不会发生急性心衰，大于 1800ng/L 就意味着发生了急性心衰。

小儿血清（ELISA 法）：NT-proBNP 浓度为 246.04±67.27fmol/mL。

14.4　C 型利钠肽

C 型利钠（C-type natriuretic peptide，CNP）则为利钠肽家族的新成员，最早是从猪脑中发现，目前认为其主要分布于中枢神经系统，由血管内皮细胞合成，是一种新型的血管活动调节肽。

14.4.1　C 型利钠肽的实验室检测

目前，CNP 主要采用放射免疫分析技术，其方法是将甲状腺球蛋白与 CNP 连接，免疫家兔制备抗体，建成 CNP 试剂盒。目前的商品化试剂盒中，CNP 抗血清特异性强，与心钠素（ANP）、神经降压素（NT）、神经肽 Y（NPY）、内皮素（ET）、降钙素基因相关肽（CGRP）、降钙素（CT）等多肽均无交叉反应。批内变异系数<10%，批间变异系数<15%。

14.4.2　C 型利钠肽检测的影响因素

CNP 与血氧分压呈负相关，低氧因素是引起 CNP 升高的一个主要原因，并且随着低氧的严重程度而更明显。CNP 与肾上腺髓质素呈正相关，在肺源性心脏病中显著增高。

CNP 升高还受其他因素影响，如缺氧、感染、心脏负荷加重、交感活性增强等。

14.4.3　C 型利钠肽检测的临床应用

14.4.3.1　CNP 抑制平滑肌细胞增殖

体外培养鼠血管平滑肌细胞（VSMC）的实验表明：CNP 能刺激 VSMC 颗粒环化酶

释放，抑制血清诱导的 VSMC 的 DNA 合成，证实了 CNP 抑制平滑肌细胞增殖作用。并且，CNP 刺激平滑肌细胞产生 cGMP 水平远远大于 ANP、BNP，能抑制依赖血清/生长因子诱导的平滑肌细胞 DNA 合成，其抑制能力比 ANP 大许多倍。CNP 作为一个旁分泌或自分泌血管生长调节剂作用于 VSMC，抑制其增殖，其机制是 CNP 和平滑肌细胞表面 NPR-B 结合使细胞内 cGMP 增加而发挥抑制作用。

14. 4. 3. 2 CNP 抑制血管内皮细胞增生

低氧、内皮素（ET）可使血管内皮细胞生长因子（VEGF）合成增加，而 VEGF 过度表达可使内皮细胞过度增生、水肿、增加微血管通透性致肺动脉中肌层增厚和超微结构变化。CNP 可在转录水平抑制低氧、ET 诱导的 VEGF 合成，从而抑制了 EC 的过度增生。VEGF 能诱导 EC 的增生和迁移，其机制是通过刺激 c-jun 氨基端激酶（JNK）活动实现而这种作用可被 CNP 通过 NPR-B、NPR-C 来阻断，因而抑制了 VEGF 对 EC 增生的信号指导。

14. 4. 3. 3 对胶原纤维、弹性蛋白的作用

动物血管经球囊或气体干燥损伤后，外源性给予 CNP 或 CNP 转基因治疗表明 CNP 能明显抑制内膜的增厚。其机制可能是 CNP 抑制了损伤动脉纤维的增殖反应及胶原和弹性蛋白的合成。多数学者认为缺氧可损伤血管内膜，CNP 抑制缺氧引起的血管内膜增厚有待于进一步研究。

14. 4. 3. 4 扩血管作用

CNP 能产生扩血管效应，在体内具有强有力的扩血管特性，产生明显的血压下降机制。CNP 在血压和激素的中枢性调节中起着非常重要的作用，因而早期被认为 CNP 可能作为一个神经递质来调节中枢性水、钠代谢及血压平衡。慢性缺氧可增加血浆 CNP 水平，其增高幅度约为 2～3 倍，但并不增加心肺 CNP 表达，而 ANP 增高幅度可达正常 5～6 倍以上，提示 CNP 在对抗鼠肺动脉高压中不如 ANP 强大。CNP 升高的机制可能是低氧引起的 NPR-C 结合位点明显减少，致 CNP 清除减少；或在炎症条件下，单核细胞分泌 CNP 速率增加。有学者对人前臂阻力血管进行了研究，结果显示 CNP 扩张阻力血管机制是：CNP 开放了 Ca^{2+} 依赖性 K^+ 通道，使血管壁超极化引起血管扩张，而并不是依赖于 NO、前列腺素系统。并且局部抑制中性内肽酶活动可增加 CNP 生物效能。同时 CNP 可以形成 Ca^{2+} 依赖性快钾通道，其条件是：①生理条件下，心肌、骨骼肌收缩时，细胞浆内 Ca^{2+} 水平较高；②病理情况下，心肌缺血、肌肉疲劳致 Ca^{2+} 超载。

14. 4. 4 C 型利钠肽检测的参考范围

放射免疫法：19. 96±5. 56pg/mL。

14.5　钠氢交换体 1

在哺乳动物整个细胞表面分布着一种膜蛋白，其主要作用就是将细胞内质子和细胞外钠离子严格按照 1 ∶ 1 比例进行交换，这就是钠氢交换体（sodium hydroxide exchange，NHE）。NHE 调节细胞内的 pH 和细胞容积并且可随着细胞机能状态的变化而进行自我调节，人们已知 NHE 基因家族中有 9 个亚型，NHE1 亚型是 NHE 家族中最具特征性结构。

14.5.1　钠氢交换体 1 的实验室检测方法

14.5.1.1　实时荧光定量聚合酶链反应（FQ-PCR）

检测心肌组织 NHE1mRNA 的表达水平。在心脏手术中获取心肌组织，如不能及时检测可除去组织表面血液和脂肪组织后迅速置入-80℃超低温冰箱冻存备分析。NHE-1：上游引物 5′ATGATGCGGAGCAAGGAGACT3′；下游引物 5′GTCACTGAGGCAGCGCTGTAT3′，产物长度为 105bp，退火温度 67℃。将所采集的所有入选病例心肌组织 50mg，提取总 RNA，提取过程严格按照总 RNA 提取试剂盒和逆转录试剂盒说明操作。

14.5.1.2　Northern 印迹法

检测标本中 NHE1 mRNA 的表达，按说明书操作。

14.5.1.3　免疫组化法

已有商品化试剂盒，按说明书操作。

14.5.2　钠氢交换体 1 检测的影响因素

14.5.2.1　采用实时荧光定量聚合酶链反应（FQ-PCR）和 Northern 印迹法检测心肌组织 NHE1mRNA 的表达水平的试验中的影响因素

要防止 RNA 的降解，保持 RNA 的完整性，在总 RNA 的提取过程中，注意避免 mRNA 的断裂，为了防止非特异性扩增，必须设阴性对照，同时设定内参为了用于靶 RNA 的定量，常用的内参有 G3PD（甘油醛-3-磷酸脱氢酶）、β-Actin（β-肌动蛋白）等，其目的在于避免 RNA 定量误差、加样误差以及各 PCR 反应体系中扩增效率不均一各孔间的温度差等所造成的误差。试验过程中要防止 DNA 的污染，采用 DNA 酶处理 RNA 样品，在可能的情况下，将 PCR 引物置于基因的不同外显子，以消除基因和 mRNA 的共线性。

14.5.2.2　免疫组化试验的影响因素

比较染色深浅在对照组与实验组间的差异，在贴片方面最好贴于同一张载片上，否则无可比性；应参照试剂盒提供的工作液浓度进行预试验；Ab 保存应参照说明书进行，Ab 浓度不可太高或太低，因为 Ag-Ab 结合需在一定浓度范围内进行，若一方过剩则形成复合物小且少，过剩的一方较多时已形成的复合物亦会解体而呈现假阴性；孵育必须在湿盒内进行，以防抗体的蒸发和干片。

14.5.3 钠氢交换体 1 检测的临床应用

14.5.3.1 NHE1 与心肌肥厚和心力衰竭

心肌肥厚、心室重构是心力衰竭的一种早期不适应反应，减轻心肌肥厚、心室重构是治疗心力衰竭的主要目标。NHE1 激活和基因高表达能导致细胞内 Ca^{2+} 超载，Ca^{2+} 被认为是细胞生长过程中的第二信使，细胞内 Ca^{2+} 超载可激活神经钙蛋白，促进心肌细胞增生、肥大。Ca^{2+} 超载既可通过引起线粒体结构紊乱、功能障碍，氧化磷酸酶功能受损，心肌利用氧能力减弱，影响心肌收缩功能；又可通过激活磷酸酯酶，降解膜磷脂，引起细胞器结构破坏，细胞水肿、凋亡、坏死，使心肌收缩、舒张功能受损。另外，Ca^{2+} 超载时 Ca^{2+} 与肌钙蛋白难以解离，导致心肌组织不能充分舒张；Ca^{2+} 超载使得细胞内 Ca^{2+} 瞬时性增加幅度下降，导致心肌收缩力下降。NHE1 抑制剂不但能减轻缺血，心肌的 NHE1 激活、Ca^{2+} 超载，而且能抑制 NHE1 基因表达上调。很多引起细胞生长、增殖的因素，如生长因子、有丝分裂原等到能激活 NHEl，同样很多与心力衰竭直接相关的因素，如内皮素 1、血管紧张素Ⅱ、去甲肾上腺素等也能激活 NHE1 引起细胞内碱化，进而导致细胞增生、增殖[8]。

14.5.3.2 NHE1 与心肌缺血/再灌注

缺血引起的细胞内酸中毒是 NHE1 激活最主要的刺激因子，同时缺血心肌的 NHE1 mRNA 和蛋白质表达也增加，而在应用了 NHE1 抑制剂后则未发现表达增加改变。不管在缺血或再灌注时，心肌 NHE1 均被激活，并在心脏损伤方面发挥极其重要的作用，而其损伤作用反映了心肌细胞离子调节程序间的密切相互作用。在心肌缺血时，缺血代谢产物及细胞内酸中毒激活 NHE1，H^+ 外流的同时等量的 Na^+ 内流，又因缺血时 Na^+-K^+-ATP 酶激活被抑制，影响 Na^+ 的排出，致使细胞内 Na^+ 超载；再灌注时细胞外液中酸性代谢产物被迅速转移，使细胞内外 pH 梯度增大，导致再次激活 NHE1，使 Na^+ 由细胞内流出，而 Ca^{2+} 大量内流，导致细胞内 Ca^{2+} 超载。而细胞内 Ca^{2+} 超载能引起心肌挛缩，线粒体结构紊乱、功能障碍、氧化磷酸化功能受损，心肌对氧的利用能力减弱，失去正常的收缩、舒张功能，同时 Ca^{2+} 超载 可激活磷脂酶，使膜磷脂降解，膜通透性增加、细胞水肿、细胞器结构破坏、乳酸脱氢酶外漏，加重心肌细胞损伤，表现为心律失常，心肌顿抑、坏死等心肌缺血/再灌注损伤改变。

14.5.3.3　NHE1 与高血压

原发性高血压病患者和遗传性高血压动物的血细胞和（或）组织细胞的 Na^+/H^+ 交换活性和 pH 异常增高，这可能是高血压的病因之一，而心肌肥厚及血管平滑肌增殖则与 NHE1 mRNA 表达上调相关，使用 Na^+/H^+ 交换拮抗剂可抑制其增殖生长。高血压患者或其正常血压的亲戚血细胞及高血压动物模型的各种细胞中均可观察到 Na^+/H^+ 交换活性增加，推测 Na^+/H^+ 交换的增加可能在高血压的发生和维持中起着重要作用，其可能的原因是由基因表达增加（翻译水平的调节）和（或）此交换蛋白功能的加强（翻译后的修饰）所致。

14.5.3.4　NHE1 与缺血性心律失常

有国外研究报道，通过主要作用于 NHE1 的抑制剂包括氨氯吡咪及其特异性较高的衍生物 5-N 双甲基氨氯吡咪和 5-N 乙基异丙基氨氯吡咪，以及特异性更高的苯甲酰胍衍生物 HOE-694、HOE-642（cariporide）、EMD-85131 和 EMD-96785（eni-poride）的盐酸盐等。在体外试验中对 NHE1 的抑制作用来探讨其发生机制。研究发现，氨氯吡咪及其衍生物 5-N 双甲基氨氯吡咪和 5-N 乙基异丙基氨氯吡咪可通过抑制 NHE 而具有抗缺血性心律失常作用。细胞内 Ca^{2+} 超负荷是洋地黄致心律失常重要机制之一，但是 NHE1 抑制剂对这种心律失常无直接作用，而钠通道阻断剂对其有效；对肾上腺素介导的心律失常，β 受体阻滞剂和钙通道阻滞剂可有效治疗，NHE1 抑制剂对其无作用；提示，NHE1 抑制剂不作用于这些 Ca^{2+} 的变化。同时 NHE 抑制剂对缺血适应性心律失常无效。

14.5.4　钠氢交换体 1 检测的参考范围

目前，NHE1 在临床上应用不多，还在试验阶段，各实验室应根据自己的情况，使用的仪器和试剂建立自己的正常参考范围。

14.6　尾加压素Ⅱ

尾加压素Ⅱ（urotensin Ⅱ，UⅡ）是一种近年在哺乳动物体内新发现的缩血管活性肽。各种不同物种来源的 UⅡ，其活性中心相同，均由 6 个氨基酸组成一环状结构，即半胱氨酸-苯丙氨酸-色氨酸-赖氨酸-酶氨酸-半胱氨酸。UⅡ对冠状动脉、乳内动脉、桡动脉和大隐静脉、脐静脉均有收缩作用，是目前最强的哺乳动物内源性缩血管神经肽，也可能是内源性心脏功能调节剂。

14.6.1　尾加压素Ⅱ的实验室检测方法

尾加压素Ⅱ试剂盒是固相夹心法 ELISA，已知 UⅡ浓度的标准品、未知浓度的样品加入微孔酶标板内进行检测。先将UⅡ和生物素标记的抗体同时温育。洗涤后，加入亲和素标记过的HRP。再经过温育和洗涤，去除未结合的酶结合物，然后加入底物A、B，和酶结合物同时作用。产生颜色。颜色的深浅和样品中UⅡ的浓度呈比例关系。

此外，还可采用免疫组织化学方法检测hUⅡ的表达。

14.6.2 尾加压素Ⅱ检测的影响因素

UⅡ参与除心力衰竭、高血压等疾病的发生发展外，还与糖尿病、肾脏衰竭、肝硬化门脉高压症等多种疾病有着密切关系，所有的相关疾病和药物，都有可能影响UⅡ的检测结果。肝硬化患者血浆UⅡ水平明显高于健康对照组，与门脉压力呈正相关。

在UⅡ的检测中，我们还应考虑以下几点：①所选择患者不同，由于UⅡ参与了多种疾病的发生发展，同一患者可能存在单一或多种疾病，使多种因素影响UⅡ的检测结果；②UⅡ是一自分泌和旁分泌物质，推测UⅡ分泌后可能马上降解，所以要考虑标本的采集、保存的问题。

14.6.3 尾加压素Ⅱ检测的临床应用

14.6.3.1 UⅡ在疾病过程中表达的变化

冠状动脉粥样硬化斑块和富含脂质沉积的平滑肌细胞和巨噬细胞有UⅡ高表达，提示动脉粥样硬化与UⅡ之间可能存在一定的联系，血浆UⅡ水平的增高和冠状动脉疾病的严重程度呈正相关，三支血管病变的患者血浆UⅡ水平高于健康志愿者或者单支或双支血管病变的患者。在冠状动脉粥样硬化的患者，UⅡ主要在斑块内的巨噬细胞浸润位表达，UⅡ不仅对粥样硬化病变的血管起收缩作用，同时也能加重动脉损伤。最近，在研究自发性高血压患者颈动脉粥样硬化和UⅡ水平的关系时，发现高血压患者与正常血压者相比较，血浆UⅡ水平，最大内中膜厚度，斑块内核和收缩压存在明显差异，提示在高血压引起颈动脉粥样硬化的发展过程中血浆UⅡ的增高可能发挥重要作用。

14.6.3.2 UⅡ和炎症的关系

炎性反应是动脉粥样硬化的重要病理生理机制之一。在冠状动脉粥样硬化进展中，UⅡ主要在泡沫细胞及炎性细胞中表达，据此推测在动脉粥样硬化过程中UⅡ可能对动脉的炎症损伤起到一定促进作用。有报道称，UⅡ能够刺激心肌细胞产生白细胞介素-6，并呈现出时间依赖性。总之，UⅡ的这种促进细胞增殖和泡沫样转化以及刺激炎性因子产生的作用，可能是促进动脉粥样硬化发生和发展的主要病理生理机制之一。

14.6.3.3 UⅡ在动脉粥样硬化中的临床价值

随着国内外对UⅡ与动脉粥样硬化关系的研究越来越深入，大量证据表明UⅡ可能直接或间接的参与了动脉粥样硬化的发生和发展。对 UⅡ及其受体的直接干预，有可能为防治动脉粥样硬化提供新的策略和治疗手段。近年来发现，UⅡ在人冠状动脉的内皮细胞、泡沫细胞和在人冠状动脉粥样硬化损伤处的 VSMCs 中有表达。有一系列的研究表明 UⅡ参与动脉粥样硬化的形成，在人冠状动脉和颈动脉的动脉粥样硬化斑块内浸润的单核细胞/巨噬细胞上，发现有 UⅡ的存在，UⅡ在 VSMCs 的促丝裂原的作用可被血清素和氧化的 LDL 增强，UⅡ还刺激内皮细胞增殖和细胞外基质的产生，这些都表明 UⅡ在动脉硬化的发生发展中起到一定的作用[9]。

14.6.3.4　尾加压素Ⅱ与冠心病

已知血液循环中和组织局部产生的多种血管活性物质对心血管功能起重要调节作用，它们之间平衡关系的改变是冠状动脉粥样硬化病变的重要发病环节。UⅡ广泛存在于心血管组织，在冠状动脉粥样硬化斑块以及脂质沉积的平滑肌细胞和巨噬细胞中也富含 UⅡ，提示 UⅡ在心血管稳态调节以及冠状动脉粥样硬化的发病中可能发挥着重要作用。UⅡ是至今发现的体内最强的缩血管物质，它对冠状动脉具有强烈的收缩作用，可引起心肌收缩力下降、心输出量减低及心电图典型缺血性 ST-T 改变。国内研究发现冠心病稳定型心绞痛患者 UⅡ水平、不稳定型心绞痛型 UⅡ水平和急性心肌梗死患者血浆 UⅡ水平是逐渐减少的，并且较正常人 UⅡ水平显著降低，提示血浆 UⅡ水平的这种变化可能与冠心病的病情程度有关，可能作为冠心病患者突发事件的临床观察指标。

14.6.3.5　尾加压素Ⅱ与心肌重构

尾加压素Ⅱ除了对血液动力学有一定的影响外，它也具有通过非血液动力学作用影响心肌重构的作用。对心肌梗死后大鼠心力衰竭模型研究发现梗死后心肌重构与心脏中 UⅡ受体基因表达明显增加有关，UⅡ通过增加 mRNA 转录前胶原 α1、α3 和纤维素样物质刺激心肌增殖表型的活化，促使 UⅡ受体过度表达所致的心肌肥厚。UⅡ是一种促分裂的强丝裂原，能够促进大鼠心肌成纤维细胞、血管和气道平滑肌细胞以及肾系膜细胞等多种细胞增殖。UⅡ诱导的促有丝分裂反应可能涉及细胞间信号通路，UⅡ以时间—剂量依赖方法刺激细胞外信号调节酶（ERK）磷酸化水平，而且 UⅡ引起的血管平滑肌细胞增殖可被 ERK 酶抑制剂 PD98059 抑制，因此信号通路的激活在 UⅡ诱导的 ERK 的磷酸化、促使血管平滑肌细胞增殖中起着关键性作用。这些结果表明除了强力的血液动力学作用，UⅡ可能通过增加心脏成纤维细胞胶原合成影响心肌纤维化，在心肌梗死后重构、梗死扩展和促进心力衰竭过程中起一定的作用。

14.6.3.6　尾加压素Ⅱ与心力衰竭

近年来发现，UⅡ能引起哺乳动物心脏衰竭，可导致离体的人类心脏心律失常，可使新生心脏纤维细胞胶原的生成增加，提示心力衰竭可能与心肌 UⅡ活性有关。在心力衰竭过程中，压力负荷、容量负荷和神经体液调节活性增加影响心肌功能，导致UⅡ

表达增加，作为代偿机制增加心肌细胞的收缩性，但在心肌中 UⅡ表达的增高与充血性心力衰竭的机制尚不清楚。确实有证据表明在肾上腺素和 UⅡ系统之间存在一定的联系，在事先给予肾上腺能阻滞剂酚妥拉明治疗可去除 UⅡ高血压反应，表明 UⅡ的作用可能涉及肾上腺素通路。hUⅡ对人右心房肌小梁有正性肌力作用，也具有致心律失常活性，UⅡ轻微变化即可能改变心脏功能。目前认为 UⅡ是最强的正性肌力剂，但 UⅡ的心脏作用机理目前尚不清楚。UⅡ的正性肌力作用依赖于内皮素、5-HT4 受体和β-肾上腺素能受体，它的致心律失常作用比内皮素弱。在心力衰竭时心肌 UⅡ表达是上调的，UⅡ可刺激 N 末端脑钠肽原（N-BNP）的心肌表达。充血性心力衰竭患者血浆中 N-BNP 和 UⅡ均升高，二者存在相关性，N-BNP 和 UⅡ用于诊断充血性心力衰竭的特异性均较好，甚至可能 UⅡ比 N-BNP 更好。

总之，尾加压素Ⅱ是一种新的血管活性肽，许多研究显示它在冠心病、高血压、心力衰竭和心肌重构以及其他疾病中存在变化，但这些研究结果并不一致。随着对 UⅡ的不断研究，不久将会揭示 UⅡ的作用机理，为心血管疾病的研究、诊断和治疗提供新的手段和途径。随着对 UⅡ及其受体拮抗剂和信号转导通路阻断剂的不断深入研究，在不久的将来，UⅡ/GPR14 系统可能成为治疗动脉粥样硬化等心血管疾病的一个新靶点。

14.6.4 尾加压素Ⅱ检测的参考范围

ELISA 法：3.70±1.30 pg/mL。

14.7 心血管活性肽

心血管活性肽（Apelin）是 APJ（血管紧张素 1 型受体相关蛋白）的天然配体，具有扩张血管、降低血压，增加心肌收缩力，抑制心肌细胞肥大，调节水盐平衡等多种生物学功能，是重要的血管活性肽，尤其是在心力衰竭发生、发展过程中具有重要的保护心功能的作用。

14.7.1 心血管活性肽的实验室检测

14.7.1.1 ELISA 法原理

Apelin 试剂盒是固相夹心法酶联免疫吸附实验（ELISA），已知 Apelin 浓度的标准品、未知浓度的样品加入微孔酶标板内进行检测。先将 Apelin 和生物素标记的抗体同时温育。洗涤后，加入亲和素标记过的 HRP。再经过温育和洗涤，去除未结合的酶结合物，然后加入底物 A、B，和酶结合物同时作用，产生颜色，颜色的深浅和样品中

Apelin 的浓度呈比例关系。

14.7.1.2　样品收集、处理及保存方法

血清：操作过程中避免任何细胞刺激，使用不含热源和内毒素的试管，收集血液后，1000g 离心 10min 将血清和红细胞迅速小心地分离。

血浆：EDTA、柠檬酸盐、肝素血浆可用于检测，1000g 离心 30min 去除颗粒。

细胞上清液：1000g 离心 10min 去除颗粒和聚合物。

组织匀浆：将组织加入适量生理盐水捣碎。1000g 离心 10min，取上清液。

标本保存：如果样品不立即使用，应将其分成小部分-70℃保存，避免反复冷冻，尽量不要使用溶血或高血脂血，如果血清中大量颗粒，检测前先离心或过滤，不要在 37℃或更高的温度加热解冻，应在室温下解冻并确保样品均匀地充分解冻。

14.7.2　心血管活性肽检测的影响因素

禁食，血浆中 Apelin 浓度显著降低，重新摄食后可恢复。

肥胖、糖尿病患者血浆中 Apelin 浓度显著升高。

Apelin 与感染有一定关联，感染患者血浆中 Apelin 浓度显著升高。

14.7.3　心血管活性肽检测的临床应用

14.7.3.1　Apelin 可增加心肌收缩力

离体的大鼠心脏中注入 Apelin（0.01～10nmol/L）可诱导心脏的正性肌力作用且呈剂量依赖性。其作用时相独特：起效缓慢但作用持久（可达数分钟乃至数小时），明显有别于经典的 β2 肾上腺素样变力效应，后者起效迅速但持续时间很短。特异性 AT-1 受体拮抗剂 CV-11947，ETA/ ETB 内皮素受体拮抗剂，α 和 β 肾上腺素受体阻断剂以及 NOS 抑制剂对 Apelin 的变力效应均无影响。这说明在心脏内 Apelin 是通过结合并活化其自身特异性受体而发挥作用的，并不是依赖内源性血管紧张素Ⅱ、内皮素、儿茶酚胺或 NO 的释放。用磷酸激酶 C（PLC）抑制剂 U-73122，蛋白激酶 C（PKC）抑制剂 staurosporine 和 GF-109203X，Na^+- H^+交换体（NHE）选择抑制剂 Zoniporide 以及反式 Na^+-Ca^{2+}交换体（NCX）抑制剂 KB-R7943 均可显著削弱 Apelin 诱导的这种正性肌力作用，提示 Apelin 增强心肌收缩力可能依赖于 PLC-PKC 途径的活化及肌膜 NHE 和 NCX 的参与。

14.7.3.2　Apelin 可扩张血管降低血压降低心脏负荷

在外源性给予 Apelin-12、Apelin-13、和 Apelin-36 的动物实验中，各种 Apelin 均可导致老鼠平均动脉压的下降及血浆 NO 的增加，并且 NOS（一氧化氮合酶）抑制剂可以取消该效应，提示 Apelin 可能通过 eNOS 促进 NO 生成进而降低血压。内源性

Apelin 由血管内皮细胞产生、结合并活化邻近的 APJ 受体，通过活化血管内皮细胞的内皮型一氧化氮合酶（eNOS），刺激 NO 的产生和释放。研究表明 NO-Ang Ⅱ的平衡是维持血压稳定的关键，两者失衡将导致血压升高 。NO 具有强大的舒张血管作用，可见 Apelin 是通过促进 NO 生成拮抗 Ang Ⅱ的缩血管作用从而实现降压效应。

14.7.3.3 Apelin 可抑制心肌细胞肥大

在慢性心室压力超负荷所致的心肌肥厚模型中，Apelin mRNA 明显减少。机械牵拉是引起心肌肥厚的因素之一，牵拉心肌细胞 12 或 24 h 后，心肌细胞的 Apelin 和 APJ mRNA 水平也显著减少 。据此可以推测 Apelin 的水平与心肌肥大这一病理生理过程可能存在某种联系。然而，当 Apelin-13 与 AngⅡ联合作用时，AngⅡ的促肥大作用显著受到抑制。实验还观察到 AngⅡ组培养液中 NO 的含量较对照组明显减少，但是联合使用 Apelin-13 后，培养液中 NO 含量明显增加，并且相关性分析显示培养液中 NO 含量与心肌细胞的表面积、直径、蛋白含量均呈负相关，说明 Apelin 抑制心肌细胞肥大可能与 NO 增加有关。故推测 Apelin-APJ 受体可能通过激活心肌细胞中的 eNOS、促进 NO 的生成，进而抑制 AngⅡ的促心肌细胞肥大作用。

14.7.3.4 Apelin 与水盐平衡

Apelin 分布于下丘脑的室旁核和视上核，而这一区域参与了机体水盐平衡的调节。AVP（精氨酸加压素）与 Apelin- LI（apelin-like immunoreactivity）共同存在于室旁核和视上核的一些神经元，但是这两种肽被隔离在这些细胞的不同亚细胞结构中，脱水所致的 Apelin-LI 水平的升高在中枢注射一种选择性的 AVP 受体拮抗剂时明显降低，而脑动脉内（ICV）灌注 AVP16min 可以模拟脱水时 Apelin-LI 水平的升高的效应，并且这种作用可以被选择性的 AVP 受体拮抗剂可逆性的减弱。这些结果表明 Apelin 作为神经肽参与了对机体水盐平衡的调节，而脱水所致的下丘脑 AVP 的释放促使了这些神经元内 Apelin-LI 水平的升高。

14.7.3.5 Apelin 与心力衰竭

心血管壁的内皮细胞对血液循环产生的切应力的变化非常敏感，后者能触发内皮源性物质的释放，所以理论上讲，作为心脏超负荷触发的一种适应机制，在心力衰竭时应该出现 Apelin 的表达上调、释放增加，以提高心肌收缩力。但体外研究结果发现，机械牵拉培养的新生鼠心室肌细胞，Apelin mRNA 表达显著下调，慢性心室内压力超负荷的在体动物模型也观察到同样的结果，因此有学者认为心衰进程中可能存在某种未知机制对 Apelin 有抑制作用，例如心力衰竭时心室内 APJ mRNA 的减少可能会削弱心脏对 Apelin 的反应性从而减弱心肌收缩力，或者心力衰竭时心房内 Apelin 基因的表达诱导受限导致心房 Apelin 储备的损耗，进而减弱心肌的收缩力。Apelin 增强心肌收缩和减轻后负荷、利尿的作用提示其在急性失代偿心衰的治疗作用，但是在心衰晚期内源性 Apelin 水平下调。

14.7.4　心血管活性性肽检测的参考范围

ELISA 法：3 ~ 4ng/mL。

14.8　肾上腺髓质素

肾上腺髓质素（adrenomedullin，ADM）是在嗜铬细胞瘤组织中发现的一种含有 52 个氨基酸残基的血管活性多肽。正常情况下，人血液循环中的肾上腺髓质素主要来源于血管内皮细胞和血管平滑肌细胞，而以血管内皮细胞为主。具有舒张血管、抑制平滑肌细胞增殖、减轻心肌缺血再灌注损伤、抑制血管紧张素Ⅱ诱导的内皮素-1 释放等生物学效应。

14.8.1　肾上腺髓质素的实验室检测

14.8.1.1　ELISA 法实验原理

临床上主要应用 LIISA 法进行 ADM 检测，可定量测定人血清、血浆或其他相关生物液体中 ADM 含量。用纯化的 ADM 抗体包被微孔板，制成固相载体，往微孔中依次加入标本或标准品、生物素化的 ADM 抗体、HRP 标记的亲和素，经过彻底洗涤后用底物（TMB）显色。TMB 在过氧化物酶的催化下转化成蓝色，并在酸的作用下转化成最终的黄色。颜色的深浅和样品中的 ADM 浓度呈正相关。用酶标仪在 450nm 波长下测定吸光度（OD 值），计算样品浓度。

14.8.1.2　RIA 法原理

ADM 放射免疫分析法（RIA）较 LEISA 法早，方法是制备特异性抗 ADM 血清，用氯胺 T 法制备^{125}I 标记的 ADM，可建立灵敏的 ADMRIA，有商品化试剂盒出售。

14.8.1.3　免疫组织化学法（SABC 法）和 RT-PCR 法

以组织标本为检测对象，观察其肾上腺髓质素（ADM）及 ADM mRNA 的表达及分布，方法比较成熟，已有商品化试剂盒出售。

14.8.1.4　标本的采集及保存

血清：全血标本请于室温放置 2h 或 4℃过夜后于 1000 g 离心 20min，取上清即可检测，或将上清置于-20℃或-80℃保存，但应避免反复冻融。

血浆：可用 EDTA 或肝素作为抗凝剂，标本采集后 30min 内于 1000 g 离心 15min，取上清即可检测，或将上清置于-20℃或-80℃保存，但应避免反复冻融。

其他生物标本：1000 g 离心 20min，取上清即可检测，或将上清置于-20℃或-80℃保存，但应避免反复冻融。

14.8.2 肾上腺髓质素检测的影响因素

患者血清肌酐水平与 ADM 正相关，肾衰患者血浆 ADM 水平明显升高，并与肌酐水平相平行，提示肾损害时肾小球滤过率降低、肾小管排泄功能减退，可能影响 ADM 的分泌与清除，使血浆 ADM 升高。

注意正在进行 ADM 药物治疗的病人的检测，ADM 药物治疗引起血浆浓度依赖性升高，停止用药后可恢复正常。

心脏手术后患者浓度增加。

14.8.3 肾上腺髓质素检测的临床应用

14.8.3.1 肾上腺髓质素与冠心病

（1）肾上腺髓质素与冠心病相关的生物学效应。①扩张冠状动脉：肾上腺髓质素的扩张冠状动脉作用是内皮依赖性的，其扩张冠状动脉作用部分是通过产生一氧化氮（NO），部分是通过激活钾离子通道完成的；②抗血管内皮细胞凋亡：肾上腺髓质素可抑制内皮细胞凋亡，维持内皮细胞的正常功能，不引起细胞增殖；③肾上腺髓质素能抑制血管平滑肌细胞增殖与迁移：近年来的研究证实，过度表达肾上腺髓质素的转基因小鼠能抵抗新生内膜增殖和脂质条纹形成；④对心肌缺血再灌注损伤有保护作用：缺血再灌注后注射肾上腺髓质素可减少心肌梗死面积和心肌细胞凋亡数量，从而认为缺血再灌注中用肾上腺髓质素可减轻心室重构的发展和心肌纤维化。

（2）肾上腺髓质素与心绞痛、急性心肌梗死。临床资料表明，心绞痛发作时即刻血浆肾上腺髓质素水平明显升高，较对照组增加 1.2 倍，心绞痛缓解后血浆肾上腺髓质素含量在第 1 天开始下降，第 2、第 3 天逐渐恢复并接近对照组水平。肾上腺髓质素可以预测心肌梗死后生存率，而且发现在年龄、性别、肌酸激酶最高值、梗死部位、血压等非侵入性指标中只有肾上腺髓质素可作为心肌梗死后病死率的独立预测指标。

（3）肾上腺髓质素与冠状动脉介入治疗。目前公认，血管内皮细胞损伤，以及血管平滑肌细胞迁移并过度增殖是经皮冠状动脉成形术后再狭窄的关键环节。既往大量研究表明，内皮素-1 参与了血管损伤后内膜增生的发生和发展过程，而肾上腺髓质素可拮抗内皮素-1 所致的血管平滑肌细胞增殖及迁移作用。

14.8.3.2 肾上腺髓质素与高血压

（1）肾上腺髓质素影响血压的机制。①肾上腺髓质素可广泛地作用于全身血管，产生剂量依赖性血管扩张和降压作用。②肾上腺髓质素可通过增加血管平滑肌细胞中血管活性肽对高血压相关基因表达及抑制有丝分裂原激活蛋白参与调节血管平滑肌细胞增殖，还可抑制氧化应激诱导的血管损伤。③肾上腺髓质素可以扩张肾血管，增加肾小球滤过率，促进钠盐分泌，增加尿量。④肾上腺髓质素可抑制肾素-血管紧张素-醛固酮系统。⑤肾上腺髓质素可抑制下丘脑-垂体-肾上腺轴和交感神经系统。

（2）内源性肾上腺髓质素与高血压。许多研究表明高血压患者（包括原发性和继发性高血压）血浆肾上腺髓质素水平升高。高血压合并靶器官损害者（如慢性肾衰竭、心力衰竭、左室肥厚等）血浆中肾上腺髓质素水平进一步升高，此外在压力、容量负荷诱导的左室肥厚情况下，心室中肾上腺髓质素表达量升高。目前大多数学者认为，高血压时血浆肾上腺髓质素水平升高可以对抗血压的进一步升高，而心室局部肾上腺髓质素升高有反馈抑制心肌肥厚的作用。

（3）外源性肾上腺髓质素与高血压。使用微量泵给 DOCA-盐自发性高血压大鼠输注基因重组人肾上腺髓质素（500 ng/h），治疗 3 周后，血压、尿蛋白、肾素、血管紧张素及醛固酮水平明显改善，且延长了大鼠生存时间，但对平均动脉压下降不明显。

14.8.3.3　肾上腺髓质素与慢性心力衰竭

（1）肾上腺髓质素在慢性心力衰竭中的作用机制。①扩张动脉，降低血压，减轻心脏后负荷，扩张冠状动脉加强心肌灌注；②排钠、利尿，减轻心脏前负荷；③抑制肾素-血管紧张素-醛固酮系统以及交感神经系统的过度激活；④抑制心室重构，保护心脏功能，延缓心力衰竭的发展。

（2）肾上腺髓质素在慢性心力衰竭中的临床意义。近年研究表明血浆肾上腺髓质素水平升高是心功能不全的一种代偿性反应，静脉应用外源性肾上腺髓质素在慢性心力衰竭患者可获得有益的血流动力学效果，并能抑制心室重塑。

14.8.3.4　肾上腺髓质素与肺动脉高压

（1）肾上腺髓质素治疗肺动脉高压的可能机制。肾上腺髓质素是一种强烈的、作用持久的肺血管扩张多肽，对于肺血管紧张性与血管重塑有调节作用，而且肾上腺髓质素还具有多种生物学效应如抑制内皮细胞凋亡、抑制平滑肌细胞趋化及增殖、正性肌力、利尿和利钠、抑制醛固酮的产生、诱导血管生成和抗炎作用等。综合考虑这些作用以及其在体液及心血管动态平衡中的调节作用，肾上腺髓质素对治疗肺动脉高压有利。

（2）外源性肾上腺髓质素与肺动脉高压。已有研究证实增加外源性肾上腺髓质素可降低平均肺动脉压力和肺血管阻力，减轻右心室肥厚。临床研究证实给予特发性肺动脉高压患者雾化吸入肾上腺髓质素同样能降低平均肺动脉压力和肺血管阻力而不影响系统血压与心率，并可改善氧运而提高运动能力。

肾上腺髓质素是一种具有多种生物学效应的血管活性物质，它参与了机体多种病理生理过程，在冠心病、高血压、慢性心力衰竭及肺动脉高压等心血管疾病中起着重要的代偿作用。随着医学研究的进步，肾上腺髓质素将为治疗心血管疾病提供新的思路和新的希望。

14.8.4 肾上腺髓质素检测的参考范围

正常健康人群中线值：2.3±0.2fmol/L。

14.9 肾素-血管紧张素-醛固酮系统

肾素-血管紧张素-醛固酮系统（renin-angiotensin-aldosterone，RAAS）是人体内重要的神经内分泌系统，是一种存在于多种组织中的生物活性物质，对维持正常血压和电解质平衡起着十分重要的作用。

14.9.1 肾素-血管紧张素-醛固酮系统的实验室检测

14.9.1.1 肾素活性的检测

肾素主要由肾脏近小球细胞产生、贮存、分泌。血管紧张素原主要来源于肝脏。循环中的血管紧张素原在肾素作用下，生成血管紧张素Ⅰ，血管紧张素Ⅰ在肺循环中经过血管紧张素转换酶的作用生成血管紧张素Ⅱ（AngⅡ）。血管紧张素Ⅱ具有强烈的缩血管作用，同时还作用于肾上腺皮质球状带刺激醛固酮的合成，血管紧张素Ⅱ经氨基肽酶作用生成血管紧张素Ⅲ。检测人体血浆中肾素含量以肾素活性方式表达。血浆中内源性肾素催化血管紧张素原产生血管紧张素Ⅰ的速率被称为血浆肾素活性。

血浆中血管紧张素Ⅱ的含量可用ELISA法和放射免疫法直接测定。

ELISA法和放射免疫可定量测定人血清、血浆或其他相关生物液体中AngⅡ R-2含量。

ELISA法实验原理：用纯化的抗体包被微孔板，制成固相载体，往包被抗AngⅡR-2抗体的微孔中依次加入标本或标准品、生物素化的抗AngⅡR-2抗体、HRP标记的亲和素，经过彻底洗涤后用底物TMB显色。TMB在过氧化物酶的催化下转化成蓝色，并在酸的作用下转化成最终的黄色。颜色的深浅和样品中的AngⅡR-2浓度呈正相关。用酶标仪在450nm波长下测定吸光度（OD值），计算样品浓度。

（1）基础状态肾素活性的检测。受试者进普通饮食，采血前卧床过夜或卧位1.5～2h后再采血，以EDTA-Na2抗凝。

（2）激发状态肾素活性的检测（速尿+立位）。在基础状态下采血后，给受试者注射呋塞米（速尿），按0.7mg/kg体重比例，最大剂量不超过50mg，保持立位，活动2h

(暂禁食、禁水),2h 后采血,抗凝剂同前。

放射免疫法原理与 ELISA 法类似。血浆肾素活性(PRA)的测定是以血管紧张素Ⅰ(AⅠ)产生的速度来表示的。AⅡ是直接测定血浆中 AⅡ的含量。二者均用加酶抑制来阻断转换酶和血管紧张素酶的活性,以达准确测定 PRA 和 AⅡ的目的。以 N/T、B/T 计算 NSB、S_0结合百分率,以 B/B_0计算标准及待测物结合百分率,在半对数坐标纸上绘制标准曲线,并查出样品值或由自动 Y-计数仪器直接读出结果。该方法灵敏度可达 10pg/mL、曲线范围:10~800pg/mL [(pmol/L) = (pg/mL) ×0.956]。

14.9.1.2 人活性肾素检测

Elisa 试剂检测原理:采用双抗体两步夹心 ELISA。将标准品、待测样本加入到预先包被人活性肾素单克隆抗体透明酶标包被板中,温育足够时间后,洗涤除去未结合的成分,再加入酶标工作液,温育足够时间后,洗涤除去未结合的成分。依次加入底物 A、B,底物(TMB)在辣根过氧化物酶(HRP)催化下转化为蓝色产物,在酸的作用下变成黄色,颜色的深浅与样品中人活性肾素浓度呈正相关,450nm 波长下测定 OD 值,根据标准品和样品的 OD 值,计算样本中人活性肾素含量。

人活性肾素 ELISA 样本要求:样本不能含叠氮钠(NaN_3),因为叠氮钠(NaN_3)是 HRP 的抑制剂;标本采集后尽早进行提取,提取按相关文献进行,提取后应尽快进行实验,若不能立即试验,可将标本放于-20℃保存,但应避免反复冻融;样本应充分离心,不得有溶血及颗粒。

14.9.1.3 血管紧张素的实验室检测

除上述的 ELISA 和 RIA 法外,还可以用化学发光法进行检测,也有专门的试剂盒供应,在专门的仪器上进行检测。

14.9.1.4 醛固酮检测

ELISA 法试验原理:ALD 试剂盒是固相夹心 ELISA。已知 ALD 浓度的标准品、未知浓度的样品加入微孔酶标板内进行检测。先将 ALD 和生物素标记的抗体同时温育。洗涤后,加入亲和素标记过的 HRP。再经过温育和洗涤,去除未结合的酶结合物,然后加入底物 A、B,和酶结合物同时作用。产生颜色。颜色的深浅和样品中 ALD 的浓度呈比例关系。

也可用化学发光法进行检测,按说明书进行操作。

14.9.2 肾素-血管紧张素-醛固酮系统检测的影响因素

14.9.2.1 生理因素

体位:卧位时肾素活性是立位时的 50%。坐位时肾素活性是立位时的 75%。

生物钟节律：同一状态下，清晨 2～8 时肾素分泌最高，下午 12～18 时分泌量达低限。

女性排卵期，肾素活性最低，黄体期最高。

妊娠过程中，血浆肾素浓度升高，分娩后降至正常。

肾素活性随年龄增长而降低。

14.9.2.2 药物因素

避孕药可使肾素活性增高，停药后可回到原有水平，因此试验前宜停用避孕药 12 周。

抗高血压药：利尿剂、ACEI、钙拮抗剂、α 受体阻滞剂可使肾素活性升高；而 β 受体阻滞剂、可乐宁使肾素活性降低，因此测定前宜停用各类抗高血压药 2 周以上。

利血平等代谢慢的药物应在停药后三周测定。不适停药的病人应改服胍乙啶等影响 PRA 较小的降压药。

钠摄入量影响机体 PRA 水平，病人测定 PRA 三天前应适当减少食盐摄入量。

14.9.2.3 抗凝剂

血浆抗凝剂应使用 EDTA-Na_2，不推荐使用肝素和枸橼酸钠抗凝剂，因为肝素和枸橼酸钠抗凝剂可使肾素活性降低。也不主张使用血清标本，因为稳定性较差。

14.9.2.4 其他问题

目前肾素、血管紧张素、醛固酮测定未经标准化，所以会导致同一份标本若使用不同检测方法或在不同实验室检测会得到不同的结果，故高血压方面的检测结果仅供临床参考。疾病的诊断还需结合患者的症状及其他检测结果综合判断。

14.9.3 肾素-血管紧张素-醛固酮系统检测的临床意义

14.9.3.1 血管紧张素Ⅱ与心血管疾病

心血管疾病的发生发展可以看作是一个连续的统一体。高血压、脂质代谢紊乱、糖尿病等危险因素最初导致动脉粥样硬化和（或）左心室肥厚，形成冠心病，冠状动脉疾病的进一步发展引起心肌缺血，而动脉粥样硬化斑块形成的血栓使冠状动脉闭塞导致心肌梗死。心肌梗死的后果是引起心律失常，心肌坏死甚至心脏猝死。即使在急性心肌梗死中幸存下来，心肌梗死后心室发生重构导致心室扩大，心力衰竭，最终也发展为终末期心脏病。AngⅡ通过与 AT1 受体结合收缩血管平滑肌，使钠潴留、抑制肾素分泌、促进内皮素分泌、增加血管加压素释放、升高血压、激活交感神经系统、促使心肌肥大、刺激血管和心脏纤维化、增强心肌收缩力、诱发心律失常、激活纤溶酶原、激活物抑制剂 1 和刺激过氧化物形成，几乎参与了这一统一体——心血管疾病系统的每一个环节，因此，任何干扰 AngⅡ活性的因素均可以降低心血管疾病的发生率与病死率。

1. 血管紧张素Ⅱ与左心室肥厚。

众所周知，与高血压相关的血流动力学压力升高是左心室肥厚的决定性因素，而神经体液激素如去甲肾上腺素与局部合成的 AngⅡ是导致心室肥厚的病理因素。应用 AT1 受体拮抗剂坎地沙坦（candesartan）按 1.0mg/kg 和 10mg/kg 的剂量长期喂养易卒中自发性高血压大鼠后发现大鼠左室重量明显减低，高剂量组（10mg/kg）左室重量比正常对照组 WKY 大鼠还低，这说明 AngⅡ通过 AT1 受体的介导作用有促使心室肥厚的作用。在人类，AT1 受体拮抗剂可以阻滞早中期高血压病人左室肥厚。

2. 血管紧张素Ⅱ与动脉粥样硬化及内皮功能失调。

动脉粥样硬化是血压控制不良的主要并发症之一，高血压加速动脉粥样硬化的形成。高血压时血管负荷增加产生的剪切力与 AngⅡ对血管平滑肌细胞的促有丝分裂作用一起引起血管壁重构，即血管内径减小，血管壁中膜层增厚。这是导致动脉粥样硬化的内在因素。高血压与 AngⅡ也通过破坏正常的内皮功能而促使动脉粥样硬化的形成。

14.9.3.2　肾素–血管紧张素系统（RAS）抑制剂

由于 AngⅡ在心血管疾病系统中起着关键作用，以 RAS 为药物作用的靶标减少心血管疾病的危险性是合理的。RAS 抑制剂能降低血压，阻滞或逆转左心室肥厚，减少蛋白尿，降低慢性心力衰竭、左心室收缩功能不全以及心肌梗死后患者的心血管疾病的再发病率与病死率。ACE 抑制剂雷米普利（ramipril）能减少高危人群原发性心血管疾病（心血管疾病死亡、脑卒中、急性心肌梗死）的发病率。这比从雷米普利降压疗效来推论其对心血管系统的保护作用要高得多。这意味着雷米普利有独立（不依赖血压的下降）的保护心血管等靶器官的作用。这种保护作用至少部分应归功于血浆中具有舒张血管、保护组织功能的缓激肽水平升高。

14.9.3.3　RAAS 与动脉粥样硬化

研究发现：ACE 在整个粥样斑块都有表达，粥样斑块局部各主要炎性细胞中 RAAS 活性增加，LDL–C 尤其氧化型可攻击 ACE 基因，在局部血管壁内产生 AngⅡ。梗死外围心肌中 AGT、ACE 和 AT1 在血管损伤后的内皮形成中具有抗增殖作用，将 AT2 受体基因转移到球囊损伤后的颈动脉，可显著抑制球囊损伤后的内皮形成，使心肌梗死后 AT2 的含量增加。心肌梗死存活长期评价发现 ACEI 可显著减少再梗死率。

14.9.3.4　RAAS 与动脉中层硬化

生理情况下，心脏收缩时大动脉扩张并吸收其能量，心脏舒张时以位能的形式释放，推动血液流动。然而，随着年龄增长，血管发生重塑，中层增厚、纤维化，管壁顺应性下降，导致年龄依赖性收缩压增高、脉压增大或老年收缩期高血压；中小动脉肌层增厚、管腔变窄、壁腔比值增大。这一病理改变，最终导致血压持续升高和肾功能损害。由 AngⅡ诱导的鼠高血压模型发现：伴随着血压增高，主动脉和冠状动脉平滑肌细胞向不成熟表型逆向变化（纤维化和非肌性纤凝蛋白），AT1 和 AT2 受体拮抗剂可全部或部分逆转其变化。AngⅡ促进平滑肌细胞增殖肥大，间质纤维增加，起到了致病原作用。

14.9.3.5　RAAS 与心衰

ACEI 制剂在心力衰竭干预治疗中已证实能改善心功能、减低死亡率。其理论基础除降低心室后负荷外，ACEI 可抑制激肽酶Ⅱ，减少内源性缓激肽的降解。激肽与细胞膜表面的激肽 B_2受体结合后，活化 NO 合成酶，使组织中 NO 增加。后者可调节线粒体呼吸酶链中的电子传递。一组冠心病衰患者的对照研究显示：培哚普利（perindoprilat）能使心房快速起搏负荷后的左室舒末压改善，去甲肾上腺素和乳酸摄取下降，缺血性 S-T 段下移改善。

14.9.3.6　RAAS 在高血压分型和肾脏疾病诊断方面的应用

目前检测血浆中肾素活性（PRA）、AngⅡ和醛固酮（ALD）主要为原发性和继发性高血压分型诊断、治疗及研究的重要指标，同时对一些有关肾脏疾病的诊断、治疗以及发病机理的探讨也有着重要意义。

1. PRA 和 AngⅡ测定的临床意义。

检测血浆中 PRA 和 AⅡ浓度已成为肾性高血压、内分泌型高血压诊断的重要指标，也是高肾素低血容量型高血压、低肾素高血容量型高血压、正常肾素正常血容量型高血压分类的依据。①肾性高血压和原发性醛固酮增多症的鉴别诊断。前者基础值增高，对立位、低钠和速尿的激发反应正常，后者基础值常低下，特别是激发反应也不见增高。②肾血管性高血压患者测定分肾静脉血浆肾素活性，有助于确定是否宜于手术治疗。当侧枝循环建立，患侧/健侧的比值正常或仅轻度增高，手术效果不会好。只有比值明显增高才提示手术可以获得明显降压效果。节段导管取血测定，可了解小范围的缺血。③分泌肾素的肿瘤如近球小体瘤等，外周血浆肾素活性增高，同时单侧肾静脉血肾素活性明显增高，但肾动脉不见狭窄。④急性肾功衰病人血浆肾素活性明显升高，血液透析后随病情改善而恢复正常。⑤慢性肾功衰伴高血压时，测定血浆肾素活性有助于区分可治性（血容量高，肾素活性不高）和顽固性（肾素活性增高）高血压，前者透析疗法有效，后者则透析效果不佳，切除肾脏才可望血压下降。

2. 醛固酮检测临床意义。

醛固酮增高见于：①生理情况下：低盐饮食、大量钠离子丢失、钾摄入过多可致醛固酮分泌增加；妇女月经的黄体期，妊娠后期可见醛固酮增高；体位改变，立位时升高，卧位时降低，故测定醛固酮时要固定采血方式。②原发性醛固酮增多症，如肾上腺醛固酮瘤，双侧肾上腺皮质增生，分泌醛固酮的异位肿瘤等患者。由于醛固酮分泌增加，导致水、钠潴留，血容量增加，临床表现为高血压和低血钾综合征。③继发性醛固酮增多症，见于充血性心力衰竭、肾病综合征、腹水性肝硬化、Bartter 综合征、肾血管性高血压、肾素瘤和利尿剂使用等。其特点是血浆肾素活性升高，血管紧张素和醛固酮分泌增多，临床表现为浮肿，高血压和低血钾等。④长期口服避孕药，雌激素类药物，可促进醛固酮分泌。

醛固酮降低见于：①肾上腺皮质机能减退，如阿狄森病。②服用某些药物，如心得安、甲基多巴、利血平、可乐宁、甘草和肝素等以及过多输入盐水等情况可抑制醛固酮分泌。③选择性醛固酮减少症、先天性原发性醛固酮减少症。

14.9.4　肾素–血管紧张素–醛固酮系统检测的参考范围

14.9.4.1　肾素活性放免法正常参考范围

普通饮食：立位时正常参考范围：19～115 pg/mL；
卧位时正常参考范围：15～97 pg/mL；
低钠饮食：立位时正常参考范围：45～240 pg/mL；
卧位时正常参考范围：36～104pg/mL。

14.9.4.2　血管紧张素正常参考范围

血管紧张素Ⅱ：血浆 10～30ng/L（卧位）；
血管紧张素Ⅰ正常值：血浆：11～88ng/L。

14.9.4.3　醛固酮放免法正常参考范围

普通饮食：立位时正常参考范围：0.065～0.296ng/mL；
卧位时正常参考范围：0.059～0.174ng/mL；
低钠饮食：立位时正常参考范围：0.139～0.635ng/mL；
卧位时正常参考范围：0.122～0.369ng/mL。

14.10　Periostion 蛋白

Periostin 蛋白曾被称之为成骨细胞特异性因子 2，为成骨细胞及成骨细胞样细胞系所分泌，其蛋白质由 838 个氨基酸组成，Periostin 在啮齿类动物及哺乳动物的心脏及血管损伤后表达增强。Periostin 不仅与胚胎期心脏瓣膜的发育有关，而且可能在心血管疾病特别是心力衰竭和缺血性心脏病的发生、发展中起重要作用。

14.10.1 Periostion 蛋白的实验室检测

Periostin 蛋白的临床应用还未普及，仅仅用于科研方面，目前的检测方法注意有免疫组化法、PCR 或芯片技术检测 Periostin 蛋白在组织细胞的表达。相信随着 Periostin 蛋白单克隆抗体的不断应用，ELISA 法试剂盒即将问世。

14.10.2 Periostion 蛋白检测的影响因素

Periostin 蛋白与骨、牙等矿化组织的形成与再生有关，应加以鉴别。

14.10.3 Periostion 蛋白检测的临床应用

14.10.3.1 Periostin 与心力衰竭

在小鼠主动脉缩窄心力衰竭模型上，与野生型小鼠相比，剔除组小鼠的心室细胞外基质相关成分（如Ⅰ、Ⅲ型胶原，基质金属蛋白酶及金属蛋白酶组织抑制剂、Periostin、骨桥蛋白等）的 mRNA 表达明显增高，其中以 Periostin 最为显著。组织化学结果显示 Periostin 主要在心肌间质、成纤维细胞及冠状动脉血管平滑肌细胞表达，提示 Periostin 可能与压力超负荷后小鼠心肌肥厚及间质重塑有关。体外实验表明，Periostin 能够抑制心肌细胞扩散及成纤维细胞的黏附，可能导致心肌肌束滑动，心腔扩大，心功能受损。

14.10.3.2 Periostin 与心肌梗死

有实验研究发现，PeriostinmRNA 在心肌梗死后 2 周明显升高，4 周后达到高峰，此后逐渐回落。Periostin mRNA 的表达与胶原蛋白、纤维连接蛋白等细胞外基质成分的表达时相基本一致，提示 Periostin 可能与心肌梗死后细胞外基质重建有关。Periostin 过表达对心肌梗死后心室破裂具有保护作用。外源性 Periostin 可以促进心肌细胞重新进入细胞分裂周期增殖分化，能够通过心肌细胞及血管再生，促进心肌梗死的早期愈合，并能改善心肌梗死后远期心功能[10]。

14.10.4 Periostion 蛋白检测的参考范围

Periostin 蛋白目前主要见于科研，未见统一的检测方法，故未建立参考范围。

主要参考文献

[1] 罗溶，周白丽. 利钠肽与心血管疾病关系的研究进展［J］. 社区医学杂志，2011，9（2）：51-52.

[2] 顾祎，脑钠肽和氨基端脑钠肽前体的临床应用进展［J］. 国外医学老年医学分册，2008，29（4）：145–148.

[3] Januzzi J L Jr，Camargo C A，Anwaruddin S，et al. The Nterminal pro–BNP investigation of dyspnea in the emergency department（PRIDE）study［J］. Am J Cardiol，2005，95：948–954.

[4] Swedberg K，Cleland J，Dargie H，et al. Guidelines for the diagnosis and treatment of chronic heart failure：executive summary［J］. European Heart J，2005，26：1115–1140.

[5] Blankenberg S，McQueen M J，Smieja M，et al. Comparative impact ofmultiple biomarkers and N–terminal probrain natriuretic peptide in the context of conventional risk factors for the prediction of recurrent cardiovascular events in the heartoutcomes prevention evaluation（HOPE）study［J］. Circulation，2006，114：201–208.

[6] Chen A A. NT–proBNP levels，echocardiographic findings，and outcomes in breathless patients：results from the proBNP investigation of dyspnoea in the emergency department（PRIDE）echocardiographic substudy［J］. European Heart J，2006，27：839–845.

[7] 潘柏申. 表面健康人群氨基末端 B 型利钠肽参考范围调查［J］. 中华检验医学杂志，2006，29（1）：23–26.

[8] 石家冲，魏玲. 钠氢交换体 1 与心血管疾病关系研究进展［J］. 医学综述，2008，14（24）：3710–3712.

[9] 陈新胜，张勇刚. 尾加压素Ⅱ与动脉粥样硬化［J］. 医学综述，2008，14（6）：824–826.

[10] 余炜，林海燕，林运灵. Periostin 与缺血性心脏病研究现状［J］. 医学综述，2009，15（3）：389–391.

第 15 章　先天性心脏病标志物

15.1　转录因子 Nkx2.5

转录因子 Nkx2.5 基因属于 Hombox 基因家族，是心脏前体细胞分化的最早期标志之一。人类 Nkx2.5 基因，亦称心脏特异性同源盒基因，位于人类染色体 5q34－35，是 NK 型同源盒基因家族中 NK2 型成员之一。NK2 型成员包括 Nkx2.1、Nkx2.2、Nkx2.3、Nkx2.4、Nkx2.5、Nkx2.6，其中 Nkx2.5 是影响心脏发育的关键性的转录因子之一。Nkx2.5 的侧翼序列及外显子之间存在着具有重要功能的启动子、增强子、抑制因子和一些自动调节因子，它们在不同的时间及空间参与调控心脏及其他器官的发育[1]。

15.1.1　转录因子 Nkx2.5 的实验室检测

15.1.1.1　免疫法

现在，已有进口的 Nkx2.5 单克隆抗体出售，可以利用 Nkx2.5 单克隆抗体进行免疫组化检测，对组织、细胞内 Nkx2.5 含量坚信检测。也可以应用 Nkx2.5 单克隆抗体作包被抗体，制成 ELISA 或 RIA 试剂盒，对血液、组织液或培养液中的 Nkx2.5 含量进行检测，一些试剂生产商已开始着手生产成套试剂盒，相信很快会上市。

15.1.1.2　聚合酶链反应法

应用 PCR 技术对血液标本中 Nkx2.5 基因外显子 1 进行检测。用常规饱和酚—氯仿法提取 EDTA 抗凝血液标本中的 DNA 制备，Nkx2.5 基因的外显子 1 引物序列为：上游引物 CGGCACCATGCAGGGAAG，下游引物 AGGGTCCTTGGCTGGGTCGG，扩增片段长度 404 bp。

15.1.1.3　DNA 测序

对 PCR 扩增产物均采用 DNA 胶回收试剂盒进行纯化，在全自动 DNA 序列分析仪上进行序列测定。结果同 GenBank 人 Nkx2. 5 编码序列进行比较。

15. 1. 2　转录因子 Nkx2. 5 检测的影响因素

15. 1. 2. 1　PCR 温度参数条件的选择

变性：模板变性完全与否是 PCR 成功的关键，一般先于 94℃（或 95℃）变性 3 ~ 10min，接着 94℃变性 30 ~ 60s。

退火：退火温度一般低于引物本身变性温度 5℃，一般退火温度在 40 ~ 60℃之间，时间为 30 ~ 45s。如果（G C）低于 50%，退火温度应低于 55℃。较高的退火温度可提高反应的特异性。

延伸：延伸温度应在 Taq 酶的最适温度范围之内，一般在 70 ~ 75℃。延伸时间要根据 DNA 聚合酶的延伸速度和目的扩增片段的长度确定，通常对于 1kb 以内的片段 1min 是够用的。

15. 1. 2. 2　PCR 循环数的选择

PCR 的循环数主要由模板 DNA 的量决定，一般 20 ~ 30 次循环数较合适，过多的循环数会增加非特异扩增产物，具体要多少循环数可通过预试验确定，故预试验非常关键。反应初期产物以 2^n 呈指数形式增加，至一定的循环数后，引物、模板、DNA 聚合酶形成一种平衡，产物进入一个缓慢增长时期（“停滞效应”），即“平台期”。到达平台期所需 PCR 循环数与模板量、PCR 扩增效率、聚合酶种类、非特异产物竞争有关。

15. 1. 2. 3　PCR 产物测序的主要影响因素

PCR 产物特异性是影响其测序成败的关键因素，PCR 反应只有产生唯一扩增产物时，其产物才能被用来直接测序；PCR 反应体系残留混合物（dNTP、引物和盐离子等）对其测序质量有明显不利影响，PCR 产物纯化后其测序质量能明显提高；同时，PCR 产物大小不同，其测序反应的模板用量也不同，在一定长度范围内，最适模板用量随 PCR 产物长度增加而增加。

15. 1. 3　转录因子 Nkx2. 5 检测的临床应用

15. 1. 3. 1　Nkx2. 5 与心脏发育

Nkx2. 5 是胚胎发育过程中的早期标志之一，在胚胎发育的 7. 5 天即表达于心脏中胚层、咽部外胚层、内脏中胚层等。在心脏发育过程中，Nkx2. 5 最初见于心脏头褶期心肌源性前体细胞，持续表达于心肌细胞分化阶段，随后在胚胎、胎儿和成体心肌细胞中保持一定的表达水平。出生后，脾、肝、胃等器官的 Nkx2. 5 蛋白水平显著下降，但仍可在心脏中检测到较高 Nkx2. 5 蛋白水平。这说明 Nkx2. 5 在 mRNA 和蛋白水平影响多种器官的发育，特别是心脏。

有研究证实[2]，Nkx2.5 在心脏发育过程参与心房利钠钛（BNP）、肌细胞增强因子（MEF）等的表达，并参与心脏前体细胞的分化、心脏的环化、房室分隔、房室流出道和传导系统的形成及成熟心脏正常功能的维持。在心脏 Nkx2.5 表达贫乏的胚胎中，很多基因如 ANP ~ BNP 等表达也明显减少。

15.1.3.2　Nkx2.5 与先天性心脏病

有 28 种 Nkx2.5 基因突变与人类先天性心脏病相关，这些突变大多是外显子的无义突变、错义突变、RNA 剪接信号突变，以及寡核甘酸序列插入或缺失导致内含子剪接异常、阅读框架异位引起蛋白质截断等。目前研究认为，Nkx2.5 的基因突变导致先天性心脏病的机制可能是：①突变的 Nkx2.5 与 DNA 结合障碍，引起蛋白质-DNA 间亲和力的改变，从而影响基因的转录，产生相关蛋白的缺陷；②通过蛋白-蛋白的相互作用，突变 Nkx2.5 蛋白与野生型 Nkx2.5 蛋白形成二聚体，降低后者与双链 DNA 的结合能力；③Nkx2.5 在心脏发育过程参与 ANP、BNP、MEF2 等基因的表达，ANP 和 MEF2 能促进心脏发育时心肌细胞凋亡，Nkx2.5 基因突变后上调这些凋亡基因的表达，使发育的心肌细胞过度凋亡[3]。

15.1.3.3　Nkx2.5 与心脏肥厚

心脏转录因子不但通过调节特异性心脏基因控制复杂的心脏发育过程，还与成人心脏肥厚也有一定联系。它们通过信号转导通路感知细胞外的心脏肥厚刺激信号并转化为细胞内的刺激信号，最终导致心肌细胞肥厚。在这个过程中，心脏转录因子在心肌内高度表达，并参与调节编码心脏结构蛋白及调节蛋白的基因表达。在肥厚的心脏，Nkx2.5 的表达上调，其编码的与信号转导通路及能量代谢有关的蛋白合成增加。人们还发现 Nkx2.5 与其他心脏转录因子相互作用共同参与调节相关基因表达，目前已经鉴定出一些与 Nkx2.5 相互作用的转录因子有 GATA4、TBX5 等，它们与 Nkx2.5 共同接受心脏肥厚的信号刺激，激活基因表达，导致心脏肥厚[4]。

15.1.3.4　Nkx2.5 与心律失常

Nkx2.5 基因突变可使人类心脏传导系统缺陷，导致心律失常，这些突变首先发现于有遗传性房室传导阻滞的家族，这些患者表现为Ⅰ°－Ⅲ°房室传导阻滞等。另外，Nkx2.5 基因突变导致自律细胞凋亡，数量减少也可能是心律失常的另一发生机制。但 Nkx2.5 基因突变导致心律失常的具体机制目前尚不明确，有待更进一步研究。

15.1.3.5　展望

Nkx2.5 在心脏前体细胞的分化、心脏的环化、房室分隔、房室流出道和传导系统形成以及成熟，心脏正常功能的维持中起到重要的调节作用，目前的研究发现 Nkx2.5

基因突变与先心病、心律失常、心脏肥厚等关系密切，由于先心病在生化标志物方面的研究比较滞后，Nkx2. 5 有可能成为先心病的有效生化标志物，但 Nkx2. 5 与其他转录因子和心脏发育基因之间的相互关系、各转录因子之间的协调作用以及影响心脏发育的具体机制仍需要进一步研究[5]。

15. 1. 4　转录因子 Nkx2. 5 检测的参考范围

目前，Nkx2. 5 转录因子的检测以 PCR 技术为主，免疫组化等免疫学方法刚刚兴起，方法标准化无从谈起，其参考范围还未建立，各实验室主要进行的是与正常和其他病例的比较研究，相信随着研究的不断深入，Nkx2. 5 转录因子的作用日益彰显，其参考范围必将引起人们的重视。

15. 2　GATA-4 基因

GATA-4 基因（GATA binding factor-4，GATA-4），又称锌指转录因子，属 GATA 转录因子基因家族，是胚胎发育过程中心脏细胞的早期标志，是目前研究最多的与心脏发育密切相关的转录调控因子之一，该基因突变导致基因产物的转录活性下降，并影响其他心脏发育相关因子发挥作用，从而影响心脏发育导致各种先天性心脏病[6]。

15. 2. 1　GATA-4 基因的实验室检测

15. 2. 1. 1　PCR 检测

设计 GATA-4 基因 3，4，5，6 外显子 4 对引物。PCR 反应条件：94℃预变性 5min，94℃变性 30s，退火温度 68℃ 30s，72℃延伸 30s，35 个循环，72℃末端延伸 5min。引物序列、扩增片段长度及相应复性温度见表 15-1。PCR 扩增产物进行琼脂糖凝胶中电泳，紫外灯下观察结果，并照相保存，进行定性分析。

表 15-1　各外显子引物序列、片段长度、复性温度

外显子	引物序列	片段长度（bp）	复性温度（℃）
Exon3	Forward：5′AAAGGGCATTGTTTCTGTGC3′ Reverse：5′GGGCAGTGCACACCTTTTAC3′	377	68
Exon4	Forward：5′GATGCACACCCTCAAGTTC3′ Reverse：5′GAGAGATGGGCATCAGAAGG3′	232	68
Exon5	Forward：5′GCTTAGGTGTTGCCTTCTCG3′ Reverse：5′TGCCTAACCCGGAAGATATG3′	270	65
Exon6	Forward：5′ACTGTAGCCCTCCGCAGATA3′ Reverse：5′TGAGGCCTGGCTGCAAGTC3′	404	65

15. 2. 1. 2 测序检测

PCR 反应产物纯化：用胶回收试剂盒回收纯化 PCR 扩增产物，回收纯化的 DNA 片段-20℃保存。

测序及序列比照：对纯化的 Exon 3，4，5，6 PCR 扩增产物进行测序，将测序结果与 GeneBank 中公布的 GATA-4 基因的标准序列进行比照。测序结果异常者再经反向测序及重复 PCR 扩增测序证实。

15. 2. 2 GATA-4 基因检测的影响因素

DNA 结合活性、锌离子络合活性和蛋白质二级结构可能影响检测结果；

GATA-4 基因具有体细胞突变的特点，表现为突变性状和原来性状并存于一个个体的镶嵌现象，即与先心病相关的突变在同一患者非病变部位的心脏组织中不一定被检测到。

15. 2. 3 GATA-4 基因检测的临床应用

15. 2. 3. 1 GATA-4 基因与心脏的形成

GATA-4 基因是心脏前体细胞早期的标志物，在胚胎以及心脏发育的整个过程中表达，参与心脏发育的各个过程，它在心肌分化前即开始表达，正常表达：心房及心室发育、心脏的环化、动脉干分隔、房室瓣形成等方面均正常。不正常表达：会导致原始心管不能正常形成。GATA- 4 基因的过度表达也可引起心脏增大。随着心脏发育成熟，该基因的表达范围趋向局限，在发育成熟的心脏只在房室肌细胞中表达，但对成熟心脏发挥正常功能仍必不可少。

15. 2. 3. 2 GATA-4 与其他转录因子及心脏结构基因的作用

随着人们对 GATA-4 基因结构的表达情况的明确，更多的研究方向转向 GATA- 4 基因的功能及调节作用机制。大量研究表明在心脏发育过程中，GATA-4 因子对许多心脏结构基因的表达有调控作用，以及通过其锌指结构与其他心脏特异性的转录因子如同源盒基因 Nkx2. 5，T 结构域转录因子 TBX-5，螺旋-环-螺旋转录因子 dHAND 和肌细胞增强因子 MEF2 等相互作用形成复合物发挥转录调控作用，从而调节心脏发育。

1. GATA-4 因子与 Nkx2. 5 因子的相互作用。

GATA-4 和 Nkx2. 5 都是心肌分化的早期调控基因。当启动子包含 Nkx2. 5 结合元件和 GATA 结合元件时，Nkx2. 5 因子与 GATA-4 因子表现为正性协同作用，在这种情况下，GATA-4 因子与 DNA 序列直接或间接作用；当启动子只含有 Nkx2. 5 结合元件时，Nkx2. 5 因子与 GATA-4 因子仍表现为正性协同作用，不同的是在这种情况下，GATA-4 因子可能通过与 Nkx2. 5 因子之间的蛋白质-蛋白质相互作用与 DNA 序列发生间接作用；当启动子只含有 GATA 结合元件时，Nkx2. 5 因子与 GATA-4 因子表现为负性协同作用，Nkx2. 5 因子的存在会降低 GATA-4 因子的转录活性，可能和 GATA-4 因子与 DNA 结合亲和力的降低有关。这种相互作用可以传递功能特殊性到 GATA 因子，并且可以在 2 个早期心肌形成关键路径中提供协同的交叉作用。

2. GATA-4 因子与 MEF-2 因子的相互作用。

肌细胞增强因子-2（myocyte enhancer factor-2，MEF-2）也是 MADS 超基因转录因子家族成员，对心肌细胞分化、心肌成熟、心脏环化及右心室的发育有重要作用。MEF-2 通过 GATA-4，Nkx2. 5 其他调控因子的作用间接调控相关基因的表达，这种协同作用不需要启动子上有 MEF- 2 因子的结合位点，也不需要 MEF-2 因子与 DNA 结合。GATA-4-MEF-2 复合物中 GATA-4 因子与目标 DNA 序列结合，MEF-2 因子能激发 GATA-4 因子的转录活性，两者互相促进调控心脏基因表达，此外，GATA-4-MEF-2 的相互作用可能克服一些抑制因子的作用。这揭示了在心肌形成过程中由 GATA-4 和 MEF-2 参与的正向调节途径。

3. GATA-4 因子与 FOG-2 因子的相互作用。

GATA-4 通过其 N 端锌指与 GATA 伴侣蛋白 FOG-2（friend of GATA-2）结合，从而抑制 GATA-4 介导的心肌肥大。FOG-2 也能同 COUP-TF 家族成员结合，发现 COUP-TF2 突变的小鼠也会出现类似的血管形成和心脏发育缺陷。推测 COUP-TF 家族可能与 FOG- 2 和 GATA-4 形成复合物，该多聚体可能参与介导细胞内 Ca^{2+} 升高触发的肥大反应，从而调控心脏发育[7]。

15. 2. 4　GATA-4 基因检测的参考范围

目前，GATA-4 基因的检测以 PCR 技术为主，主要进行的是与正常和其他病例的比较研究，未见参考范围的相关报道。相信随着研究的不断深入，GATA-4 基因的作用日益彰显，其参考范围必将引起人们的重视。

15. 3　TBX5 基因

TBX5 是近几年发现的、在心脏发育过程中起重要作用的一个转录因子。属于 T-box 转录因子基因家族，T-box 基因家族基因的功能是作为转录因子调控胚胎的生长发育过程，其家族基因均具有保守片段，该片段在进化过程中具有很强的保守性。TBX5 已被确认为 Holt-Oram 综合征（HOS）的致病基因。

15.3.1 TBX5 基因的实验室检测

15.3.1.1 PCR 检测技术

1. TBX5 基因启动子区域突变筛查。

饱和 NaCl 方法提取患者静脉血 DNA。引物序列分别为：F：5′-GGGCAAGTC-CAGATTCAGA-3′；R：5′-GGGACTGAGGTCTCTTGCAT-3′，扩增长度 636 bp；F：5′-ATCCCATGCCTTATGCAAGA-3′；R：5′-CACCTCCAACTATCCCACCT-3′，扩增长度 630 bp。两对引物分别加入 25μL PCR 反应体系中，PCR 反应条件为 94℃预变性 5min，94℃变性 45s，52℃/55℃复性 45s，72℃延伸 45s，共 35 个循环。PCR 产物应用高效变性液相色谱（DHPLC）筛查突变情况，对可疑产物进行测序验证。

2. 应用甲基化敏感性限制性内切酶酶切方法检测。

TBX5 基因启动子区甲基化饱和 NaCl 方法提取人心肌组织 DNA。引物序列分别为：F：5′-CCCCTTGGCGGAGAACTT-3′；R：5′-AGCAGCGCAGTGGTGGAT-3′，扩增长度 176 bp；F：5′-GCAAGGCACATTACGGAG-3′；R：5′-TGCATAAGGCATGGGATC-3′，扩增长度 211bp。甲基化敏感性限制性内切酶为 BstuⅠ（识别序列 CGCG），当序列中的胞嘧啶发生甲基化时，BstuⅠ不切割。酶切产物作为模板进行 PCR 扩增，PCR 反应体系为 25μL，PCR 反应条件为 94℃预变性 5min，94℃变性 30s，55℃/56℃复性 30s，72℃延伸 30s，共 35 个循环。PCR 产物经 1.5% 琼脂糖凝胶分离，出现目的片段提示有甲基化存在，没有目的片段则提示没有甲基化存在。

3. 患者中 TBX5 基因和表达的检测。

对患者心肌细胞进行培养、转染、提取总 RNA、用核蛋白提取试剂盒提取细胞核蛋白、RT-PCR 及 Western Blot 方法检测 TBX5 基因在转染载体的表达情况，以转染空质粒为阴性对照。RT-PCR 引物序列为：F：5′-GAGTGTCGAGTCCCATCC-3′；R：5′-CCAGGGCTCTTTCAGTTTAT-3′，扩增长度为 673bp。β-actin 作为内对照，扩增长度 507bp。引物加入 25μL PCR 反应体系中，PCR 反应条件为 94℃预变性 5min，94℃变性 45s，55℃复性 45s，72℃延伸 60s，共 35 个循环。RT-PCR 产物经 1.5% 琼脂糖凝胶分离，用自动成像仪摄影，用相关软件分析 RT-PCR 产量，通过灰度值判断表达量的改变。

15.3.1.2 免疫组化法

可使用 TBX5 因子的单克隆抗体，应用免疫组化法对组织和细胞内的 TBX5 表达情况进行检测，已有文献报道了方法学，可参照进行试验。

15.3.2　TBX5 基因检测的影响因素

真核生物基因结构复杂，表达调控涉及多层次、多水平，如转录水平、转录后水平、翻译水平、翻译后水平等，其中转录水平的表达调控尤为重要，TBX5 基因 mRNA 水平表达下降与该基因启动子区域的突变、甲基化以及与 TBX5 基因调控序列相结合的转录因子的异常可能有关，这些因素都有可能对试验产生影响。同时，单纯性 CHD 主要是在胎儿发育阶段产生，但是人胚胎时期的心肌组织难以获得，这对 TBX5 的检测带来一定的困难，而采用胚胎时期以外的心肌组织会对试验带来偏差。

15.3.3　TBX5 基因检测的临床应用

先天性心脏病（CHD）是最常见的出生缺陷性疾病，发生率为活产儿的 1% 和自然流产的 10%。先天性心脏病是一种复杂疾病，难以预防和预后，因此先心病的早期诊断及预防措施的研究对降低围产儿畸形的发生率具有十分重要的意义[8]。心脏发育是一个极其复杂的过程，它不仅涉及不同时间、不同空间若干基因的先后表达，也涉及细胞的迁移、分化、增殖及细胞间的相互作用[9]。国外学者应用荧光原位杂交、免疫组化和基因剔除（Gene knockout）等技术，已经发现 TBX5 与胚胎心脏发育有关。在心脏发育早期，心脏分化之前，TBX5 在整个心脏形成区表达，其表达在明显房室系区分时逐步限位于后部心房形成区。而且 TBX5 在早期心脏发育过程中的表达方式是动态的，这种动态的表达方式对于房室腔初始分化和间隔的正确形成是十分关键的[10]。

15.3.4　TBX5 基因检测的参考范围

目前，TBX5 因子的检测以 PCR 和免疫组化技术为主，其他一些等免疫学方法，如 ELISA 法和 RIA 法正刚刚兴起，方法标准化无从谈起，其参考范围还未建立，各实验室主要进行的是与正常和其他病例的比较研究，相信随着研究的不断深入，TBX5 转录因子的作用日益彰显，其参考范围必将引起人们的重视。

主要参考文献

[1] 李开如，丁建东．转录因子 Nkx2.5 与心血管疾病［J］．医学综述，2008，14（19）：2890-2893.

[2] Reamon-Buettner S M，Hecker H，Spanel-Borowski K，et al. Novel NKX2.5 mutations in diseased heart tissues of patients with cardiac malformations［J］. Am J Pathol，2004，164（6）：2117-2125.

[3] Pashm foroush M，Lu J T，Chen H，et al. Nkx2-5 pathways and congenital heart disease：loss of ventricular myocyte lineage specification leads to progressive cardiomyopathy and complete heart block［J］. Cel，2004，117（3）：373-386.

[4] Akazawa H, Komuro I. Roles of cardiac transcription factors in cardiac hypertrophy [J]. Circ Res, 2003, 92 (10): 1079-1088.
[5] Gutierrez-Roelens I, De Roy L, Ovaert C, et al. A novel CSX/NKX2-5 mutation causes autosomal-dominant AV block: are atrial fibrillation and syncope part of the phenotype? [J]. Eur J Hum Genet, 2006, 14 (12): 1313-1316.
[6] 何晓宇，周云，王水良，先天性心脏病胎儿心肌转录因子 GATA-4 基因突变检测 [J]. 中国优生与遗传杂志，2008，16 (3): 36-37.
[7] Gajewski K, Fossett N, Molkentin J D, et al. The zinc finger proteins Pannier and GATA4 function as cardiogenic factors in Drosophila [J]. Development, 1999, 126: 5679-5688.
[8] Garg V, Kathiriya I S, Barnes R, et al. GATA4 mutations cause human congenital heart defects and revealan interaction with TBX5 [J]. Nature, 2003, 424 (6947): 443-447.
[9] 辛娜，邱广蓉，宫立国．单纯性先天性心脏病中 TBX5 基因表达异常的机制 [J]. 遗传，2009，31 (4): 374-380.
[10] Reamon-Buettner S M, Borlak J. TBX5 mutations in non-Holt-Oram syndrome (HOS) malformed hearts [J]. Hum Mutat, 2004, 24: 104.

第 16 章　其他蛋白类心脏标志物

16.1　P27 蛋白质

P27 蛋白是近年来发现的一种分子量为 27 kDa 的细胞周期素依赖激酶抑制因子，与 P21 具有某种同源性，均属于 Cip/Kip 家族。P27 蛋白含量的变化与肿瘤的发生及其恶性程度具有一定的相关性。心血管系统中也存在大量以过度增殖为主要特征的疾病，P27 蛋白作为细胞周期的负性调节因子，同样也参与了这些疾病的发生、发展。

16.1.1　P27 蛋白质的实验室检测

16.1.1.1　免疫组化法

目前实验室采用的主要方法，选用鼠抗人 P27 蛋白单克隆抗体，免疫组化染色试剂盒可采购商品试剂盒，按说明书操作，同时做阴阳性对照即可进行检测。

16.1.1.2　基因原位杂交

对组织标本的检测同样可以原位杂交法，探针序列为：GGCGGCTCCCGCTGA-CATCCTGGCTCTCCT 共 30bp，解链温度 72℃。其他试剂可成套采购。

16.1.2　P27 蛋白质检测的影响因素

P27 与肾小球细胞增殖有关。P27 蛋白含量的变化与肿瘤的发生及其恶性程度具有一定的相关性。

16.1.3　P27 蛋白质检测的临床应用

16.1.3.1　P27 蛋白与高血压左室肥厚

高血压左心室肥厚（LVH），目前已被公认为心血管事件的独立危险因素，从病理学角度，它主要包括两方面的改变：一是心肌细胞增生，体积增大，蛋白含量增多；二是心肌间质（ECM）胶原网络的改建，心肌纤维化。这两方面组合起来，就构成了心肌重构（remolding）的病理基础。成年哺乳动物心肌细胞属于终分化细胞，已永久退出细胞周期，而LVH时它所发生的上述变化又均可归结为G1期的改变，P27蛋白作为细胞周期的负性调节因子，它的含量的变化能影响细胞周期的进行。

16.1.3.2 P27蛋白与动脉粥样硬化

在动脉粥样硬化（AS）的病理损害中，血管平滑肌细胞（VSMC）的增殖起着核心的作用。以往的研究发现，蛋白激酶C（PKC）在VSMC增殖反应中起着重要的信号转导作用。有研究表明，与VSMC增殖变化相一致的是P27蛋白水平，在AS的发生发展过程中，单核巨噬细胞系统（Mφ）作用正日益受到重视。在AS损伤的早期，就出现了Mφ的聚集，这时Mφ起到了清除脂肪中脂质和脂蛋白的作用，从而减轻脂质浸润，这是机体的一种防卫/抗损伤机制。但是Mφ的长期集聚，经过一系列的黏附、渗透机制，进入动脉壁，释放细胞因子，促进VSMC增殖和脂质的浸润，从而导致粥样斑块的形成。进一步的研究表明，MCSF促进Mφ增殖是通过下调P27蛋白水平而实现的，MCSF作用于Mφ，使细胞内P27蛋白水平下调，细胞进入增殖周期，而内皮细胞、VSMC与Mφ的接触又通过一系列复杂的机制增强这一作用，从而使增殖能力很弱的Mφ在进入动脉壁后发生细胞行为的改变，Mφ进入动脉壁后，与内皮细胞、VSMC接触，对MCSF的刺激反应增强，增生、增殖，释放细胞因子增多，反过来促进VSMC增殖，加速动脉粥样硬化的形成。

16.1.3.3 P27蛋白与经皮冠状动脉腔内成形术后再狭窄

经皮冠状动脉腔内成形术（PTCA）的广泛开展为冠心病的治疗开辟了一个崭新的领域，使介入治疗成为冠心病新的治疗方向。但PTCA术后再狭窄（restenosis）却成为影响其远期疗效的主要因素，也是PTCA进一步发展的主要障碍之一。目前认为，血管损伤后VSMC增殖、迁移及新生内膜形成是其重要的病理学特征之一。血管损伤后，局部血管活性物质表达分泌增加，即早基因表达，中膜层VSMC出现由收缩表形向合成表形的表形转换，迁移至内膜并分泌细胞外基质导致新生内膜形成，同时由于局部炎症细胞浸润、细胞凋亡、基质重构及外膜纤维化造成的血管重构导致管腔狭窄。其中VSMC增殖是其中心环节。国内外的研究发现：利用复制缺陷的腺病毒载体，将P27基因导入球囊损伤后的兔颈动脉，可明显抑制VSMC增殖、迁移和新生内膜形成，并发现其可能的机制为P27蛋白与Cdk2形成复合物，从而使游离的Cdk2水平下降，同时抑制cyclinA基因转录，而起到抑制VSMC增殖的作用。这一发现，不仅从一个侧面解释了再狭窄的发病机制，也为防治再狭窄、完善PTCA提供了一条新的基因治疗思路，使P27成为一个新的目的基因用于治疗及研究。

16.1.3.4　前景

P27 蛋白具有极为广泛的生理功能，除参与细胞的增殖和分化、肿瘤的发生之外，在心血管增殖性疾病中的作用也正在逐渐被人们所认识。尽管在具体作用机制、调节因素、信号转导等方面仍有诸多问题还不清楚，有待进一步探讨，但应看到，P27 蛋白作为一个有重要功能的调节蛋白，其重要的理论价值和广阔的应用前景已初露端倪，一方面，它不仅有助于让人们进一步了解某些心血管疾病发生的细胞生物学本质，另一方面，它又可以作为一个重要的靶基因用于治疗。对 P27 蛋白与心血管疾病的关系的研究尚处于初始阶段，随着研究的深入，其应用前景将更为广泛。

16.1.4　P27 蛋白质检测的参考范围

目前，P27 蛋白的研究还处于起步阶段，而免疫组化和基因原位杂交受各方面影响因素较多，主要用于对比研究。目前由于缺乏一个统一的标准检验方法，P27 的参考范围未见报道。

16.2　钙网蛋白

内质网（endoplasmic reticulum，ER）是真核细胞调节钙稳态、蛋白质合成与修饰以及脂质、胆固醇合成最重要的细胞器之一，钙网蛋白（calreticu-lin，CRT）主要存在于 ER 内，作为 Ca^{2+}结合的分子伴侣调控细胞钙稳态、蛋白质合成与修饰、细胞凋亡和心脏发育。生物体内 CRT 具有调节细胞凋亡、应激、心血管炎症反应等多种生理和病理生理过程的功能[1]。

16.2.1　钙网蛋白（calreticu-lin，CRT）的实验室检测

16.2.1.1　ELISA 法

应用 ELISA 法双抗体夹心法测定标本中 CRT 水平。用纯化的 CRT 抗体包被微孔板，制成固相抗体，往包被单抗的微孔中依次加入 CRT，再与 HRP 标记的 CRT 抗体结合，形成抗体-抗原-酶标抗体复合物，经过彻底洗涤后加底物 TMB 显色。TMB 在 HRP 酶的催化下转化成蓝色，并在酸的作用下转化成最终的黄色。颜色的深浅和样品中的 CRT 浓度呈正相关。用酶标仪在 450nm 波长下测定吸光度（OD 值），通过标准曲线计算样品中 CRT 浓度。

16.2.1.2　免疫组织细胞化学检测法

使用羊抗 CRT 抗体和成套免疫组化试剂盒，可对免疫细胞和组织进行化学染色检测，在显微镜下观察显色信号。

16.2.2 钙网蛋白检测的影响因素

16.2.2.1 标本处理

血清标本请于室温放置2h或4℃过夜后于1000g离心20min，取上清即可检测，或将标本放于-20℃保存，但应避免反复冻融。血浆可用EDTA或肝素作为抗凝剂，标本采集后30min内于2~8℃ 1000×g离心15min，或将标本放于-20℃保存，但应避免反复冻融。标本溶血会影响最后检测结果，因此溶血标本不宜进行此项检测。

16.2.2.2 恶性膀胱组织

恶性膀胱组织会使CRT含量升高。

16.2.3 钙网蛋白检测的临床应用

16.2.3.1 CRT与心脏发育

心肌细胞起源于中胚层，在骨形成蛋白（bonemorphogenetic proteins）等因子作用下活化肌细胞增强因子2（myocyte enhancer factor 2，MEF2）、活化T细胞核因子和GATA等多种转录因子，这些转录因子多为Ca^{2+}依赖性，通过调节发育、凋亡和代谢相关心脏基因的表达，在脊椎动物心脏发育的不同阶段发挥关键作用[2]。因此，细胞钙稳态是影响心脏发育的重要因素，而作为调节细胞钙稳态的主要亚细胞器——肌浆网，特别是其中的钙结合蛋白在心脏发育调节中必然具有重要作用。CRT属于心脏胚胎基因家族，在心脏发育过程中基因转录活化、蛋白表达升高，但出生后CRT基因表达迅速下调，CRT这种与心脏发生、发育密切相关的动态变化过程提示其可能参与心脏发育过程调节。钙网蛋白基因是胎儿心脏发育中某些转录因子如（Nkx2.5，MEF2C，GATA6）的靶基因。来自心脏发育的实验研究证实，CRT基因敲除小鼠在胚胎心脏发育过程中出现脐疝、心室壁畸形和明显的室壁厚度下降，于胚胎14.5~16.5天死于心脏发育缺陷。超微结构显示这种心脏发育异常与心肌收缩装置发育障碍和/或传导系统及代谢异常有关。进一步的研究发现，CRT调节的钙信号途径在胚胎心脏发育过程中确实具有重要作用。钙调神经磷酸酶（calcineurin，CaN）是蛋白质氨酸/苏氨酸磷酸酯酶，广泛存在于脑、心脏和其他组织中，是钙依赖信号途径的中心环节，受细胞浆钙离子调节，通过激活NFAT和MEF2c，使之核转位而调节转录，进而影响心脏发育。基因芯片和免疫组织化学研究表明，CRT缺陷使NFAT和MEF2c核转位减少。最近发现，CRT基因敲除小鼠心肌肌浆网钙贮存和IP3受体介导的钙释放功能受损，心肌细胞内MEF2c核转位减少，出现心脏发育缺陷和胚胎死亡，上述现象可以被过表达活化CaN所逆转，挽救CRT缺乏小鼠的胚胎死亡，而MEF2c又可以正反馈调节CRT表达，进而影响细胞钙稳态，提示CRT、

CaN 和 MEF2c 在心脏发育中形成调节网络，而 CRT 可能位于上游调控位置。另外，CRT 在出生后心脏的进一步发育中也发挥重要作用，CRT 转基因动物出生后 CRT 高表达，此时心脏收缩功能下降和内向 Ca^{2+}电流减弱，connexin43 和 con-nexin40 表达减少，出现窦性心动过缓、房室传导时间延长，并出现完全传导阻滞和猝死。因此，生后 CRT 表达的及时下调对需要内向钙电流激活的心脏传导系统（特别是窦房结和房室结）的进一步正常发育至关重要。上述结果表明，CRT 可能通过细胞钙依赖信号途径调节心脏胚胎和出生后发育过程。

16.2.3.2　CRT 与心肌肥大

细胞浆游离钙浓度升高是多种因素致心肌肥大的启动信号。心肌细胞肌浆网钙贮存与释放功能异常是导致胞浆游离钙水平持续升高的主要原因，而肌浆网内钙结合蛋白则是影响肌浆网钙的关键调节分子，其中钙网蛋白通过调节肌浆网 Ca^{2+}-ATPase 活性、减少肌浆网钙释放而调节肌浆网钙贮存、进而调节细胞内钙稳态。CRT 是心肌肌浆网内主要的胚胎型 Ca^{2+}结合蛋白，在心肌细胞分化过程中下调，出生后逐渐为集钙蛋白（calsequestrin，CS）所替代，随发育 CS 逐渐增加，生后 3 周 CS 呈规则的条纹分布于 Z 线附近，CRT 存在于胚胎 14 天的大鼠心肌细胞，生后 1 周逐渐消失，长期培养后 CRT 重新出现在去分化的成年心肌细胞中。Tsutsui[3] 等在大鼠腹主动脉狭窄致高血压心肌肥大模型上发现，腹主动脉狭窄致心脏后负荷升高 4 周后，左心室收缩功能降低，免疫印迹证实，心肌组织内 CS 的蛋白相对含量无变化，而 CRT 则较正常对照组明显升高；免疫组织化学研究进一步显示，在正常和肥大心肌组织 CS 和 CRT 的细胞分布亦发生明显变化，正常对照组心肌组织 CS 横向分布于心肌细胞内 Z 线附近，CRT 却主要分布于间质纤维细胞中，而在肥大心脏 CRT 表达上调、位于心肌细胞浆的核周边，并伴有肌浆网/内质网钙 ATP 酶蛋白水平下调，而 CS 表达无变化，提示心肌组织内 CRT 的上调与重新分布可能通过影响 SERCA 活性而降低肥大心肌的收缩功能，人类心肌肥大时 CRT 基因明显激活。

16.2.3.3　CRT 与缺血再灌注损伤

氧化应激是缺血再灌注（ischemia/reperfusion，I/R）损伤的重要原因。近年来发现，CRT 在组织细胞氧化应激和缺血（氧）损伤中具有重要作用，小鼠胰岛素瘤 MIN6 细胞过表达 CRT 可增加内质网 Ca^{2+}含量，并减轻一氧化氮诱导的细胞凋亡。CRT 过表达还可抑制肾上皮 LLC-PK 细胞内质网 Ca^{2+}释放，减轻胞浆钙超载，增强细胞对 H_2O_2 诱导氧化应激损伤的抵抗力。线粒体应激信号可以诱导 C2C12 成肌细胞和 A549 人肺癌细胞 CRT 表达，抑制细胞凋亡。在乳鼠心肌细胞缺氧预处理模型上采用双向电泳和质谱分析发现缺氧预处理 24 h 后心肌细胞内 CRT 表达增加，后续缺氧复氧所引起的心肌细胞凋亡减少；在体实验结果表明，心肌梗死前 24 h 进行缺氧预处理的大鼠梗死边缘区心肌组织 CRT 表达上调，明显高于单纯心肌梗死组，CRT 表达量与梗死后心功能正相关，与梗死面积负相关，提示 CRT 是心肌缺血早期重要的保护因子。

16.2.3.4 CRT 与血管生成

近年来，CRT 在血管生成中的作用开始受到关注[4]。CRT 的 N-结构域 1 ~ 180 位氨基酸片段被称为 Vasostatin，是一种有效的血管生成抑制剂。在体实验表明，肌肉注射编码 Vasostatin 的质粒可以抑制肿瘤生长，延长荷瘤小鼠的生存时间，vasostatin 选择性直接抑制血管内皮细胞增殖，明显减轻 Burkitt 肿瘤生长和肿瘤血管密度。CRT 本身也可以选择性抑制体外内皮细胞增殖并抑制体内血管生成，CRT 接种无胸腺小鼠后可以抑制 Burkitt 肿瘤生长。缺少 N 端 1 ~ 120 氨基酸的 CRT 抑制体外内皮细胞增殖和体内 Burkitt 肿瘤生长，其效果与 vasostatin 相似，包含 120 ~ 180 氨基酸的 CRT 片段也抑制内皮细胞增殖和血管生成，效果同 CRT 和 vasostatin。另外，CRT 也参与炎症刺激的血管新生。上述结果提示 CRT 有可能成为血管生成相关疾病防治的新靶点。

16.2.4 钙网蛋白检测的参考范围

免疫组化法检测 CRT 主要用于病例和对照组的对比研究，ELISA 法检测 CRT 已开始应用于临床，未见参考范围的报道，各实验室应根据具体情况，建立自己的参考范围，已适应本单位的临床需求，使该项目在临床上推广开来。

16.3 骨桥蛋白

骨桥蛋白（osteopontin，OPN）是从骨基质中分离出的一种磷酸化糖蛋白，为转录相关蛋白，在破骨细胞和骨基质之间起桥梁作用，常分布于骨组织表面，因其介导骨组织细胞与骨基质的连接、参与骨基质矿化和重吸收过程而得名。骨桥蛋白是一种相对分子质量约为 44 kDa 的分泌型糖基化磷蛋白，约含 300 个氨基酸残基，其中天冬氨酸、丝氨酸和谷氨酸残基占有很高的比例。骨桥蛋白分子中约含有 30 个寡糖基，其中 10 个是唾液酸[5]。结构分析证实，骨桥蛋白多肽链的二级结构中包括 8 个 α 螺旋和 6 个 β 折叠结构，高度保守的 RGD 基元两端各有一个 β 折叠结构，见图 16-1。

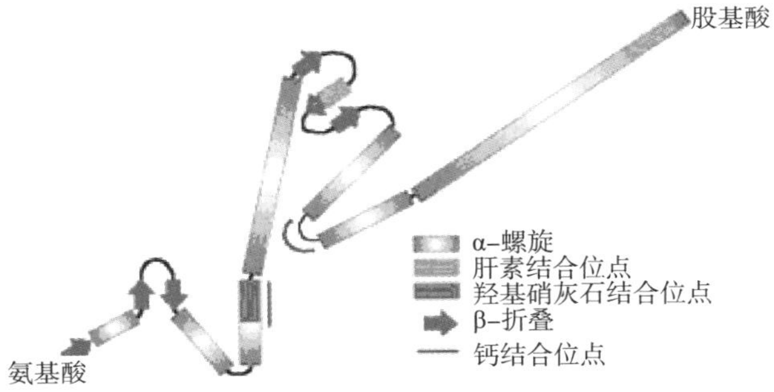

图 16-1　骨桥蛋白基因结构图

16.3.1　骨桥蛋白的实验室检测

16.3.1.1　ELISA 法

（1）原理。采用双抗体两步夹心法，将标准品、待测样本加入到预先包被人 OPN 单克隆抗体透明酶标包被板中，温育足够时间后，洗涤除去未结合的成分，再加入酶标工作液，温育足够时间后，洗涤除去未结合的成分。依次加入底物 A、B，底物（TMB）在辣根过氧化物酶（HRP）催化下转化为蓝色产物，在酸的作用下变成黄色，颜色的深浅与样品中 OPN 浓度呈正相关，450nm 波长下测定 OD 值，根据标准品和样品的 OD 值，计算样本中 OPN 含量。

（2）标本要求样本不能含叠氮钠（NaN_3），因为 NaN_3是 HRP 的抑制剂。标本采集后尽早进行提取，提取按相关文献进行，提取后应尽快进行实验，若不能立即试验，可将标本放于-20℃保存，但应避免反复冻融，样本应充分离心，不得有溶血及颗粒。

16.3.1.2　其他方法

可以通过应用 Northern Blot 杂交、原位杂交以及免疫组织化学技术可对骨桥蛋白的基因表达水平进行检测。

16.3.2　骨桥蛋白检测的影响因素

多种细胞可以持续或经诱导后产生 OPN，如巨噬细胞、T 细胞、血管平滑肌细胞（VSMC）等，OPN 的表达受多种因素的影响。

缺氧：缺氧 2h 后 OPNmRNA 的表达和蛋白质的合成增加，6～12h 后下降，24h 后又增加。蛋白激酶 C（PKC）和 P38 丝裂原活化蛋白激酶（MAPK）抑制剂可以显著减弱因缺氧所致的 OPN 表达，表明 PKC 和 P38MAPK 可能参与该过程。

单纯血压升高：人主动脉平滑肌细胞在 160mmHg（21.3kPa）高压或在正常血压

下培养2、4、16h，OPN表达水平并无显著差异；但24h后，高压组OPN表达比正常血压组增加50%。

高浓度葡萄糖：经高浓度的葡萄糖（25nmol/L）处理大鼠动脉平滑肌细胞后，OPN表达显著增加，表明葡萄糖可促进OPN蛋白质的合成。PKC抑制剂GF109203X可抑制高浓度葡萄糖处理组OPN表达增加。

NK-104（3-羟基-3-甲基-戊二酰基辅酶A还原酶抑制剂）：NK-104减少大鼠动脉平滑肌细胞OPNmRNA的表达及蛋白质的合成，该抑制过程可以被甲经戊酸完全逆转，表明甲经戊酸或其代谢产物在调节OPN表达上可能起到十分重要的作用。口服NK-104达7日，可有效抑制OPN在链脉佐菌素诱导的糖尿病大鼠肾动脉和主动脉中表达的异常升高。

氨氯地平：氨氯地平作为一种钙通道阻滞剂，因其可有效抑制动脉粥样硬化的发展，减少缺血事件的发生而引起重视。近年来又发现它可以显著抑制OPN的表达，抑制VSMC由收缩表型向合成表型转变，抑制VSMCDNA合成及增殖。

干扰素：IFN-γ（1000U/mL）明显刺激平滑肌细胞内骨桥蛋白的表达，Western Blotting分析24 h干预组OPN量较对照组提高71.18%，48h后较对照组提高75.66%，说明IFN-γ能在基因水平上刺激大鼠平滑肌细胞内OPN的表达。

成纤维细胞生长因子：成纤维细胞生长因子-1（FGF-1）可以与其受体结合刺激大鼠主动脉平滑肌细胞表达OPN mRNA及OPN蛋白，高度选择性的FGF-1受体酪氨酸激酶（Src）抑制剂PD166866可以减弱FGF-1诱导的OPN mRNA表达，另外PP2（Src特异性抑制剂）和丝裂原细胞外信号反应激酶（MEK）抑制剂PD98059都可以减弱FGF-1诱导的OPN表达，说明FGF-1与FGFR-1结合在转录水平上通过Src/MEK/MAP信号路径上调OPN的表达，通过OPN的表达可以介导成纤维细胞的迁移。

其他因素：内皮素-1、胰岛素样生长因子、血小板源生长因子（PDGF）内皮细胞生长因子样因子（EGF样因子）、转化生长因子β（TGF-β）、AngⅡ和UTP等均能刺激血管内皮细胞和平滑肌细胞表达骨桥蛋白分子。

16.3.3 骨桥蛋白检测的临床应用

16.3.3.1 OPN与动脉粥样硬化

近年来，人们对心血管系统疾病的发生机理有了新的认识，认为动脉粥样硬化和血管成形术后再狭窄是动脉壁对损伤的一种保护性反应。血管损伤部位新生内膜的形成是动脉粥样硬化和血管成形术后再狭窄病理过程中的重要事件之一，其发生发展过程与骨桥蛋白的功能密切相关。有资料显示，在一系列参与动脉粥样硬化和血管成形术后再狭窄的细胞因子中，PDGF、BFGF、EGF、TGFβ、IL-1、AngⅡ均能够刺激血管内皮细胞和平滑肌细胞过度表达骨桥蛋白。原位杂交免疫组织化学和 Western blot 检测结果显示，不仅粥样硬化和再狭窄病变部位的内皮细胞和平滑肌细胞内骨桥蛋白 mRNA 呈高表达状态，而且细胞外基质中的骨桥蛋白含量也明显升高。在动物实验模型中，血管内皮损伤后，内皮细胞与平滑肌细胞内骨桥蛋白 mRNA 表达迅速上调，8 h 后达到高峰，持续 14 天后开始下降，6 周左右恢复至正常水平，这与新生内膜形成的时程相一致。利用抗骨桥蛋白抗体或抗 integrinαvβ3 抗体抑制骨桥蛋白的作用则可抑制血管平滑肌细胞的表型转化、迁移和增殖，进而抑制新生内膜的形成。

16.3.3.2　OPN 与血管及主动脉钙化

以往认为钙化是一被动的“退行性”过程，最近的研究表明钙化表现为慢性炎症，受多种因子的主动调节，OPN 就是其中之一。动脉钙化是动脉粥样硬化和血管成形术后再狭窄的常见并发症之一。免疫组织化学研究发现，在动脉粥样硬化及再狭窄的钙化区域内，血管内皮细胞、平滑肌细胞、巨噬细胞均高度表达骨桥蛋白分子，尤以巨噬细胞为甚，这是机体的一种保护性反应。研究发现，骨桥蛋白能够抑制动脉钙化的发生，其作用机理是该蛋白可直接与羟磷灰石晶体表面结合，构成一层蛋白衣，阻止羟磷灰石晶体的进一步成长，从而抑制动脉钙化形成。综上所述，骨桥蛋白作为一种机体反应性功能蛋白，在动脉粥样硬化、血管成形术后再狭窄及动脉钙化发生过程中起重要作用，应用骨桥蛋白及其抑制剂可能有助于心血管疾病的防治，但许多问题尚待进一步深入研究。

16.3.3.3　OPN 与新生内膜形成

许多因素都可导致内膜损伤及损伤后新生内膜形成。用免疫组化和原位杂交技术，证明内膜未受损时 OPNmRNA 和蛋白质表达较低。内膜损伤后 1、7、14 天 OPN 表达逐渐增加，而 21 天左右 OPN 表达开始下降，但仍明显高于损伤前。用抗 OPN 抗体处理后，大鼠内膜细胞数比对照组减少。实验证明，av 整合素拮抗剂使 VSMC 从中膜向内膜迁移的数量减少，对 OPN 促进新生内膜的形成有抑制作用。

目前，对 OPN 的研究仍处于探索阶段，尤其是 OPN 在心血管系统中的作用或功能方面许多问题有待解决，相信随着研究地深入，我们对 OPN 与疾病关系的认识会逐渐清晰，希望对将来疾病的发生、发展机制及临床治疗、预防产生新的指导作用。

16.3.4　骨桥蛋白检测的参考范围

目前，以免疫组化技术检测 OPN 主要应用于正常和病例的比较研究。ELISA 法刚刚兴起，未见参考范围的报道，各实验室应根据自己具体情况，建立本室的正常值参考范围，供临床参考。

16.4 小凹蛋白

小凹（caveolae，Cav）是细胞表面直径50～100nm的胞膜穴样内陷，由胆固醇、鞘磷脂、鞘糖脂和脂蛋白构成，其化学属性介于无序液体和液晶之间，小凹蛋白是小凹的重要组织成分，也是关键性的功能蛋白，它与特殊的脂质共同形成小凹结构，参与酪氨酸的磷酸化过程。

16.4.1 小凹蛋白（caveolae，Cav）的实验室检测

16.4.1.1 免疫组织化学法

应用兔抗人小凹蛋白作为一抗，按免疫组化试剂盒说明书进行操作，3，3′-二氨基联苯胺显色，苏木素复染，常规脱水透明封片，同时进行以磷酸盐缓冲液代替一抗的质量控制，阳性部分为棕黄色颗粒，显微镜计数，作统计分析。

16.4.1.2 免疫印迹方法检测小凹蛋白的表达

将待检细胞制成密度1×10^8个/L的细胞悬液、培养、磷酸盐缓冲液洗涤、细胞裂解液（三羟甲基氨基甲烷50mmol/L，氯化钠150mmol/L，乙二胺四乙酸1mmol/L，苯甲基磺酰氟1mmol/L，抑蛋白酶肽2mg/L，聚乙二醇辛基苯基醚1%，叠氮钠0.02%，去氧胆酸钠0.1%，pH8.0）冰浴条件下裂解细胞，离心后吸取小量上清液进行蛋白定量。取相同蛋白量上样，10%分离胶分离，进行不连续聚丙烯酰胺凝胶电泳，转聚偏二氟乙烯膜，5%脱脂牛奶封闭聚偏二氟乙烯膜，再分别与一抗（兔抗人小凹蛋白）和二抗（辣根过氧化酶标记的羊抗兔）室温孵育反应，利用化学发光法进行显色反应。结果用图像分析系统对胶片扫描并进行平均密度值测定，并进行半定量分析。

16.4.1.3 ELISA法

应用双抗体夹心法检测标本中小凹蛋白水平，用纯化的包被微孔板，制成固相载体，往包被抗体的微孔板中依次加入含小凹蛋白的标本、生物素化地抗人小凹蛋白抗体、HRP标记的亲和素、经过洗涤后用底物TMB显色，所显蓝色在酸的作用下变为黄色，颜色的深浅与标本中小凹蛋白含量呈正相关，酶标仪比色，与标准品比较计算浓度。

16.4.1.4 流式细胞术

检测外周血中小凹蛋白的含量，可应用流式细胞检测技术，将小凹蛋白抗体标记在已激活的羧基化聚苯乙烯微球上，然后再用包被好的微球与检测标本进行抗原抗体免疫反应，加入羊抗人小凹蛋白的多克隆抗体和异硫氰酸荧光素（FITC）标记的驴抗

羊的多克隆抗体，经室温避光反应并洗涤后，上流式细胞仪检测 FITC 的荧光强度，以此测定标本中小凹蛋白含量。

16.4.2　小凹蛋白检测的影响因素

在多种疾病中均发现存在小凹蛋白的异常，它的突变和缺失与很多疾病的发生发展过程有关，除冠心病、心肌疾病高血压病、糖尿病大血管病变等心血管疾病以外，肿瘤的发生是影响小凹蛋白的重要因素，应在小凹蛋白检测结果分析中加以重视。

16.4.3　小凹蛋白检测的临床应用

16.4.3.1　小凹蛋白与冠心病

流行病学研究表明，冠心病的三个主要因素（高脂血症、高血压、吸烟）中，高胆固醇血症是唯一先决条件。升高的胆固醇可抑制血管内皮舒张。近年的研究表明，高胆固醇血症患者体内一氧化氮（NO）减少，可能是 Cav-1 水平提高导致内皮型一氧化氮合酶（eNOS）活性降低引起的。有研究表明[6]，Cav-1 对 eNOS 信号通路起抑制作用，一旦 eNOS 通路出现抑制，则会消除由 NO 介导的血管渗透和收缩反应，而载脂蛋白 E 基因缺陷小鼠的病变区域 Cav-1 明显减少，且斑块越严重，Cav-1 减少越明显。这些结果提示载脂蛋白 E 基因缺陷小鼠动脉粥样硬化的发生发展过程与 Cav-1 表达下调有关，说明了 Cav-1 和小凹在冠心病和动脉粥样硬化发生发展过程中起着重要的作用。

16.4.3.2　小凹蛋白与心肌疾病

小凹蛋白 3（Cav-3）在维持心肌及心脏的正常功能方面具有重要作用。研究发现 Cav-3 在心肌细胞的过表达将影响 Cav-3 转基因小鼠的心肌结构和功能，导致严重的心肌组织退化，纤维样变性及心肌功能的减弱[7]。还发现肌营养不良蛋白及黏附分子肌营养不良蛋白聚糖（dystroglycan，DG）在 Cav-3 转基因心脏中起负调节作用，而心脏中 Cav-3 的高表达将抑制 NOS 活性，引起严重的心肌疾病。研究 Cav-1 和 Cav-3 双重缺陷小鼠，缺乏 Cav 基因家族所有成员，且存在着严重的心肌异常现象。与 Cav-1 和 Cav-3 单缺陷（Cav-1-/-和 Cav-3-/-）小鼠比较，发现 Cav-1 与 Cav-3 双重缺陷小鼠左心室壁肥厚、室间隔肥厚。组织病理学观察发现心肌组织肥大、间质炎、心肌细胞坏死。由此看来 Cav-1 和 Cav-3 是维持心肌组织结构不可缺少的成分，虽然 Cav 联合缺失的小鼠没有发现与单基因缺陷小鼠表型不同的类型，但是 Cav-1 和 Cav-3 的联合缺失对心肌组织的结构和功能都有深远的影响。

16.4.3.3　小凹蛋白与高血压病

内皮功能异常是影响高血压的一个重要因素。实验表明，分离 Cav-1-/-小鼠的大动脉环没有稳定的血管收缩性，当加入血管舒张剂乙酰胆碱时，动脉环呈现出明显的舒张。此外，离体的Cav-1-/-小鼠动脉环对肾上腺素能激动剂去氧肾上腺素的收缩反应与野生型小鼠一样，当输注eNOS抑制剂左旋硝基精氨酸甲酯（NG-Nitro-L-arginine Methyl Ester，Hydrochloride，L-NAME），血管损伤现象明显减少。Cav-1通过调节eNOS活性来调节血管紧张度，其水平高低直接影响eNOS活性，从而导致血管弹性的变化。因此，Cav-1是一个重要的血压决定因子，在高血压病中起着重要的作用。

16.4.3.4 小凹蛋白与糖尿病大血管病变

糖尿病是胰岛素分泌及信号传导异常的代谢性疾病，而血管病变是糖尿病患者的主要并发症以及致死、致残的主要原因，可分为微血管和大血管病变。糖尿病血管病变发生的前提是血管内皮损伤。引起血管内皮损伤的因素有很多。高血糖是公认的损伤因素和致糖尿病血管病变的危险因素。但糖尿病患者血糖升高所导致血管病变的发生以及发病机理还不清楚，但血管内皮生长因子（VEGF）可上调人脐静脉内皮细胞小凹和Cav的表达；VEGF表达的增加不能完全恢复受损的内皮细胞，只是减轻受损的血管内皮细胞的功能障碍。内皮素受体ETA定位于小凹中，这说明内皮素1的作用可能受Cav-1的调控。eNOS和NADPH氧化酶均定位于细胞膜小凹区域，提示小凹可同时为NO和超氧阴离子的产生提供场所。Cav-1可能通过其骨架结构结合酪氨酸磷酸化形式的eNOS而抑制eNOS活性。血管内皮生长因子受体2（Flk-1/kDaR）定位于小凹中，Cav-1可通过正性或负性调控血管内皮生长因子受体2而调节血管内皮生长因子（VEGF）的信号通路[8]。因此，内皮素1、eNOS-NO、VEGF的表达和作用都受Cav-1的调节，说明Cav-1可能参与糖尿病血管病变。在Cav-1-/-小鼠模型中，糖尿病所致的心肌损伤常伴随Cav-3水平的明显升高，表明Cav-1与Cav-3在糖尿病血管病变的发病和进展中起重要作用[9]。

16.4.4 小凹蛋白检测的参考范围

目前，以免疫组化、免疫印迹技术检测小凹蛋白主要应用于正常和病例的比较研究。ELISA法和流式细胞术刚刚兴起，未见参考范围的报道，各实验室应根据自己具体情况，建立本室的正常值参考范围，供临床参考。

主要参考文献

[1] 刘秀华．钙网蛋白与心血管疾病［J］．国际病理科学与临床杂志，2006，26（5）：440-443.

[2] Li J，Puceat M，Perez-Terzic C，et al. Calreticulin reveals a critical Ca^{2+} checkpoint in cardiac myofibrillogenesis［J］. J Cell Biol，2002，158（1）：103-113.

[3] Tsutsui H，Ishibashi Y，Imanaka-Yoshida K，et al. Alterations in sarcoplasmic reticulum calcium-

storing proteins in pressure-over-load cardiac hypertrophy [J]. Am J Physio, 1997, 272 (1 pt2): H168-H175.

[4] Xiao F, Wei Y, Yang L, et al. A gene therapy for cancer based on the angiogenesis inhibitor, vasostatin [J]. Gene Ther, 2002, 9 (18): 1207-1213.

[5] 綦惠. 骨桥蛋白与心血管系统疾病 [J]. 国外医学心血管疾病分册, 2004, 31 (6): 336-338.

[6] 何清. 小凹蛋白 1 与动脉粥样硬化 [J]. 中国动脉硬化杂志, 2006, 14 (6): 547-549.

[7] 李瑛. 小凹蛋白与心血管疾病 [J]. 中国动脉硬化杂志, 2007, 15 (1): 71-73.

[8] Park D S, Woodman S E, Schubert W, et al. Caveolin-1/3 double-knockout mice are viable, but lack both muscle and non-muscle caveolae, and develop a severe cardiomyopathic phenotype [J]. Am J Pathol, 2002, 160 (6): 207-217.

[9] Bucci M, Gratton J P, Rudic R D, et al. In vivo delivery of the caveolin-1 scaffolding domain inhibits nitric oxide synthesis and reduces inflammation [J]. Nat Med, 2000, 6: 462-467.

第 17 章　血管内皮功能标志物

17.1　血管内皮生长因子

血管内皮生长因子（vascular endothelial growth factor，VEGF）又称血管通透性因子、促血管因子（VAS）或血管调理素。是从垂体星形滤泡细胞和各种啮齿类动物的卵巢细胞培养液提纯而来的一种特异性的与血管生长有关的生长因子，并有促进血管通透性的作用。VEGF 能与存在于内皮细胞表面的特异性受体（Flt－1、Flk－1/KDR）结合，促进血管内皮细胞增殖，刺激体内新生血管生成。此外，VEGF 作为一种局部内生性调节剂还起着维持血管的正常状态和完整性的作用。

17.1.1　血管内皮生长因子的实验室检测

17.1.1.1　流式细胞分析

采用 VEGF 流式微球检测试剂盒，在流式细胞仪上按仪器和试剂说明书进行操作。本书作者按美国临床和实验室标准协会（CLSI）的相关规则，对流式细胞仪检测系统检测血浆 VEGF 的分析性能进行了评价，取得了较为满意的效果[1]。

17.1.1.2　ELISA 法

（1）原理。VEGF 试剂盒是固相夹心法 ELISA，将已知 VEGF 浓度的标准品、未知浓度的样品加入微孔酶标板内进行检测。先将 VEGF 和生物素标记的抗体同时温育。洗涤后，加入亲和素标记过的 HRP。再经过温育和洗涤，去除未结合的酶结合物，然后加入底物 A、B，和酶结合物同时作用，产生颜色。颜色的深浅和样品中 VEGF 的浓度呈比例关系。

（2）操作注意事项。试剂应按标签说明书储存，使用前恢复到室温，稀稀过后的标准品应丢弃，不可保存，不同批号的试剂不要混用，使用前充分混匀试剂盒里的各种成分及样品，底物 A 易挥发，避免长时间打开盖子，底物 B 对光敏感，避免长时间暴露于光下，实验完成后应立即读取 OD 值。

（3）样品收集、处理及保存方法。血清：操作过程中使用不含热源和内毒素的试管，收集血液后，1000g 离心 10min 将血清和红细胞迅速小心地分离。

血浆：EDTA、柠檬酸盐、肝素血浆可用于检测，1000g 离心 30min 去除颗粒。

细胞上清液：1000g 离心 10min 去除颗粒和聚合物。

标本保存：如果样品不立即使用，应将其分成小部分-70℃保存，避免反复冷冻。尽可能地不要使用溶血或高血脂血。如果血清中大量颗粒，检测前先离心或过滤。不要在 37℃或更高的温度加热解冻。应在室温下解冻并确保样品均匀地充分解冻。

（4）结果判断与分析。于波长 450nm 的酶标仪上读取各孔的 OD 值，以吸光度 OD 值为纵坐标（Y），相应的 VEGF 标准品浓度为横坐标（X），做得相应的曲线，样品的 VEGF 含量可根据其 OD 值由标准曲线换算出相应的浓度。

检测值范围：0～40ng/mL。

17.1.1.3　免疫组化分析技术

免疫组化分析技术主要用于动物实验和尸检，偶尔也用于活检。免疫组化分析技术是应用商品化成套 VEGF 免疫组化试剂盒和图像分析处理系统进行检验。其方法分为取材、制片、染色、图像分析及统计学处理等步骤。心脏标本每例取心尖部之左室前壁和侧壁各一块，10% 福尔马林固定，常规石蜡切片，连切 3 张，厚 4mm，分别作 HE 和 VEGF 免疫组化染色。VEGF—抗；工作浓度为 1∶100，免疫组化染色操作按试剂盒说明书进行。PBS 取代 VEGF—抗；作阴性对照。以心肌细胞膜或胞浆出现棕黄色产物为阳性结果，苏木素轻度复染细胞核。应用图像分析仪对免疫组化染色阳性反应产物进行定量分析，具体操作为低倍镜下找视野后，调至 400×，自动控制装置随机选 10 个位点测量阳性反应产物面积，然后取平均值。阳性产物强度应用图像处理系统灰度值表示，从最大（1）到最小（256）共分为 256 个灰度层次，其灰度值愈大则阳性反应物的阳性强度愈小。

17.1.1.4　实时荧光定量 PCR 检测 VEGF 基因

内参 GAPDH 引物上游：5′-ATGGGAAGCTGGTCATCAAC-3′，下游：5′-TTCAGCTCTGGGATGACCTT-3′，扩增产物大小为 258bp. VEGF 的引物上游：5′-CTTGCTGCTCTACCTCCAC-3′，下游 5′-ATGTCCACCAAGGTCTCG-3′，扩增产物大小为 144bp. TRIzol、有 RT-PCR 商品试剂盒供应。可用于组织原位杂交检测和血液样品中定量分析。

17.1.1.5 放射免疫法

应用竞争机制原理，标准或样品中的 ET 和加入的^{125}I-ET 共同与一定量的特异性抗体产生竞争性免疫反应。^{125}I-ET 与抗体的结合量与标准或样品中 ET 的含量呈一定的函数关系。用免疫分离试剂（P. R.）将结合部分（B）与游离部分（F）分离后，测定结合部分的放射性强度，并计算相应结合率 B/B_0。用已知标准 ET 含量与对应结合率作图，即得标准抑制曲线。从标准曲线上查知对应结合率的待测样品中 ET 的含量。

17.1.2 血管内皮生长因子检测的影响因素

17.1.2.1 使血清中血管内皮生长因子浓度升高的因素

血清：血清中的浓度比血浆中的浓度高，因为标本在凝固过程中，从血小板和白细胞也可以释放血管内皮生长因子；

妊娠：妊娠时期血管内皮生长因子浓度会升高。

17.1.2.2 使血清中血管内皮生长因子浓度降低的因素

进行外科手术后的患者血清中血管内皮生长因子浓度会降低。

17.1.3 血管内皮生长因检测的临床应用

VEGF 是迄今发现的具有特异性促进血管内皮细胞有丝分裂的生长因子，它能诱导血管新生、重构，增加血管通透性，促进巨噬细胞和单核细胞向动脉粥样硬化斑块内迁移。一方面 VEGF 可以促进血管内皮增殖、改善内皮功能和抑制内膜平滑肌增殖，从而加速损伤血管的内皮化、稳定粥样斑块、防止附壁血栓形成、减少动脉内膜增殖和预防冠状动脉成形术后再狭窄等方面起重要作用；另一方面，VEGF 又可加速粥样斑块的生长[2]。使用 VEGF 促进血管生成以治疗冠心病或周围血管病等缺血性疾病，即所谓的治疗性血管（therapcuticangiogenesis）。研究证实，正常人血清中仅存在极低水平的 VEGF。而在心肌缺血缺氧时，VEGF 及其受体表达成倍增加。在心肌梗死病例中，梗死周围的血管平滑肌细胞和受损心肌中均有 VEGF 基因的高表达[3]。

VEGF 是血管内皮细胞特异性有丝分裂原，具有促进血管内皮细胞增殖分裂、促进新生血管形成和侧支循环开放等作用。实验表明：心肌缺血时，VEGF 表达增加，提示缺血和缺氧刺激 VEGF 表达增加提示缺血和缺氧是刺激 VEGF 表达增加的重要因素[4]。VEGF 水平升高刺激冠状动脉内皮细胞激活，分裂和增殖，在心脏特别是在缺血部位可促使冠状动脉原有侧支循环增加或重构及新生毛细血管形成，因此 VEGF 对于冠状动脉侧支循环的建立、防止心肌缺血、减少心肌梗死面积和减少室壁瘤的发生具有重要意义[4]。

VEGF 在不同的病理生理变化过程中扮演的不同角色也许与 VEGF 的浓度相关。正常心脏只表达少量 VEGF 健康受试者血浆中游离 VEGF 的浓度非常低。这种低水平的生长因子对于维持内皮活力和通过内皮屏障的基本转运功能很重要。血浆循环中，游离的 VEGF121/165 的含量很低，大部分血浆中的 VEGF 储存在血小板和血浆蛋白、α_2巨球蛋白和 sF1t-1 当中。当缺氧、缺血、凝血和炎症发生时，循环中 VEGF 的浓度发生变化。心脏缺血可以致使血浆中游离 VEGF121/165 浓度急剧增高。血小板和其他血细胞在凝血过程中也可释放 VEGF。血小板是血清 VEGF 的一个潜在来源，除血小板外，粒细胞也能分泌 VEGF。外周微循环紊乱也能导致循环中 VEGF 浓度的升高。临床调查资料也支持 VEGF 不同生物学效应与浓度相关[4]。有人证实，低浓度培养血清限制了内皮细胞增殖，更容易诱导内皮细胞分化、迁移，形成毛细血管样结构[5]。VEGF 同时表现了对损伤诱导的内膜增厚的抑制和促进作用，在去内皮再生的能力可能重于任何由 VEGF 诱导的内部损失性血管新生或炎细胞浸润引起的心内膜增殖作用。内膜新生作用的减轻和增强之间，似乎存在巧妙的平衡关系。VEGF 还可能参与心肌损伤修复和防止经皮冠状血管腔内形成术后血管再狭窄。

17.1.4　血管内皮生长因子检测的参考范围

ELISA 法：41.5 ~91.1 pg/mL。

17.2　肝细胞生长因子

肝细胞生长因子（HGF）主要由间质细胞产生，是异二聚体结构，前体由 728 个氨基酸残基组成单链，经蛋白水解酶水解作用产生活性形式。HGF 主要通过细胞膜上的特异性受体 cMet 发挥其生物学作用。HGF 与 cMet 结合后激活受体发生自身磷酸化，进而导致多种底物蛋白磷酸化。

17.2.1　肝细胞生长因子（HGF）的实验室检测

17.2.1.1　ELISA 法

1. 原理。

目前主要采用 ELISA 法进行检验，其实验原理为应用双抗体夹心法测定标本中人 HGF 水平，用纯化的人 HGF 抗体包被微孔板，制成固相抗体，往包被单抗的微孔中依次加入 HGF，再与 HRP 标记的羊抗人抗体结合，形成抗体-抗原-酶标抗体复合物，经过彻底洗涤后加底物 TMB 显色。TMB 在 HRP 酶的催化下转化成蓝色，并在酸的作用下转化成最终的黄色。颜色的深浅和样品中的肝细胞生长因子呈正相关。用酶标仪在 450nm 波长下测定吸光度（OD 值），通过标准曲线计算样品中人 HGF 浓度。

2. 样本处理。

血清：室温血液自然凝固 10～20min，离心 20min 左右（2000～3000rpm）。仔细收集上清，保存过程中如出现沉淀，应再次离心。

血浆：应根据标本的要求选择 EDTA 或柠檬酸钠作为抗凝剂，混合 10～20min 后，离心 20min 左右（2000～3000rpm）。仔细收集上清，保存过程中如有沉淀形成，应该再次离心。

尿液：用无菌管收集，离心 20min 左右（2000～3000rpm）。仔细收集上清，保存过程中如有沉淀形成，应再次离心。胸腹水、脑脊液参照实行。

细胞培养上清：检测分泌性的成分时，用无菌管收集。离心 20min 左右（2000～3000rpm）。仔细收集上清。检测细胞内的成分时，用 PBS（pH7.2～7.4）稀释细胞悬液，细胞浓度达到 100 万/毫升左右。通过反复冻融，以使细胞破坏并放出细胞内成分。离心 20min 左右（2000～3000rpm）。仔细收集上清。保存过程中如有沉淀形成，应再次离心。

组织标本：切割标本后，称取重量。加入一定量的 PBS，pH7.4。用液氮迅速冷冻保存备用。标本融化后仍然保持 2～8℃的温度。加入一定量的 PBS（pH7.4），用手工或匀浆器将标本匀浆充分。离心 20min 左右（2000～3000rpm）。仔细收集上清。分装后一份待检测，其余冷冻备用。

标本采集后尽早进行提取，提取按相关文献进行，提取后应尽快进行实验。若不能马上进行试验，可将标本放于-20℃保存，但应避免反复冻融。不能检测含 NaN_3 的样品，因 NaN_3 抑制 HRP 活性。

3. 注意事项。

试剂盒从冷藏环境中取出应在室温平衡 15～30min 后方可使用，酶标包被板开封后如未用完，板条应装入密封袋中保存。浓洗涤液可能会有结晶析出，稀释时可在水浴中加温助溶，洗涤时不影响结果。各步加样均应使用加样器，并经常校对其准确性，以避免试验误差。一次加样时间最好控制在 5min 内，如标本数量多，推荐使用排枪加样。请每次测定的同时做标准曲线，最好做复孔。如标本中待测物质含量过高（样本 OD 值大于标准品孔第一孔的 OD 值），请先用样品稀释液稀释一定倍数（n 倍）后再测定，计算时请最后乘以总稀释倍数（$\times n\times 5$）。底物请避光保存。本试剂不同批号组分不得混用。

4. 计算。

以标准物的浓度为横坐标，OD 值为纵坐标，在坐标纸上绘出标准曲线，根据样品的 OD 值由标准曲线查出相应的浓度；再乘以稀释倍数；或用标准物的浓度与 OD 值计算出标准曲线的直线回归方程式，将样品的 OD 值代入方程式，计算出样品浓度，再乘以稀释倍数，即为样品的实际浓度。

17.2.1.2　免疫组化法

按试剂盒说明书即可操作检验。

17.2.1.3　肝细胞生长因子 mRNA 的定量检测

检测对象为肝脏组织标本，如不及时检测应立即液氮冻存，仪器使用荧光定量 PCR 扩增仪，试剂包括 RNA 抽提试剂盒、逆转录试剂盒、实时荧光定量 PCR 扩增试剂盒、HGF 上游和下游引物等。以正常肝组织作为对照因子，结果经统计学分析。

17.2.2　肝细胞生长因子检测的影响因素

17.2.2.1　血清中使之降低的影响因素

经皮冠状动脉成形术：外周动脉疾病的患者在搭桥手术或 PTCA 6 个月后，肝细胞生长因子平均浓度降低。

17.2.2.2　血清中使之升高的影响因素

肝切除术：肝切除术患者中 HGF 的平均浓度升高，术后 1 天达到高峰。

月经周期：健康女性在月经期和卵泡早期肝细胞生长因子平均浓度是 0.39 ± 0.13ng/mL，正常月经周期中卵泡中期是 0.25 ± 0.07ng/mL，卵泡晚期是 0.15 ± 0.05ng/mL，黄体早期是 0.04 ± 0.03ng/mL，黄体中期是 0.27 ± 0.10ng/mL，黄体晚期是 0.25 ± 0.09ng/mL。

吸烟：患外周动脉疾病的吸烟患者肝细胞生长因子平均浓度与患外周动脉疾病的非吸烟患者的平均值显著增高。

17.2.2.3　肿瘤对 HGF 与的影响

HGF、cMet 与肿瘤生物学行为的关系目前正处于研究阶段。但普遍认为 HGF、cMet 在腺癌有更高的表达率，HGF 的表达在腺癌呈增高趋势，HGF、cMet 与大多数上皮性肿瘤的浸润、转移有关。HGF 与 cMet 的特异性结合从多方面增加了肿瘤细胞的恶性潜能，提高了其存活能力和侵袭能力，有助于肿瘤细胞扩散至远处组织，并在局部增殖。

17.2.3　肝细胞生长因子检测的临床应用

近年来人们研究发现，HGF 系统在高血压、动脉粥样硬化性病变、心肌梗死、充血性心力衰竭等心血管疾病中表达异常，提示 HGF 系统参与心血管系统疾病的发生、发展过程[6]。

17.2.3.1　HGF 在心血管疾病中的诊断价值

急性心肌梗死（AMI）：研究发现，循环 HGF 水平在 AMI 后 3 h 内即显著升高，与另外一种常用的心肌标志物 CK 相比，循环 HGF 的升高更加常见，并且，在 AMI 后的 6～9 h 内，血浆 HGF 水平与 CK 水平呈显著正相关。HGF 与另一种内皮特异性生长因子 VEGF 相比较，血浆 HGF 仅在 AMI 时升高，而在心绞痛（包括梗死前心绞痛）、陈旧性心肌梗死以及其他心脏疾病时，血浆 HGF 均没有显著意义水平的升高。研究表明，AMI 时血浆 HGF 浓度在（6.6±2.6）h 内达最高水平，而血浆 CK 和 CK-MB 分别在（19.4±8.7）h 和（16.6±7.7）h 达到最高峰，并且血浆 HGF 与 CK、CK-MB 均呈正相关关系（相关系数分别为 0.68 和 0.74）。以上的研究表明，血浆 HGF 是早期诊断 AMI 的特异、敏感的生化标志。在研究了 AMI 过程中血浆 HGF 浓度的时相性变化中发现，血浆 HGF 水平在 AMI 后的第 7 天达到高峰，然后在 14～21 天内逐渐下降到正常水平，研究同时发现，AMI 后第 7 天的 HGF 水平与 AMI 后第 3 天的 CRP 水平呈显著正相关关系，对外周及冠状窦血液标本 HGF 浓度的监测显示二者无显著差异。以上研究表明，AMI 后的血浆 HGF 水平升高是急性炎性反应的结果，血浆 HGF 不仅来自心脏，还来自其他组织器官，包括肝、肾、肺、脑。人们在研究中还发现，在 AMI 后的第 7 天，血浆 HGF 水平在心室重构组显著高于非重构组，提示 HGF 与心室重构有关。

动脉粥样硬化性病变：在动脉粥样硬化性改变的过程中，伴随着动脉内皮细胞结构和功能的损伤。HGF，作为一种内皮特异性生长因子，具有强大的丝裂原活性和抗凋亡活性，在保护和修复损伤的动脉内皮细胞中发挥重要作用。在对动脉粥样硬化与血浆 HGF 及其他危险因素（年龄、性别、血压）的相关性研究中发现，血浆 HGF 水平在发生动脉粥样硬化性疾病时显著升高，而血管组织的 HGF 含量下降，回归分析表明，血浆 HGF 水平是动脉粥样硬化性病变的独立相关因素。有研究结果表明[7]，血浆 HGF 水平在动脉粥样硬化性改变的过程中作为一种血管内皮损伤的保护性机制代偿性升高，并且可以作为诊断早期动脉粥样硬化性改变的标志。

高血压：高血压可以影响动脉内皮细胞的结构和功能，并导致局部以及循环 HGF 水平的变化。研究表明，在高血压的动物模型中，血浆 HGF 水平显著升高而血管组织的 HGF 水平明显降低，特别是高血压伴随出现靶器官肥大性改变时。当循环血压升高时，组织和循环的 Ang-Ⅱ水平升高，Ang-Ⅱ刺激血管平滑肌细胞表达 TGF-β。TGF-β 是组织 HGF 主要的负性调节因子，但在实验中发现，抑制 TGF-β 并不能完全抵消 Ang-Ⅱ导致的组织 HGF 水平下降，表明 Ang-Ⅱ可能通过其他途径调节组织 HGF 的产生，如降低细胞内 cAMP 的含量。作为血管内皮细胞功能障碍的一种保护性机制，血浆 HGF 水平代偿性升高，以对抗组织 HGF 含量下降的结果。研究发现，血浆 HGF 水平与高血压患者的血管舒张反应相关，提示循环 HGF 水平升高可以维持正常的血管内皮功能，因为血管内皮分泌多种舒血管物质，如 NO、PGI。24h 动态血压监测发现，高血压患者的血浆 HGF 水平显著升高，与夜间血压呈正相关，与收缩压呈正相关（现在认为，收缩压升高与靶器官的损伤呈正相关）；当血压变异减小时，血浆 HGF 水平升高更加显著，提示血浆 HGF 水平升高不仅反映在血压升高时，还同时反映了血压升高时血管和靶器官的损害程度。在一些特殊的高血压人群，如采用激素替代治疗（HRT）的绝经后妇女，HRT 可以降低血浆 HGF 的浓度，但是该实验同时证实高血压的 HRT 患者其血浆 HGF 浓度比正常血压者显著升高。因此，血浆 HGF 在判断高血压以及高血压的严重程度中具有重要的价值。

17.2.3.2 HGF 在心血管疾病中的预后价值

HGF 作为一种心血管保护性因子，在心血管疾病发生过程中表达增加，反过来，通过检测血浆 HGF 的水平可以判断疾病的严重程度和发展趋势。有作者对比研究 ACS 时血浆 HGF 和血浆 VEGF 的变化，发现二者与 ACS 的预后显著相关，但意义不同，血浆 HGF 浓度较高者较少发生心血管事件（致死性或非致死性心肌梗死），而血浆 VEGF 水平升高则预示着心血管事件的发生。在对 CHF 的研究中发现，CHF 患者的血浆 HGF 水平显著升高，当病情趋于平稳时，血浆 HGF 浓度逐渐下降，实验还发现给予 ACEI 治疗不会改变患者的血浆 HGF 水平，提示血浆 HGF 水平升高预示着 CHF 的病情恶化。血浆 HGF 水平与循环血压相关，当血压昼夜节律消失，出现高血压并发症时，血浆 HGF 水平进一步升高，因此，血浆 HGF 水平可以作为判断高血压严重程度的一个客观指标。观察研究发现，急性心肌梗死时，血浆 HGF 水平升高并呈时相性变化，当血浆 HGF 高峰出现延迟并且升高幅度较大时，预示着发生不良的后果。以上研究表明，通过监测血浆 HGF 的浓度和时相性变化，可以对相关疾病的发展趋势作出客观评价。

17.2.3.3 HGF 在心血管疾病中的应用展望

HGF 作为一种间充质来源的多效性细胞因子，与其特异性受体 C-Met 广泛分布于不同的组织细胞，通过自分泌、旁分泌、内分泌方式发挥多种生物学效应，如刺激血管形成、创伤修复、抗凋亡等。但是，还有一些问题有待解决，如建立人体的血浆 HGF 正常值，局部 HGF 系统的调控，HGF 的受体后作用机制，均有待进一步阐明。随着对 HGF 的进一步深入了解，HGF 作为一种心血管疾病的保护性因子，一定会在心血管疾病领域中获得更加广泛的关注和应用。

17.2.4 肝细胞生长因子检测的参考范围

<0.39ng/mL。

17.3 脂联素

脂联素（adiponectin，APN）是一种脂肪细胞特异性分泌的一种激素。近年来，许多临床试验证实 APN 具有增加脂肪酸氧化，改善胰岛素抵抗，抑制肝糖输出和葡萄糖再生，抗动脉粥样硬化，抗炎等功能。血浆 APN 水平降低，预示着心血管疾病的风险增加。大量研究发现血浆 APN 在冠心病 CHD、高血压、2 型糖尿病等患者中明显降低，在动脉粥样硬化的发生发展过程中起着重要的作用[8]。

17.3.1 脂联素的实验室检测

采用双抗夹心酶联免疫检测法测定人血浆或血清中的脂联素。包被抗体及检测抗体采用鼠抗人脂联素单克隆抗体，用生物素、亲和素辣根酶标记检测系统，TMB 显色测定脂联素。

17.3.2 脂联素检测的影响因素

17.3.2.1 血清中使之降低的影响因素

心脏病危险因子：低浓度见于男性、高血压、肥胖和 2-型糖尿病等心脏病危险因素。

胰岛素抵抗：脂联素血浆浓度的下降与胰岛素抵抗和高胰岛素血症有关，与胰岛素抵抗呈负相关。

肥胖：肥胖患者脂联素血浆浓度明显降低。

17.3.2.2 血清中使之升高的影响因素

吸烟：脂联素血浆浓度与冠状动脉疾病患者吸烟状况有关。

消瘦：脂联素在瘦者体内浓度高而在肥胖者浓度低。

17.3.3 脂联素检测的临床应用

脂联素主要由白色脂肪组织分泌，与早期动脉粥样硬化疾病早期颈动脉壁的病变，尤其是内膜中层厚度的改变有关，是发生冠状动脉事件的重要预测因子。研究发现，在胰岛素抵抗的人群中，颈动脉内膜中层厚度显著增加，而脂联素水平明显减少，二者之间呈明显负相关。

研究表明，脂联素与冠心病的危险因素如肥胖、高血压、脂代谢异常、胰岛素抵抗、2 型糖尿病及动脉粥样硬化的发生、发展有密切的关系，具有心血管保护作用。

17.3.3.1 脂联素与冠心病的危险因素

1. 肥胖。

脂联素与肥胖的关系非常密切。肥胖个体的血浆脂联素水平显著下降，当肥胖者体质量减轻后，合成激素的脂肪组织量减少，但血浆脂联素的浓度增加，表明脂联素在肥胖患者中的表达存在负反馈调节机制。有研究发现，肿瘤坏死因子 α 和白细胞介素可明显减少脂联素在脂肪组织的表达和分泌，在糖尿病患者中肥胖和身体质量增加是糖尿病诊断前未来发生冠心病的很强的预测因素，因此可以通过保持正常身体体重来稳定脂联素的水平，从而预防与脂联素有关的一些疾病如冠心病等的发生。

2. 糖尿病。

脂联素与 2 型糖尿病：在糖耐量减低和 2 型糖尿病患者或动物实验中，血脂联素浓度是降低的。不依赖于肥胖，低脂联素血症可以预测随后的糖尿病的发展，脂联素是 2 型糖尿病发病的独立危险因素。正常人、糖耐量异常者和 2 型糖尿病患者的血浆脂联素浓度有明显差异，其与脂肪含量、腰臀比、空腹胰岛素、餐后 2h 血糖呈负相关，而与胰岛素介导的外周葡萄糖利用率及血浆高密度脂蛋白浓度呈正相关，与血浆总胆固醇水平无关。脂联素是一种胰岛素增敏激素，能改善小鼠的胰岛素抗性和动脉硬化症；对人体的研究发现，脂联素水平能预示 2 型糖尿病和冠心病的发展，并在临床试验表现出抗糖尿病、抗动脉粥样和炎症的潜力。研究人员鉴别出一种与脂联素受体相关的蜂窝状蛋白质，能调节脂联素在脂肪酸氧化和葡萄糖吸收中的功能，并将这种新蛋白质命名为 APPL1。在肌肉细胞中，APPL1 通过激酶通道来调节脂联素的胰岛素敏感效应，从而为研究脂联素功能和胰岛素敏感性机制提出了一种新途径。

胰岛素抵抗：胰岛素抵抗是代谢综合征中多种疾病发生、发展的共同病理生理基础，在肥胖、胰岛素抵抗的个体中脂联素 mRNA 的表达和血浆浓度均降低。脂联素可通过多种机制减轻胰岛素抵抗：能够增加胰岛素受体酪氨酸激酶和 P38 丝裂原激活的蛋白激酶的活性，加速胰岛素受体底物 1 酪氨酸磷酸化，从而促进葡萄糖摄取；能激活 5′-AMPK（5′-磷酸腺苷激活蛋白激酶），从而抑制磷酸烯醇丙酮酸激酶和葡萄糖-6-磷酸酶而减少肝脏糖异生作用，也促进肝脏和骨骼肌中糖和脂肪酸氧化。

3. 血脂异常。

临床观察发现脂联素与三酰甘油、总胆固醇、高密度脂蛋白和低密度脂蛋白水平独立相关。脂联素可以增加脂肪酸氧化，降低肌肉与肝脏中的三酰甘油含量，改善脂代谢，发挥抗动脉粥样硬化作用。

4. 高血压。

高血压血管重构与血管平滑肌增殖有关，脂联素介导的信号通过抑制巨噬细胞合成和分泌的血小板源性生长因子与血管平滑肌内膜增殖，显著抑制动脉平滑肌增殖和迁移，提示脂联素可作为血管重构的调节剂。高血压患者脂联素水平明显低于正常对照组，且与收缩压、舒张压、平均动脉压呈负相关。

17.3.3.2　脂联素与动脉粥样硬化

动脉粥样硬化是一种慢性炎症反应性疾病，特点是受累动脉的病变从内膜开始，先后有多种病变合并存在，包括局部有脂质和复合糖类聚集，纤维组织增生和钙质沉着，并有动脉中层的逐渐退变。研究表明，APN 可以通过多种途径影响内皮细胞

(EC)、巨噬细胞、血管平滑肌细胞(VSMC)的生物活性。生理浓度的APN可阻止黏附分子的表达,抑制TNF-α诱导的核因子κB(NF-κB)激活,这种作用是通过阻止抑制性κB(I-κB)磷酸化来完成,而且这可能是阻止单核细胞黏附到内皮细胞的一种主要分子机制。APN也抑制巨噬细胞A型清道夫受体的表达,使脂质吸收明显减少,阻止了泡沫细胞的形成,APN能减少生长因子,成纤维细胞因子介导的平滑肌细胞的DNA合成,并竞争性结合血小板源生长因子-BB(PDGF-BB)受体,从而阻止平滑肌细胞的迁移和增殖。APN能调节和抑制动脉硬化的慢性炎症过程,且与冠状动脉狭窄程度和病变的稳定性显著相关。

1. 抑制内皮细胞的炎症反应。

动脉粥样硬化的发生首先起始于内皮细胞损伤,当其损伤后一些炎症刺激因子如TNF-α可通过相应的途径激活内皮细胞中血管细胞黏附因子,细胞间黏附因子及E-选择素等的表达,从而导致单核细胞黏附性增加,单核细胞在受损内膜处黏附聚集并移行至内膜下。而APN则能抑制炎症刺激因子对内皮细胞的上述调控过程,从而减少由TNF-α等诱导的单核细胞向主动脉内皮细胞的黏附,这种作用是通过cAMP蛋白激酶通道抑制内皮细胞的NF-κB信号系统实现的。体外实验发现,APN的上述抑制作用呈剂量依赖性。

2. 抑制巨噬细胞的功能。

APN可与巨噬细胞上的补体C1q(complementfactorC1q)受体结合,然后通过巨噬细胞内特殊的信号途径显著抑制其吞噬活性。APN还能抑制脂多糖诱导的巨噬细胞对TNF-α的表达。另外还具有诱导骨髓单核细胞凋亡能力。体外实验,生理剂量的APN既可显著抑制巨噬细胞内脂肪堆积及巨噬细胞清道夫受体的表达和活性,从而抑制巨噬细胞向泡沫细胞转化。

3. 抑制血管平滑肌细胞的增殖和迁移。

血管平滑肌细胞增殖和迁移是动脉硬化发病机制的关键环节,APN能抑制血小板衍生生长因子,肝素结合性表皮生长因子(heparin-binding epidermal growth factor, HB-EGF)和基本成纤维生长因子诱导的平滑肌细胞中DNA的合成,还可阻断细胞内由TNF-α介导的HB-EGFmRNA表达,使HB-EGF生成减少,从而抑制其诱导的平滑肌细胞增殖和迁移。总之,APN从多个环节发挥抗动脉粥样硬化作用。

许多实验证据表明多因素分析表明:低脂联素在冠状动脉病变的发生过程中为独立危险因素,冠心病患者血浆脂联素水平明显降低[9]。目前认为,过氧化物酶体增殖物激活受体由内源性前列腺素和脂肪酸激活,启动一系列参与能量代谢的基因转录过程,过氧化物酶体增殖物激活受体α和过氧化物酶体增殖物激活受体γ分别在脂代谢和糖代谢中起关键作用,调控脂代谢和糖代谢关键基因的表达,发挥其调脂、降糖、降压和抗动脉粥样硬化的作用,这揭示了脂、糖代谢和代谢失常性疾病的分子生物学新机制。这为脂联素在生物体内抗动脉粥样硬化的作用提供了直接证据，也提示在血管介入治疗后补充脂联素有望预防支架内再狭窄的发生。

APN 作为新型的脂肪特异性蛋白质，在多个方面发挥重要的抗动脉硬化功能。APN 及促进 APN 分泌的药物纠正了 CHD 的易患因素，如 2 型糖尿病、肥胖、胰岛素抵抗。APN 的抗炎特性表明它是粥样斑块形成的保护性因素。APN 水平与 CHD 具有一定的相关性，故血浆 APN 水平有可能成为预测、诊断 CHD 的一个指标[10]。APN 还可以使新生内膜增生减轻，表明血管介入治疗后补充 APN 可以预防再狭窄，但其临床效果有待进一步观察和探索。

17.3.4　脂联素检测的参考范围

500～30000μg/L，各实验室应建立自己的参考范围。

17.4　血清抗心磷脂抗体

大量研究证实，许多因素与血清抗心磷脂抗体（ACA）产生密切相关，抗心磷脂抗体是近年来研究较多的一种自身抗体，由于带负电荷的磷脂是单位膜的主要构成成分，在体内分布很广，ACA 可能在某些疾病发病过程的多个环节中发挥作用。因此，研究 ACA 的本质，作用的靶抗原，作用机理及实验室检测的方法，将有助于临床上对其相关疾病的诊治和预防。常见的原因有：①自身免疫性疾病，如系统性红斑狼疮（SLE）、类风湿性关节炎（RA）、硬皮病等；②病毒感染，如腺病毒、风疹病毒、水痘病毒、腮腺炎病毒等感染；③其他微生物感染疾病，如支原体感染疾病等。目前，研究发现，ACA 与心血管疾病也有密切联系。

17.4.1　抗心磷脂抗体的实验室检测

很多疾病都可以检测到 ACA，包括梅毒、AIDS、丙型肝炎、结核、细小病毒和巨细胞病毒感染，部分健康人中也可检测到，而在抗磷脂抗体综合征的诊断中，需中高滴度的抗体才称为阳性，为了避免假阳性检测结果，就需要敏感性和特异性都较强的检测方法。目前，抗心磷脂抗体的检测方法主要为 ELISA 法，此法简单易行，重复性好，但也有假阳性和假阴性的发生，很多学者一直在致力于 ELISA 检测方法的改进并标准化。在第八届国际抗磷脂抗体研讨会上专家指出，目前可常规用抗心磷脂抗体 ELISA 试剂盒检测作为诊断抗磷脂抗体综合征（APS）的首选。在不同的 ELISA 检测系统中也存在很多差异，其中包括封闭试剂的不同，病人样本的冻融状态不同，稀释不同，缓冲系统离子强度不同，心磷脂包被方法的不同等等，都会对 ACA 的检测结果产生影响。相信通过医学的不断进步以及科学技术的飞速发展，ACA 的检测方法将会更加标准化。

17.4.2 抗心磷脂抗体检测的影响因素

17.4.2.1 血清中使之降低的影响因素

反复冻融：多次冰冻融解循环后，抗心磷脂 IgG 抗体阳性者有可能转为阴性。

17.4.2.2 血清中无影响的因素

标本稳定性：标本于-20℃放置一个月，4～8℃放置 2 天到 3 天，20～25℃放置 1 天，对检测结果均无影响。

17.4.2.3 许多因素与 ACA 产生密切相关，常见的原因

（1）自身免疫性疾病。如系统性红斑狼疮（SLE）、类风湿性关节炎（RA）的硬皮病等；

（2）病毒感染。如腺病毒、风疹病毒、水痘病毒、腮腺炎病毒等感染；

（3）其他疾病。如支原体系统疾病等；

（4）口服某些药物。如氯丙嗪、吩噻嗪等；

（5）少数无明显器质性疾病的正常人，特别是老年人。

17.4.3 抗心磷脂抗体检测的临床应用

17.4.3.1 ACA 与 APS

典型的抗心磷脂抗体出现于原发性和继发性抗磷脂综合征，可长期持续存在。然而，其他疾病如感染、恶性肿瘤、服药（如氯丙嗪等）或健康个体也可检出。此时，抗心磷脂抗体常常为一过性或持续几年消失。因此，并非所有 ACA 阳性均为 APS 患者。

17.4.3.2 血栓形成

抗磷脂综合征中最突出表现是血栓形成，可以发生在动脉，也可在静脉。其中最常见是反复深静脉血栓，包括肾、视网膜和下腔静脉血栓，但对患者威胁更大是动脉血栓。在 ACA 阳性的 SLE 患者组织病理中发现非炎性阻塞性血管病变呈节段性，病变虽少，却很严重。心肌内动脉有纤维性血栓形成，并引起毛细血管和小动脉被纤维性物质阻塞，这些病理改变很可能都是抗磷脂抗体（APL）作用的结果。

目前认为 ACA 引起血栓形成的可能机制是：①ACA 与血小板或血管内皮细胞的膜磷脂发生抗原、抗体反应、抑制血管内皮细胞合成前列环素（PGI_2），从而使血栓形成的因素增加。②ACA 损伤血管内皮细胞后，使其释放纤溶酶原致活物减少，纤溶活性减低，从而使血栓倾向增加。③ACA-IgG 亦可对内皮细胞造成直接的免疫损伤，从而触发血小板黏附、聚集和因子Ⅻ活化。④ACA 能抑制血栓调节素，使活化蛋白 C 减少，

体内凝血活性增高，促使血栓形成。妊娠合并 APS 大约有 1/3 无症状，1/3 患者被认为系统性红斑狼疮（SLE），1/3 表现为复发性流产、死胎、早产或 IUGR 等。其中 ACA 阳性未治的病例复发性流产、胎死宫内发生率达 90% 以上；ACA 阳性者死胎发生率为 76% 左右；患 APS 分娩的成活婴儿中 IUGR 占 60%。妊娠合并 APS 发生妊高征先兆子痫的机会增加，而且在先兆子痫的病人中发现 APA 阳性率显著高于正常妊娠。有报道 1 例 APS 伴复发性流产和二次分娩肾萎缩、口腔腭部发育不全的畸形儿，认为 APS 妊娠有可能引起先天性畸形。

17.4.3.3　ACA 与血小板减少

ACA 引起血小板减少的机制：①ACA 与血小板内膜的磷脂结合，增加了单细核巨噬细胞系统对血小板吞噬和破坏，导致血小板减少。②ACA 促使血小板激活，从而易于形成血栓，同时血小板消耗性减少。

17.4.3.4　ACA 与 IHD

有学者曾对 86 例入院 1～11 天的缺血性心脏病（IHD）患者进行了 ACA 测定，发现 80.2% 的患者 ACA-IgG 或 ACA-IgM 水平升高，证明心肌缺血同心肌坏死一样可导致免疫应答过程。ACA 与 IHD 之间关系密切。1992 年，Kaplar 报道一些 ACA 阳性者心瓣膜和冠状动脉正常而存在着广泛的心功能障碍，并随访 1 例 ACA-IgG 阳性的活动性 SLE 年轻患者，临床表现为心肌病，该患者最后死于心力衰竭。尸体解剖结果显示心肌肉存在广泛的小动脉栓塞，这些小动脉周围心肌大面积坏死，表明小动脉栓塞导致心肌病的产生。大量研究发现，高 ACA 水平是发生心肌梗死的一个独立危险因素。

ACA 引起心血管病变的机制尚不清楚，推测为：①ACA 通过破坏内皮细胞释放花生四烯酸而使 PGI_2 合成障碍。②ACA 直接激活血小板膜，通过抑制前激肽释放酶、抗凝血酶Ⅲ（AT-Ⅲ）活性和干扰蛋白 C 活化而使纤维蛋白溶解减少。③β_2-GPI 具有抗凝性，而 ACA 可抑制 β_2-GPI 的作用。

17.4.3.5　ACA 与反复流产

研究发现在自身免疫性疾病及某些因感染、药物导致的疾病中，如果 ACA 阳性，则习惯性流产的发生率较高，约 28% 左右，且高滴度的 IgG 型 ACA 可作为预测高危妇女流产发生的一种较为敏感的指标。

17.4.3.6　ACA 与肾脏疾病

原发性肾病综合征的发病机制主要为免疫介导的损伤，易出现高凝状态，有研究发现：本病中 ACA 阳性组较阴性组高凝状态更明显，肾小球损伤更严重，对治疗的敏感性降低，提示 ACA 在肾病综合征的发展中可能起一定作用。另有人检测了 68 例慢性肾小球肾炎患者的 ACA，发现急性发作期血清中 ACA IgG、IgM 均高于健康对照组，其中尿毒症组又高于肾功能正常组，血透后 ACA 仍保持高水平，说明 ACA 和病情活动与进展密切相关。

17.4.3.7 其他

ACA 在自身免疫性疾病患者血清中的阳性率最高，如 SLE 患者，其临床症状可表现为癫痫、偏头痛、暂时性的脑缺血、精神异常、偏瘫、中风等，除此之外，ACA 还见于恶性肿瘤中，如在髓系白血病约 68% 的患者 ACA 阳性，但多为低至中滴度阳性，ACA 滴度与白血病的活动有明显相关。另外，在许多感染性疾病患者中均可检测到 ACA，这些感染有：①病毒感染；②支原体感染；③螺旋体感染（梅毒）；④原虫感染。在这些感染性疾病中，以 IgG 型 ACA 多见。

17.4.4 抗心磷脂抗体检测的参考范围

目前，ACA 主要为定性试验，阴性为正常，对阳性结果应作综合分析。

17.5 异构前列腺素

异构前列腺素（isoprostane）是近年来新发现的具有生物活性的一组花生四烯酸异构体衍生物，在氧自由基催化下花生四烯酸形成过氧化中间产物，并最终生成异构前列腺 F2α（iso-PGF2α），由于其生成过程不需要酶催化，而且是持续的，生成后很快代谢并分泌到体液中，所以在体液内的含量非常稳定，是反映花生四烯酸过氧化敏感而特异的指标，是近年来新发现的具脂质过氧化损伤的一项高度特异而敏感的指标，尤其在心脏发挥着重要作用。目前研究的主要成分是 8-表氧-异构前列腺素 F2α（8-iso-PGF2α），常作为评价体内氧化应激的金标准。氧化应激是指促氧化与抗氧化之间的平衡失调，可促进机体内活性氧簇生成，影响抗氧化酶活性或两者兼有而导致组织中的氧自由基的水平升高，引起组织损伤。自由基具有高度反应性，能够迅速与周围物质发生反应，决定了其半衰期短暂。因此，直接检测这些自由基的水平十分困难，而自由基与脂类反应后的氧化产物，则可以作为反映自由基水平或氧化应激的标志物。氧自由基催化细胞膜上花生四烯酸生成的 8-iso-PGF2α 是化学性质相对稳定的产物，可作为反映氧化损伤程度的理想标志物。

17.5.1 异构前列腺素的实验室检测

17.5.1.1 ELISA 法

可采用人 8-异构前列腺素 F2α ELISA 检测试剂盒检测。用纯化的抗体包被微孔板，制成固相载体，往包被抗 8-iso-PGF2α 抗体的微孔中依次加入标本或标准品、生物素化的抗 8-iso-PGF2α 抗体、HRP 标记的亲和素，经过彻底洗涤后用底物 TMB 显色。TMB 在过氧化物酶的催化下转化成蓝色，并在酸的作用下转化成最终的黄色。颜色的深浅和样品中的 8-iso-PGF2α 浓度呈正相关。用酶标仪在 450nm 波长下测定吸光度（OD 值），计算样品浓度。试剂盒从冷藏环境中取出应在室温平衡 15～30min 后方可使用，酶标包被板开封后如未用完，板条应装入密封袋中保存。浓洗涤液可能会有结晶析出，稀释时可在水浴中加温助溶，洗涤时不影响结果。各步加样均应使用加样器，并经常校对其准确性，以避免试验误差。一次加样时间最好控制在 5min 内，如标本数量多，推荐使用排枪加样。每次测定的同时做标准曲线，最好做复孔。如标本中待测物质含量过高（样本 OD 值大于标准品孔第一孔的 OD 值），请先用样品稀释液稀释一定倍数（*n* 倍）后再测定，计算时请最后乘以总稀释倍数（×*n*×5）。不同批号组分不得混用。

17.5.1.2　免疫组化法

按试剂盒说明书进行操作。

17.5.2　异构前列腺素检测的影响因素

17.5.2.1　神经系统疾病

阿尔茨海默病（Alzheimercs disease）与氧自由基损伤和脂质过氧化作用有关。轻、中度阿尔茨海默病患者血液中 8-iso-PGF2α 水平均明显升高。

17.5.2.2　呼吸系统疾病

慢性梗阻性肺气肿患者血液中的 8-iso-PGF2α 明显高于正常人，不同的急性肺损伤和急性呼吸窘迫综合征患者血、尿液 8-iso-PGF2α 水平虽因人而异，但均比正常人高。

17.5.2.3　其他系统疾病

肝硬化患者尿 8-iso-PGF2α 含量增高，其含量与内毒素血症呈正相关，而与凝血因子Ⅶ呈负相关。

17.5.3　异构前列腺素检测的临床应用

17.5.3.1　8-iso-PGF2α 与高血压病

高血压病是以体循环动脉压升高为主要表现的一种全身性疾病，发病机制十分复杂，常常是多种因素综合作用的结果，包括肾脏调节血压机制紊乱，肾素血管紧张素系统活性增强，交感神经系统活性增强，血管内皮细胞功能异常及胰岛素抵抗（IR）等。8-iso-PGF2α 是一种较强的血管收缩因子。研究发现，在高血压患者中血浆 8-

iso-PGF2α 的水平显著升高，提示氧化应激及其产物可促进高血压的发生发展。氧化应激可以影响胰岛素在体内的作用，增加 IR，在原发性高血压患者中存在不同程度的 IR。IR 主要影响胰岛素对葡萄糖的利用，继发性高胰岛素血症使肾脏钠水重吸收增强，交感神经系统的活性亢进，从而引起血压升高。临床已证实，高胰岛素血症患者也能触发氧化应激状态。

17.5.3.2 8-iso-PGF2α 与冠心病

在啮齿类动物发生动脉粥样硬化（AS）病变的过程中，其尿及动脉组织内可检出 8-iso-PGF2α 的水平明显增加。临床研究表明，患动脉硬化的人常伴有内皮细胞功能受损，且这种受损出现在病变明显发生之前，这类患者血浆及尿中可测出 8-iso-PGF2α 的水平明显升高，这种血管壁上的粥样硬化损伤是针对膜磷脂氧化发生的特异性炎症反应。冠心病的危险因子越多，病变越重，机体氧化水平及血浆 8-iso-PGF2α 的含量越高，提示 8-iso-PGF2α 可反映氧化损伤的程度，检测血浆 8-iso-PGF2α 的水平能较准确地评估冠心病患者的病情和预后。

17.5.3.3 8-iso-PGF2α 与糖尿病的心血管并发症

现已有越来越多的研究表明：糖尿病与脂质过氧化反应有关，糖尿病患者尿中 8-iso-PGF2α 的水平明显升高，在应用胰岛素控制糖代谢紊乱后，8-iso-PGF2α 的水平明显下降，但仍较正常对照组明显升高。糖尿病引起 AS 的 3 大主要机制为：氧化应激水平增高、晚期糖基化终末产物（AGES）的形成和蛋白激酶 C（PKC）的激活。其中糖尿病的氧化应激状态还可影响胰腺 β 细胞基因的表达、脂毒性和促进 β 细胞凋亡等多种途径而影响 β 细胞的功能，导致糖尿病患者的病情恶化，增加 IR。已有证据表明，高血糖、氧化应激、糖尿病并发症之间密切相关。传统观点认为，糖尿病并发症的多元醇途径、AGEs 途径、PKC 途径和氨基己糖途径，均是由于高糖环境下线粒体呼吸链中氧自由基的生成过多所致。高血糖时，三羧酸循环过程生成大量还原型电子载体，为氧自由基生成提供电子的中间物质存在时间延长，使血管内皮细胞中线粒体生成的氧自由基增多。氧自由基能抑制 NO 的生物学活性，造成内皮损伤，是动脉硬化发生发展的开始。氧自由基还能通过不同机制导致血栓和血液高凝状态。氧化应激能改变血浆中的脂质蛋白谱，高血糖可加重 LDL 氧化的易感性，氧化低密度脂蛋白（OX-LDL）可破坏单核细胞、平滑肌细胞特异性 LDL 受体的识别能力，导致变性 LDL 通过胞吞途径在胞内不断积累，最终形成泡沫细胞，后者是形成 AS 的关键。

17.5.3.4 8-iso-PGF2α 与肥胖性心血管病

肥胖是发生心血管疾病的一个重要危险因子，肥胖相关性高血压大鼠的主动脉，心脏中 8-iso-PGF2α 的水平明显增加。其导致的心血管损害大致有 3 类：肥胖性心脏病（如冠心病）、肥胖性血管病（如高血压）、内皮功能失常及肥胖相关性代谢性血管病（如糖尿病、血脂紊乱、痛风等）。最近欧洲的一项大系列长期随访的综合研究表明，肥胖可使发生冠心病的危险性增加 1.6 倍，使心衰的危险性增加 1.4 倍，发生房颤的危险性增加 1.75 倍。肥胖者常伴有 IR、血脂异常、血液高凝及低度炎性状态，目前认为脂肪组织是 IR 产生的始发部位。现已公认，脂肪细胞是一种内分泌细胞，脂肪组织是内分泌组织，脂肪细胞分泌的多种脂肪细胞因子（如 TNF-α、IL-6、脂联素、瘦素等）均可引起、介导、参与炎症反应。这些炎症细胞因子又会诱发释放大量的氧自由基，所以有学者认为，肥胖本身是一种轻度的全身性炎症反应。大量的自由基可导致有机化合物氧化分解和过氧化修饰，使体内抗氧化剂和抗氧化酶失活，还可加剧血液、组织和细胞膜中不饱和脂肪酸、不饱和磷脂、糖脂、胆固醇、其他脂类的脂质过氧化反应，与 8-iso-PGF2α 相关联。

17.5.3.5　8-iso-PGF2α 与脂代谢紊乱性心血管病

研究发现，在高胆固醇模型中 8-iso-PGF2α 的水平是升高的。高胆固醇血症可损伤动脉壁的抗氧化功能，并可大量生成氧自由基且清除障碍，脂质过氧化代谢产物 8-iso-PGF2α 的含量增加可加重局部的损伤。脂代谢紊乱主要表现为 TC、TG 和 LDL-C 的水平增高，其中 ApoB 的失衡起关键作用。血管内皮细胞上有 LDL 受体，与血流中小而致密的 LDL 结合并沉积于血管内，易形成 AS。8-iso-PGF-2α 一种可反映脂质过氧化程度的特异、敏感、可靠的新指标，可用于监测心血管相关疾病的发生、发展及其预后，并可作为临床开展抗氧化治疗的新指标。

17.5.4　异构前列腺素检测的参考范围

正常人范围：（19±7）pg/mL。

17.6　内皮素

内皮素是作用强烈的缩血管肽，与心血管系统的生理病理状态密切相关。内皮素对心肌细胞 Ca^{2+}、K^{+}、Cl^{-} 等离子流的影响与其浓度、心肌功能状态、受体亚型等有关，一定剂量的内皮素对心肌有直接的缺血效应与致心律失常作用。缺血心肌内皮素合成与释放显著增加，众多研究表明内皮素参与心肌缺血的病理过程。

17.6.1　内皮素的实验室检测

17.6.1.1　ELISA 法

内皮素（thelin，ET）采用双抗体两步夹心酶联免疫吸附法检测。将标准品、待测样本加入到预先包被人内皮素单克隆抗体透明酶标包被板中，温育足够时间后，洗涤除去未结合的成分，再加入酶标工作液，温育足够时间后，洗涤除去未结合的成分。依次加入底物 A、B，底物（TMB）在 HRP 催化下转化为蓝色产物，在酸的作用下变成黄色，颜色的深浅与样品中人内皮素浓度呈正相关，450nm 波长下测定 OD 值，根据标准品和样品的 OD 值，计算样本中人内皮素含量。

17.6.1.2 放射免疫法

方法原理：应用竞争机制原理，标准或样品中的 ET 和加入的 ^{125}I-ET 共同与一定量的特异性抗体产生竞争性免疫反应。^{125}I-ET 与抗体的结合量与标准或样品中 ET 的含量呈一定的函数关系。用免疫分离试剂（P. R.）将结合部分（B）与游离部分（F）分离后，测定结合部分的放射性强度，并计算相应结合率 B/B_0。用已知标准 ET 含量与对应结合率作图，即得标准抑制曲线。从标准曲线上查知对应结合率的待测样品中 ET 的含量。

样品收集：

取静脉血 2ml 注入含 10% EDTA · Na_2 30μL 和抑肽酶 10μL（含 100U/mL 以上）的试管中，混匀 4℃，3000rpm/min 离心 10min，分离血浆（溶血样品影响测定结果）。如需要可分装 2～3 份保存，放 -20℃ 可保存 2 个月，在 -70℃ 以下可存放半年。测定前，使样本置于室温或冷水中复融，再次 4℃，3000rpm/min 离心 5min，取上清测定。

组织样品的处理：取出活组织，吸去血迹，称重，尽快放入 1N HAC 1mL 略做碾磨，然后在 100℃ 水浴中煮沸 10min，匀浆。4℃，3000rpm/min 离心 15min，取上清放 -20℃ 以下保存，测定时用 PBS 五倍以上稀释，以调节 pH 值。另外，每种组织的样品非特异结合（U_0）可能有差异，每份标本最好单独做一个 U_0。取组织的重量一般在 100mg 左右为好。

17.6.2 内皮素检测的影响因素

17.6.2.1 血浆中使之降低的影响因素

分娩：在分娩的 48h 里，发生惊厥前的女性的内皮素浓度快速下降到正常妊娠时的水平。

运动：经过 30min 的有氧练习后，健康男子内皮素基线水平下降。

17.6.2.2 血浆中使之升高的影响因素

妊娠：妊娠早期、中期和晚期内皮素平均浓度较正常未怀孕女性为高。

吸烟：血清胆固醇浓度高于 2.5g/L 的抽烟患者的内皮素平均浓度明显高于不吸烟高血脂患者。

手术：手术之后内皮素浓度增高。

经皮冠状动脉成形术：冠心病患者治疗后内皮素平均浓度上升。

17.6.2.3　其他生理病理影响

很多物理、化学和生物因素均能刺激 ET 的大量释放。现已证实，ET 的释放除了同心血管疾病有关外，还与神经内分泌疾病、呼吸系统疾病、消化系统及神经系统疾病有密切关系。同时，在创伤、感染和休克等损伤过程中也有大量释放。

17.6.3　内皮素检测的临床应用

内皮细胞是调节血管稳定性的重要因素，它所释放的血管活性物质包括一氧化氮、前列环素、二磷酸腺苷等舒张因子与内皮素、血栓素 A2、超氧阴离子等收缩因子。ET-1 对维持血管张力、心肌收缩力、左心室舒张时间等心血管功能有重要的生理意义。

在急性心肌梗死、稳定或不稳定型心绞痛及心力衰竭患者均发现血浆 ET-1 水平升高，在急性心肌梗死动物模型也发现缺血心肌组织、冠状窦和外周静脉血 ET-1 水平升高，在离体灌流的动物心脏也有报道缺血/再灌注时冠脉流出液和心脏表面的渗出液 ET-1 浓度升高。短时间心肌缺血即可导致缺血心肌释放 ET-1 增加，较长时间缺血时心肌组织 ET-1 合成也增加。较高浓度的外源性 ET-1 能够强烈收缩冠状动脉早已被证实，ET-1 不仅可通过收缩冠状动脉间接引起心肌缺血，而且对心肌有直接的缺血效应与致心律失常作用

总之，ET-1 参与急性心肌缺血/再灌注损伤是无可否认的，抑制或阻断内源性 ET-1的作用很可能成为心肌缺血/再灌注防治的一个新途径。ET 受体拮抗剂已初步被用于原发性高血压、慢性心力衰竭的临床治疗并取得良好疗效，可见内源性 ET 阻断剂在高血压、心衰、心肌梗死等心血管疾病的治疗中将有广阔的应用前景。

17.6.4　内皮素检测的参考范围

ELISA 法：50.8±7.58pg/mL。

RIA 法：53.14±15.23pg/mL。

17.7　血管紧张素（1–7）

肾素-血管紧张素系统（renin-angiotensin system，RAS）对心血管系统、细胞功能、水盐平衡等有重要的调节作用。Ang（1-7）被认为是 RAS 系统中另一个具生物学活性的七肽，是由天冬氨酸、精氨酸、缬氨酸、酪氨酸、异亮氨酸、组氨酸、脯氨酸（Asp-Arg-Val-Tyr-Ile-His-Pro）组成的 7 肽。

17.7.1　血管紧张素（1–7）的实验室检测

血管紧张素 1-7［angiotensin-（1- 7）被认为是 RAS 系统中另一个具生物学活性

的七肽，Ang（1–7）］Ang（1–7）试剂盒是固相夹心法酶联免疫吸附实验（ELISA）．已知 Ang（1–7）浓度的标准品、未知浓度的样品加入微孔酶标板内进行检测。先将 Ang（1–7）和生物素标记的抗体同时温育。洗涤后，加入亲和素标记过的 HRP，再经过温育和洗涤，去除未结合的酶结合物，然后加入底物 A、B，和酶结合物同时作用，产生颜色。颜色的深浅和样品中 Ang（1–7）的浓度呈比例关系。

标本类型：包括血清、血浆、尿液、胸腹水、脑脊液、细胞培养上清等。

血清：室温血液自然凝固 10 ~ 20min 后，离心 20min 左右（2000 ~ 3000rpm）。仔细收集上清。保存过程中如有沉淀形成，应再次离心。

血浆：应根据标本的要求选择 EDTA、柠檬酸钠或肝素作为抗凝剂，混合 10 – 20min 后，离心 20min 左右（2000 ~ 3000rpm）。仔细收集上清。保存过程中如有沉淀形成，应再次离心。

尿液：用无菌管收集。离心 20min 左右（2000 ~ 3000rpm）。仔细收集上清。保存过程中如有沉淀形成，应再次离心。胸腹水、脑脊液参照此实行。

细胞培养上清：检测分泌性的成分时，用无菌管收集。离心 20min 左右（2000 ~ 3000rpm）。仔细收集上清。检测细胞内的成分时，用 PBS（pH7.2 ~ 7.4）稀释细胞悬液，细胞浓度达到 100 万/mL 左右。通过反复冻融，以使细胞破坏并放出细胞内成分。离心 20min 左右（2000 ~ 3000rpm）。仔细收集上清。保存过程中如有沉淀形成，应再次离心。

组织标本：切割标本后，称取重量。加入一定量的 PBS，pH7.4。用液氮迅速冷冻保存备用。标本融化后仍然保持 2 ~ 8℃的温度。加入一定量的 PBS（pH7.4），用手工或匀浆器将标本匀浆充分。离心 20min 左右（2000 ~ 3000rpm）。仔细收集上清。分装后一份待检测，其余冷冻备用。

17.7.2 血管紧张素（1–7）检测的影响因素

血浆中使之升高的影响因素：

心理应急：各种精神压力可使 Ang（1–7）升高。

睡眠：睡眠期间 Ang（1–7）水平升高。

妊娠：妊娠妇女 Ang（1–7）水平高于正常非妊娠妇女。

17.7.3 血管紧张素（1–7）检测的临床应用

Ang（1–7）与 AngⅡ在心血管效应上作用相反，在体内外均能拮抗其活性。它可竞争性结合血管紧张素Ⅱ受体 1（type 1 angiotensinⅡ receptor，ATl R），是一种内源性的 AngⅡ受体拮抗剂，在心血管系统的病理生理发展过程中发挥着重要作用。

17.7.3.1　扩张血管、降压作用

内皮细胞是 Ang（1–7）生成和代谢的重要部位，Ang（1–7）对不同血管床的舒张作用越来越受到人们关注。目前已有报道，Ang（1–7）对猪、狗的冠状动脉、大脑中动脉，猫的外周血管、肠系膜动脉、兔肾脏微血管、大鼠大动脉、门静脉，以及正常和高血压、糖尿病大鼠的肠系膜动脉等血管均有舒张作用。在去除内皮细胞后，舒血管效应完全或部分消失。目前认为，Ang（1–7）舒张血管主要是通过作用于内皮细胞，产生一氧化氮（nitrogen monoxidum，NO）实现的。对于不同动物、不同血管，Ang（1–7）产生的效应也不相同。Ang（1–7）的舒张血管作用还受到雌激素影响，并因组织不同而有差异。17–β2 雌二醇可减弱 Ang（1–7）扩张大鼠主动脉血管的作用。但是，对于肠系膜动脉，得到的结果却是妊娠或雌激素均可使血管的舒张作用增强。除 NO 外，Ang（1–7）的扩张血管作用与前列环素、激肽、内皮源性超极化因子等血管活性物原也有关。

17.7.3.2　抗心肌细胞增殖和纤维化

Ang（1–7）通过激活或诱导有丝分裂原激活蛋白激酶磷酸酶而降低体外心肌培养细胞蛋白激酶–44/蛋白激酶–42 活性，抑制心肌细胞生长。Ang（1–7）可以选择性地减轻单肾切除术合并植入脱氧皮质酮醋酸盐片的 SD 大鼠模型的心室横切面细胞外间质和血管周围胶原沉积并减少心室大小和细胞直径，防止心肌纤维化，且与血压无关；Ang（1–7）可以降低腹主动脉狭窄大鼠的全心重量、左心室指数、间质胶原容积分数和左室终末舒张压，减轻心肌肥厚和纤维化，保护左心室功能；Ang（1–7）可显著抑制胎牛血清以及内皮素 1 诱导的新生大鼠心肌细胞肥大和心脏成纤维细胞增殖。Ang（1–7）不仅可抑制乙酸去氧皮质酮食盐诱发高血压大鼠的心肌纤维化，还可抑制 Ang Ⅱ诱导的心肌肥大和间质纤维化，从而改善心肌重塑。

17.7.3.3　提高心肌对缺血再灌注的耐受性及抗心律失常作用

心肌的缺血再灌注损伤较为常见，损伤时会引起心脏舒张及收缩功能的降低，同时会产生较为严重的再灌注性心律失常，而再灌注性心律失常的产生则与氧自由基和脂质过氧化反应增强有关。用 Ang（1–7）（0.22 nmol/L）处理离体大鼠心脏，能明显增加心脏冠状动脉血流量，促进心脏收缩功能的恢复，通过其特异性受体介导使前列腺素释放增加而产生作用，可见 Ang（1–7）的作用在其低浓度时对心血管的作用与 Ang Ⅱ是相互拮抗的。Ang（1–7）在冠状动脉结扎所致心力衰竭的大鼠模型的心肌细胞中表达增加。Donoghue 等通过转基因大鼠使其 ACE2 过分表达，其心脏性猝死的发生归因于其由于该表达的增加而导致心律失常的发生，由此可知高浓度的 Ang（1–7）对心脏是不利的。

17.7.3.4 抗血管平滑肌增殖抑制内皮增生

Ang（1-7）对胎牛血清、血小板衍生生长因子、AngⅡ的促平滑肌细胞生长作用具有显著的抑制作用，并且Ang（1-7）呈剂量依赖性抑制胎牛血清诱导的促平滑肌细胞增殖作用。同时，Ang（1-7）也显著减少了血管新生内膜和中膜平滑肌细胞的DNA合成，说明Ang（1-7）也能抑制在体平滑肌细胞的增殖。Ang（1-7）可以通过促进前列环素介导的环磷酸腺苷释放，激活依赖环磷酸腺苷的蛋白激酶并抑制丝裂原活化蛋白激酶的活性从而减少AngⅡ 诱导的血管平滑肌细胞的增殖。利用微型渗透泵注射Ang（1-7）可使主动脉支架植入术的Wistar大鼠模型的血管内膜增生厚度、内膜面积及血管狭窄百分比减少，并减轻支架所致的血管内皮舒张功能的损害。Ang（1-7）和ACE2通过AT1R调控通路降低胸主动脉的中层厚度几中层/腔径的值，对血管紧张素肽所导致的非压力负荷的血管重塑效应具有重要的作用。

17.7.3.5 抗血栓

Ang（1-7）在维持体内纤溶系统平衡和防止血栓形成方面发挥重要作用。因ACE抑制剂和AT拮抗剂可使血中Ang（1-7）水平升高5~25倍，半衰期延长至>60s，二者的抗血栓作用可被A-779所阻断，所以推断其抗血栓作用是通过Ang（1-7）实现的。Ang（1-7）可依赖NO和前列环素的释放来发挥抗血栓作用，并且是通过特异性受体介导的。Ang（1-7）能够减少人脐静脉内皮细胞中纤溶酶原活化因子抑制因子1的释放。通过强化NO供体的抗凝效应而抑制血小板的聚集，拮抗一些心血管疾病的血小板抗NO作用。Ang（1-7）在大鼠体内通过升高血浆NO水平，进而抑制高血压大鼠血小板P-选择素的表达，也就是说可以在一定程度上抑制大鼠血小板的激活。

综上所述，Ang（1-7）是RAS中一个具有生物学活性的内源性血管紧张素。其主要通过G2蛋白偶联通路并通过特异性受体Mas发挥改善心功能、降低血压、抑制细胞增殖、抗血栓、调节水电解质平衡作用。随着对Ang（1-7）的生物学作用深入系统的研究，将为疾病的临床治疗提供理论依据；随着Ang（1-7）类似物的研制成功，必将为疾病的临床治疗提供新的途径，尤其是与AngⅡ有关的疾病的防治有重要的意义。

17.7.4 血管紧张素（1-7）检测的参考范围

0.19~6.0ng/mL。

17.8 血栓调节蛋白

血栓调节蛋白（thrombomodulin，TM）是一种存在于细胞膜表面的跨膜糖蛋白，普遍存在于血管内皮细胞表面，通过与凝血酶结合和激活蛋白C系统发挥抗凝作用。正常生理状态下，TM 分布于细胞质膜表面。当血管内皮细胞受到损伤后，常常引起 TM 的分泌异常和释放入血。目前在医学研究中已把 TM 当成内皮细胞损伤的标志物，用于临床上疾病的诊断和鉴别。

17.8.1　血栓调节蛋白的实验室检测

17.8.1.1　ELISA 法

方法原理：血栓调节蛋白采用 ELISA 方法来检测。预先包被的抗体为单克隆抗体。检测相抗体也为单克隆抗体，检测抗体经生物素（biotin）标记。样品和生物素标记抗体先后加入酶标板孔反应，人血清中的 TM 与生物素化的抗人 TM 单抗结合，并且生物素化的抗人 TM 单抗上的生物素与酶标板上 Streptavidin 结合；加入辣根过氧化物酶标记的抗人 TM，它将与人 TM 结合而形成免疫复合物。加入 TMB 显色。TM 的浓度与 OD 值（450nm）成正比。

标本收集：用无菌静脉采血程序采集的新鲜血清和正确保存的血清可用于检测，不需添加任何抗凝剂或进行预处理。避免使用溶血标本，脂质标本或微生物污染的血清。室温（20～25℃）下保存标本不要超过 8h。2～10℃保存血清，不超过 48h。如耽搁的时间更长，请在-20℃或更低的温度下保存标本。标本避免多次冻融，这样可能会损失抗原活性，产生错误结果。

17.8.1.2　免疫组化法

可参照试剂盒说明书进行操作。

17.8.2　血栓调节蛋白检测的影响因素

升高：见于糖尿病、弥散性血管内凝血、系统性红斑狼疮、急性心肌梗死、原发性血小板减少性紫癜、脑血栓等。

17.8.3　血栓调节蛋白检测的临床应用

17.8.3.1　TM 与川崎病

川崎病（Kawasaki disease，KD）是导致儿童后天性心脏病的重要病因之一，常引起心脏冠状动脉的病变。许多研究结果显示，川崎病患儿血浆中 TM 水平明显升高，其中 KD 冠状动脉损伤组血浆水平高于无冠状动脉损伤组，这表明 TM 可能在 KD 血管炎性损伤特别是冠状动脉损伤中发挥重要作用。同时，KD 患儿的血浆中可溶性 TM 的水平可反映病情的严重程度。

17.8.3.2　TM 与心脑血管疾病

（1）TM 与原发性高血压。对原发性高血压患者血浆内 TM 含量进行测定，结果发现原发性高血压患者血浆内 TM 水平与病情有关，Ⅰ期患者与正常对照组相比 TM 表达无明显变化，Ⅱ期与Ⅲ期患者 TM 表达明显提高，Ⅲ期患者 TM 表达远远高于Ⅱ期患者。可见原发性高血压血浆 TM 对评估血管内皮损伤具有参考意义。

（2）TM 与冠心病。冠心病由冠状动脉病变引起，常伴有冠状动脉血管内皮细胞损伤。依据冠状动脉造影对病人分为单支病变组，双支病变组合三支及以上病变组。实验结果显示该三组血浆中 TM 含量均高于正常对照组，且呈依次提高的趋势，其中第 3 组 TM 水平与第 1 组比较具有显著性差异。说明 TM 可以作为冠心病病人动脉血管内皮细胞损伤程度的评价标准。

（3）TM 与动脉粥样硬化及冠心病易患因素的关系。在生理状态下，血管内皮细胞在维持凝血/纤溶平衡及调节血管紧张度中发挥重要作用，一旦损伤可引起内皮功能改变，促发动脉硬化。TM 在人主动脉硬化病变区有表达，在单核细胞、巨噬细胞、尤其内膜及中层平滑肌细胞有 TM 存在，由于平滑肌细胞增殖由中层移向内膜是动脉硬化发生的基本机制之一，所以提示 TM 可能与促进动脉硬化有关。动脉硬化发生后，随着斑块的进展，活化的白细胞黏附到斑块区内皮上，而使内皮细胞暴露于白细胞弹性硬蛋白酶，使排列于内皮细胞表面的 TM 被弹性硬蛋白酶水解成可溶性片段进入血循环，出现 sTM 升高。研究证实患单一及复合动脉硬化疾病的病人血中 sTM 较对照组明显升高，动脉硬化病变广泛的病人其 sTM 水平较单一动脉硬化病变者升高明显，血中 sTM 水平可反映动脉硬化的损伤范围，是比血管性假血友病因子（vWF）更敏感的反映内皮细胞损伤的标志。吸烟是冠心病发生发展中主要的危险因素，可损害血管内皮及改变凝血功能。

（4）TM 对冠心病的预测价值。冠状动脉粥样硬化和冠状动脉痉挛引起的心肌缺血缺氧性疾病是冠心病的表现之一。由于冠状动脉硬化存在内皮损伤，表现为血中 TM 升高，且与冠状动脉硬化病变范围相关。而在冠状动脉痉挛所致的不稳定型心绞痛病人，通过诱发心绞痛发作，在发作前、中、后取冠状窦血检测其 TM 与健康对照比较无变化，原因可能与不存在动脉硬化所致的内皮损伤有关，急性心肌梗死是由各种原因引起的冠状动脉内血栓形成、血管闭塞，又与动脉粥样硬化斑块破裂、血管壁损伤有关，因而可见血中 TM 升高。但也有研究发现急性心肌梗死病人入院时 TM 水平与对照组相比并不升高，机制不清。由于与内皮细胞膜结合的 TM 具有促进凝血酶活化蛋白 C 的能力，当内皮细胞受损时，TM 释放入血，游离的凝血酶增多，可出现促凝血作用。

17.8.4 血栓调节蛋白检测的参考范围

血栓调节蛋白活性：0.82～1.13 ng/mL（发色底物法）。

20～35 ng/mL（放射免疫法）。

主要参考文献

[1] 黄山，孟宪辉，许健，等．流式细胞术检测 VEGF 的方法学性能评价 [J]. 现代预防医学，2010，37 (23)：4501-4502.

[2] Strehlow K，Wemer N，Berweiler J，et al. Estrogen increases bone marrow - derived endothelial precursor cell production and diminishes neointima formation [J]. Circulation，2003，107 (24)：3059-3065.

[3] Imanishi T. Hano T. Matsuo Y. etal. Oxidized low-density lipoprotein inhibits vascular endothelial growth factor-induced endothelial progenitor cells differentiation [J]. Clin Exp Pharmacol Physiol，2003，30 (9)：665-670.

[4] 黄山，许健，令狐颖，等．流式细胞术检测 VEGF 的在急性冠状动脉综合征诊断中的应用 [J]. 实用心脑肺血管杂志，2010，18 (10)：1420-1422.

[5] Eizawa T. Ikeda U，Murakami Y，et al. Decrease in circulating endothelial progenitor cells in patients with stable coronary artery disease [J]. Heart，2004，90 (6)：685-686.

[6] Badorff C，Brandes R P，Popp R，et al. Transdifferentiation of blood-derived human adult endothelial progenitor cells into functionally active cardiomyocytes [J]. Circulation，2003，107 (7)：1024-1032.

[7] Sengupta S，Gherardi E，Sellers L A，et al. Arterioscler Thromb [J]. Vasc Biol. 2003，23 (1)：6975.

[8] Adamczak M，W iecek A，Funahashi T，et al. Decreased plasma adiponectin concentration in patients with essential hypertension [J]. Am J Hypertens，2003，16 (1)：72-75.

[9] Kizer J R，Barzilay J I，Kuller L H，et al. Adiponectin and risk of coronary heart disease in older men and women [J]. J Clin Endocrinol Metab，2008，93 (9)：3357-3364.

[10] Sattar N，Nelson S M. Adiponectin，diabetes，and coronary heart disease in older persons：unraveling the paradox [J]. J Clin Endocrinol Metab，2008，93 (9)：3299-3301.

第18章　造血生长因子标志物

18.1　促红细胞生成素

促红细胞生成素（erythropoietin，EPO）是一种由165个氨基酸组成的酸性糖基化蛋白质激素，属于Ⅰ型细胞因子家族，其生物学作用即为促进骨髓红细胞的发育、分化和成熟。胚胎期在肝脏产生，而在成人则主要由肾皮质近曲小管上皮细胞分泌，并受肾皮质近曲小管上皮细胞功能及血氧浓度含量的调节。

18.1.1　促红细胞生成素的实验室检测

18.1.1.1　HuEPO的生物学活性检测

（1）重组人红细胞生成素（recombinant human erythropoietin，rHuEPO）生物学活性的体内检测。正常功能状况下，rHuEPO的主要生物学性状是增加红细胞的产生，因此红细胞数目的增多，血红蛋白含量的增加及红细胞压积的改变，此三项指标可以用于反映EPO的体内生物学活性，这也是比较特异性的检测指标。

（2）动物实验。可由SD大鼠来完成。其大致做法为：一周两次，连续3周对实验动物皮下注射rHuEPO；实验对照组则注射同等剂量的生理盐水，在实验结束时，检测实验组与对照组红细胞计数、血红蛋白含量及血球压积，以确定rHuEPO的体内生物学活性。

（3）59Fe掺入法。根据59Fe在新生红细胞的掺入量，反映血红蛋白的合成及EPO的刺激作用，此放射性铁元素的掺入量可以反映血红蛋白的合成及EPO的刺激作用，然而所有用于体内EPO生物学活性检测的方法都要有空白对照组进行比较，或者采用实验组rHuEPO注射治疗前后自体比较。

（4）网织红细胞测定法。将rHuEPO分别生理盐水稀释至2、4、8mU/mL。将

BALB/C 小鼠分别皮下注射 rHuEPO 0.05ml/鼠，连续注射 3 天，眼眶取血。血涂片染色，镜下计数网织红细胞和红细胞数，计算相对值，采用反应平行法计算 rHuEPO 的生物学活性。

（5）rHuEPO 生物学活性的体外检测法。EPO 主要生物学作用是促进红细胞的产生，因此其生物学活性的体外检测主要通过红细胞集落形成实验来完成，这也是更直接和可信的 rHuEPO 生物学活性检测手段。红细胞集落形成单位（colony forming-unit erythroid，CFU-E）及其形成数量，可以反映 rHuEPO 的生物学活性。

18.1.1.2　EPO 的免疫学检测

EPO 的免疫学检测是根据抗原-抗体反应进行设计的，因为抗体或抗原标记不同的指示剂，而又有不同的方法。如：放射免疫学检测（radioimmunoassay，RIA），免疫放射定量检测（Immunoradiometric assay，IRMA），免疫酶学检测（Immunoenzymetric，assay，IEMA），免疫化学发光检测（Immunochemiluminometric assay，ICLA）。目前主要以夹心酶联免疫法检测 EPO 较为常用。

18.1.2　促红细胞生成素检测的影响因素

任何造成肾脏功能损伤的因素都会造成 EPO 产生障碍，使血液中 EPO 含量减少。

不同检测标本对 EPO 检测有影响，血清标本中 EPO 的稳定性优于血浆中 EPO 的稳定性。用竞争放免检测的方法对储存在室温下 2 周，-20℃5 个月，-40℃一年的血清标本进行 EPO 测定，检测结果未显示变化，但用肝素抗凝的血浆标本在-40℃保存在一年的情况下，免疫学检测的结果偏高。EDTA 及肝素抗凝血浆之间 EPO 检测结果无明显变化。

不同厂家生产的 EPO 检测试剂盒对 EPO 检测数据结果也会发生影响。由于各种试剂盒选择的测定方法不同，采用不同的标准液及质控血清校正，得到的 EPO 值范围相差较大。所以有必要规范一种 EPO 的标准品和一种 EPO 的测定方法。

婴幼儿体内 EPO 含量明显高于儿童和成年人。

日内变化：清晨最低，下午和晚上达到高峰。

运动、妊娠、吸烟使其含量增高。

18.1.3　促红细胞生成素检测的临床应用

18.1.3.1　抗心肌细胞凋亡

EPO 在缺血缺氧应激时可以提高细胞的生存能力，抑制细胞的凋亡，使尽可能多的细胞存活，维护组织器官的功能，对心肌缺血再灌注后的受损心肌具有重要的保护作用[1]。

18.1.3.2 抗氧化与抗炎作用

氧化应激是引起各种损伤的重要因素，目前很多研究提示EPO可以上调抗氧化酶的表达以及下调氧自由基的产生发挥其抗氧化的作用。炎症反应参与了外源性和内源性引起的各种损伤，缺血再灌注损伤可激活核因子-κB（NF-κB）和转录因子活化蛋白-1（AP-1），启动肿瘤坏死因子（TNF-α）、白细胞介素-6（IL-6）等重要炎症因子的基因转录，诱导严重的炎症反应。EPO在炎症反应时，是一种保护性细胞因子，能减少许多致炎因子的释放、减轻炎性细胞的浸润，以及抑制NF-κB家族成员的活性，发挥重要的抗炎作用。EPO能显著减少脑梗死区内的致炎因子，如γ-干扰素（IFN-γ）、TNF-α、IL-6等的释放，减轻炎性细胞如星形细胞及小胶质细胞的浸润。

18.1.3.3 促血管生成作用

EPO还具有促进内皮细胞的有丝分裂及化学趋向性作用，并可诱导基质金属蛋白酶-2的产生、增殖和促血管形成。EPO和VEGF具有同等的血管生成能力，在血管生成过程中具有重要的作用。EPO与EPOR结合具有促进新生血管形成的作用。急性心肌梗死后给予EPO可能通过动员循环中的内皮祖细胞的机制，发挥促进新生血管形成的作用[2]。

18.1.3.4 对心肌梗死后心室重构及心功能的影响

心室重构作为心肌梗死的后果，影响心室功能和预后，梗死后心肌可发生以下异常收缩形式：①收缩运动同步失调；②收缩减弱或无收缩；③反常收缩。这些异常收缩导致心脏功能障碍。近年来的研究表明，EPO可以通过心肌保护作用改善心室重构，改善心功能，并缩小心肌梗死面积。EPO可以阻止心室重塑和增加心脏收缩和舒张功能，EPO能明显降低心肌间质纤维化和抑制心室重塑相关基因的表达[3]。

18.1.4 促红细胞生成素检测的参考范围

正常血清中EPO的含量为2～21mU/mL。

18.2 血小板生成素

血小板生成素（thrombopoietin，TPO），即原癌基因（C-MP1）表达产物的配体，是巨核细胞增殖、成熟，也是血小板产生的主要调节因子。TPO又名巨核细胞生长因子，是刺激巨核细胞生长及分化的内源性细胞因子，对巨核细胞生成的各阶段均有刺激作用，包括前体细胞的增殖和多倍体巨核细胞的发育及成熟。

18. 2. 1　血小板生成素（thrombopoietin，TPO）的实验室检测

18. 2. 1. 1　ELISA 法

实验原理：应用双抗体夹心法测定标本中人血小板生成素（TPO）水平。用纯化的人血小板生成素（TPO）抗体包被微孔板，制成固相抗体，往包被单抗的微孔中依次加入血小板生成素（TPO），再与 HRP 标记的血小板生成素（TPO）抗体结合，形成抗体-抗原-酶标抗体复合物，经过彻底洗涤后加底物 TMB 显色。TMB 在 HRP 酶的催化下转化成蓝色，并在酸的作用下转化成最终的黄色。颜色的深浅和样品中的血小板生成素（TPO）浓度呈正相关。用酶标仪在 450nm 波长下测定吸光度（OD 值），通过标准曲线计算样品中人血小板生成素（TPO）浓度。有商品化试剂盒出售。

18. 2. 1. 2　放射免疫法

与 ELISA 法原理类似，有商品化试剂盒出售。

18. 2. 1. 3　基因原位杂交法

通过 RNA 印迹分析，可以坚持人 TPOmRNA 在肝脏、肾脏的表达。有成套试剂盒供应。

18. 2. 1. 4　免疫组化法

可以对组织细胞内的 TPO 含量进行定性、半定量和定量检测。

18. 2. 2　血小板生成素检测的影响因素

血小板数量和巨核细胞数量对调节循环中的 TPO 水平起一定作用，TPO 含量量与血小板量成反比。

血清标本浓度高于血浆标本浓度。

18. 2. 3　血小板生成素检测的临床应用

巨核细胞系细胞膜上定居着跨膜的 TPO 受体，TPO 结合且活化细胞膜上的受体，进而激活细胞内信号传导通路，引起细胞增殖或分化。TPO 作为一种心脏保护因子，它不仅能减轻阿霉素造成的非缺血性心肌损害，对缺血性心脏病同样具有很好的保护作用，还能缩小心肌梗死面积，明显改善心肌梗死后的心功能。而其心脏保护作用机制目前较肯定且观点较一致的是 TPO 的抗细胞凋亡作用，心肌细胞发生凋亡是阿霉素导致心肌损害的重要原因之一，也是心肌细胞发生缺血-再灌注损伤后细胞死亡的重要形式[4]。在不同实验中，TPO 同样显示出强大的抗心肌细胞凋亡的能力，使心肌细胞发生凋亡的细胞数量越少，存活的心肌细胞数量就越多，心脏收缩肌舒张功能也得到明显的改善。可见，对抗心肌细胞凋亡是 TPO 保护受损心肌的一个重要的作用机制。

TPO是一种良好的骨髓干细胞动员剂，被动员的骨髓干细胞定向分化为心肌细胞，修复受损心肌，这也很可能是其保护缺血心肌损伤的一种作用机制。

18.2.4 血小板生成素检测的参考范围

由于检测方法不同，TPO的正常范围随之变化，各实验室应建立自己的参考范围。

18.3 粒细胞集落刺激因子

粒细胞集落刺激因子（granulocyte colony-stimulating factor，G-CSF），是一种多肽链的细胞生长因子，由活化单核/巨噬细胞分泌，可刺激骨髓中性粒前体细胞增殖及分化，并可促进成熟中性粒细胞的功能。

18.3.1 粒细胞集落刺激因子的实验室检测

18.3.1.1 ELISA法

应用于人血清、血浆或其他相关液体中G-CSF含量。

实验原理：本试剂盒应用双抗体夹心酶标免疫分析法测定标本中G-CSF水平。用纯化的抗体包被微孔板，制成固相抗体，往包被单抗的微孔中依次加入G-CSF抗原、生物素化的抗人G-CSF抗体、HRP标记的亲和素，经过彻底洗涤后用底物TMB显色。TMB在过氧化物酶的催化下转化成蓝色，并在酸的作用下转化成最终的黄色。颜色的深浅和样品中的G-CSF浓度呈正相关。用酶标仪在450nm波长下测定吸光度（OD值），计算样品浓度。

18.3.1.2 活性检测法

应用世界卫生组织（WHO）G-CSF生物学活性国际标准品，可对重组人粒细胞集落刺激因子（rhG-CSF）生物学活性进行检测。

18.3.2 粒细胞集落刺激因子检测的影响因素

使血清中G-CSF浓度升高的因素如下：

发热：发热患者血液中G-CSF的浓度显著高于正常人。

新生儿：新生儿血液中G-CSF的浓度较高，出生后7天开始下降。

18.3.3 粒细胞集落刺激因子检测的临床应用

18.3.3.1 G-CSF对心血管系统的作用机制

（1）心肌再生。G-CSF能动员骨髓干细胞归巢至梗死心肌区，分化为心肌细胞，能对梗死心肌干细胞产生浸润作用，增加了心肌梗死周边区域心肌细胞直径、动脉生成、接合素 43（CX43）表达而改善血液供应，使梗死区域再生心肌与正常心肌匹配。

（2）瘢痕修复。G-CSF 通过增加巨噬细胞数量而促进坏死组织吸收，通过加强基质金属蛋白酶（MMP-1 和 MMP-9）表达而降低肉芽瘢痕面积。G-CSF 改变了梗死瘢痕区的几何构型，使其缩短加厚、诱导存活心肌肥大、降低心肌纤维化。这一修复过程是改善心功能和限制重塑的重要机制。

（3）血管新生。对小鼠心肌梗死后给予 G-CSF 治疗，发现梗死心肌周边、小动脉细胞间黏附分子（ICAM-1）表达增强，伴有骨髓来源细胞的聚集及内皮细胞、平滑肌细胞明显增生，提示 G-CSF 促进血管再生而延缓心肌梗死后心功能恶化。有人也发现 G-CSF 在体内外均可促进内皮祖细胞（EPC）的增殖和迁移，从而增加缺血组织的血管新生[5]。

（4）心脏直接保护效应。G-CSF 通过心肌细胞表面 G-CSF 受体，激活如蛋白激酶（Akt）、信号传导因子（ERK）、转录信号传导子和激活子（JAK2/STAT）等多种细胞信号转导途径，下调肿瘤坏死因子（TNF-α）、血管紧张素-Ⅱ1 型受体（AT1）、肿瘤生长因子（TGF-β）水平，有对缺血再灌注心肌的直接保护效应。

18.3.3.2　G-CSF 对心血管疾病的治疗

（1）心肌梗死心肌梗死时，SDF-1、VEGF、G-CSF 等因子在外围血循环中的浓度升高，外周血中的干细胞数量在上述因子的作用下也随之升高，急性心肌梗死患者循环血液中 G-CSF 浓度明显升高，$CD34^+$ 干细胞数量增多，G-CSF 浓度与血循环中 $CD34^+$ 干细胞的数量呈正相关。G-CSF 动员人造血干细胞（HSC）的同时，也能动员骨髓间充质干细胞（MSC）和内皮祖细胞（EPC）。在急性心肌梗死小鼠模型注射干细胞因子（SCF）和 G-CSF，发现外周血干细胞数量显著增高，实验组小鼠较对照组存活时间长，心功能明显改善，实验组小鼠梗死部位有新生心肌细胞和内皮细胞[6]。多项 G-CSF 治疗心肌梗死的Ⅰ期临床试验结果表明 G-CSF 是安全的，明显降低心律失常的发生并能改善心功能[7]。

（2）动脉粥样硬化。G-CSF 可降低冠状动脉脂质斑块形成，加速了裸露动脉内膜的再内皮化，抑制动脉粥样硬化的进程并促进新内膜的形成，抑制动脉粥样硬化进展，但 G-CSF 对动脉粥样硬化的作用机制尚不明确。

（3）心力衰竭。对陈旧大面积心肌梗死致心力衰竭的小鼠，皮下注射 G-CSF 能够显著改善心功能，作用机制和疗效尚未明确阐明[8]。

18.3.4　粒细胞集落刺激因子检测的参考范围

酶免疫分析法（ELISA 法）：阴性（定性试验）。

<20.0ng/L（定量试验）

放射免疫法：1.04～2.21ng/m。

各实验室应根据自己的条件建立自己的参考范围。

主要参考文献

[1] Parsa C J, Matsumoto A, Kim J, et al. A novel protective effect of erythropoietin in the infarcted heart [J]. J Clin Invest, 2003, 112 (7): 999-1007.

[2] Fiordaliso F, Chimenti S, Staszewsky L, et al. A non erythropoietic derivative of erythropoietin protects the myocardium from ischemia-reperfusion injury [J]. Proc Ncad Sci USA, 2005, 102 (6): 2046-2051.

[3] van der Meer P, Lipsic E, Henning R H, et al. Erythropoietin inducesneovascularization and improves cardiac function in rats heart failure after myocardial infarction [J]. J Am Coil Cardiol, 2005, 46 (1): 125-133.

[4] Li K, Sung R Y, Huang W Z, et al. Thrombopoietin protects against in vitro and in vivo cardiotoxicity induced by doxorubicin [J]. Circulation, 2006, 113 (18): 2211-2220.

[5] Deindl E, Zaruba M M, Brunner S, et al. G-CSF administration after myocardial infarction in mice attenuates late ischemic cardiomyopathy by enhanced arteriogenesis [J]. FASEB J, 2006, 20 (7): 956-958.

[6] Hasegawa H, Takano H, Ohtsuka M, et al. G-CSF prevents the progression of atherosclerosis and neointimal formation in rabbits [J]. Biochem Biophys Res Commun, 2006, 344 (1): 370-376.

[7] Valgimigli M, Rigol G M, Cittanti C, et al. Use of granulocyte-colony stimulating factor during acute farction to enhance bone marrow stem cell mobilization in humans: clinical and angiographic safe profile [J]. Eur Heart J, 2005, 26 (18): 1838-1845.

[8] Li Y, Takemura G, Okada H, et al. Treatment with granulocyte colony-stimulating factor ameliorates chronic heart failure [J]. Lab Invest, 2006, 86 (1): 32-44.

索　引

中国科协三峡科技出版资助计划
2012 年第一期资助著作名单

（按书名汉语拼音顺序）

1. 包皮环切与艾滋病预防
2. 东北区域服务业内部结构优化研究
3. 肺孢子菌肺炎诊断与治疗
4. 分数阶微分方程边值问题理论及应用
5. 广东省气象干旱图集
6. 混沌蚁群算法及应用
7. 混凝土侵彻力学
8. 金佛山野生药用植物资源
9. 科普产业发展研究
10. 老年人心理健康研究报告
11. 农民工医疗保障水平及精算评价
12. 强震应急与次生灾害防范
13. “软件人”构件与系统演化计算
14. 西北区域气候变化评估报告
15. 显微神经血管吻合技术训练
16. 语言动力系统与二型模糊逻辑
17. 自然灾害与发展风险

中国科协三峡科技出版资助计划
2012 年第二期资助著作名单

1. BitTorrent 类型对等网络的位置知晓性
2. 城市生态用地核算与管理
3. 创新过程绩效测度——模型构建、实证研究与政策选择
4. 商业银行核心竞争力影响因素与提升机制研究
5. 品牌丑闻溢出效应研究——机理分析与策略选择
6. 护航科技创新——高等学校科研经费使用与管理务实
7. 资源开发视角下新疆民生科技需求与发展
8. 唤醒土地——宁夏生态、人口、经济纵论
9. 三峡水轮机转轮材料与焊接
10. 大型梯级水电站运行调度的优化算法
11. 节能砌块隐形密框结构
12. 水坝工程发展的若干问题思辨
13. 新型纤维素系止血材料
14. 商周数算四题
15. 城市气候研究在中德城市规划中的整合途径比较
16. 心脏标志物实验室检测应用指南
17. 现代灾害急救
18. 长江流域的枝角类

中国科协三峡科技出版资助计划
2013 年资助著作名单

1. 蛋白质技术在病毒学研究中的应用
2. 当代中医糖尿病学
3. 滴灌——随水施肥技术理论与实践
4. 地质遗产保护与利用的理论及实证
5. 分布式大科学项目的组织与管理：人类基因组计划
6. 港口混凝土结构性能退化及耐久性设计
7. 国立北平研究院简史
8. 海岛开发成陆工程技术
9. 环境资源交易理论与实践研究——以浙江省为例
10. 荒漠植物蒙古扁桃生理生态学
11. 基础研究与国家目标——以北京正负电子对撞机为例的分析
12. 激光火工品技术
13. 抗辐射设计与辐射效应
14. 科普产业概论
15. 科学与人文
16. 空气净化原理、设计与应用
17. 煤炭物流供应链管理
18. 农产品微波组合干燥技术
19. 腔静脉外科学
20. 清洁能源技术创新管理与公共政策研究——以碳捕集与封存（CCS）为例
21. 三峡水库生态渔业
22. 深冷混合工质节流制冷原理及应用
23. 生物数学思想研究
24. 实用人体表面解剖学
25. 水力发电的综合价值及其评价
26. 唐代工部尚书研究
27. 糖尿病基础研究与临床诊治
28. 物理治疗技术创新与研发
29. 西双版纳傣族传统灌溉制度的现代变迁
30. 新疆经济跨越式发展研究
31. 沿海与内陆就地城市化典型地区的比较
32. 疑难杂病医案
33. 制造改变设计——3D 打印直接制造技术
34. 自然灾害对经济增长的影响——基于国内外自然灾害数据的实证研究
35. 综合客运枢纽功能空间组合设计理论与实践
36. TRIZ——推动创新的技术（译著）
37. 从流代数到量子色动力学——结构实在论的一个案例研究（译著）
38. 风暴守望者——天气预报风云史（译著）
39. 观测天体物理学（译著）
40. 可操作的地震预报（译著）
41. 绿色经济学（译著）
42. 谁在操纵碳市场（译著）
43. 医疗器械使用与安全（译著）
44. 宇宙天梯 14 步（译著）
45. 致命的引力——宇宙中的黑洞（译著）

发行部

地址： 北京市海淀区中关村南大街 16 号

邮编： 100081

电话： 010-62103354

办公室

电话： 010-62103166

邮箱： kxsxcb@ cast. org. cn

网址： http：//www. cspbooks. com. cn